人体、5億年の記憶

からだの中の美術館

布施英利

光文社未来ライブラリー

0029

はじめに　文庫化にあたって

この本は、15年かけて書き上げた「新作」である。

15年？　新作？

それはどういうことか。この文庫本の出版にあたって、はじめにその説明をしたい。

1988年、28歳のときに、最初の本『脳の中の美術館』（筑摩書房）を出した。

それから40年近くが過ぎた。幸い、ほどほどに長生きし、学者として探究の時間を重ねることができた。この本は、20代で『脳の中の美術館』という本を書いた私が、デビュー作をさらに一歩進めようと、一つの本として形にしたものである。

この本の根底にある思想は、解剖学者・三木成夫《しげお》の世界だ。

本書に詳しく書いてある通り、上野の東京芸大に入学して受けた「生物学」や「保健体育」という奇妙な授業で、恩師・三木成夫先生は「人間は星だ」とか「うんちを握れ」などと熱く語っていた。「体の基本形は、一本の管だ」とも言っていた。どれも高校の生物の授業では聞いたこともない話だった。今でも、あの講義が、先生の声が、頭にこびりついている。それは、ずっと自分の人生の通奏低音のように鳴り響いてきた。

その三木先生は、自分が大学院・博士課程2年の夏、1987年に急逝した。三木先生に、東大の医学部・解剖学教室の養老孟司先生を紹介してもらい、その研究室に出入りし始めた矢先のことだった。結果として、三木先生は私を養老先生に託して他界されたことになった。

大学の授業で三木成夫と出会い、それから人体解剖学を研究したり、世界の大自然を旅したり、美術館に通ったり、また再び三木成夫を読んだり、ということを繰り返し、三木先生と出会って40年以上が過ぎた。私は、母校の東京藝術大学に戻り、もう20年以上も教壇に立ってもいる。

出会いから長い年月が過ぎた頃、そろそろ、「三木成夫」のことが自分でも分かるようになった気がし、解剖学者・三木成夫の世界を、一冊の本にまとめて提示するのも、自分の役目かもしれない。もう、機も熟したように思える。

ある時、そう考えた。

そんなこともあり、56歳になった2017年に恩師・三木成夫にスポットライトを当てた内容の『人体　5億年の記憶　解剖学者・三木成夫の世界』(海鳴社)という本を書いた。

三木自身の著作は、今も、誰でも、読むことはできる。しかし芸大の定年を待たずに(享年63歳であった)人生半ばにして急逝した三木の学問は、その全体像を完成する前に中断してしまったという面もなくはない。

その「中断」の先にあるものを完成させたい。そこで三木成夫の残された著作の中から、三木の文章を引用しながら、その世界を自分の言葉として体系的なものにしようと試みたのが『人体　5億年の記憶　解剖学者・三木成夫の世界』であり、本書の前半に収めた『人体、5億年の記憶』である。

それから、「さらに三木の世界を美術に応用したものを書きたい」と考えるようになった。三木成夫の世界を一歩進めて、自分の学問世界を築きたい、と思ったのだ。そう考えてみると、あることに気がついた。

そういえば、既に、そういう本を書いたことがある。

その8年前、48歳だった2008年に出した『体の中の美術館』(筑摩書房)で、美術の見方を「体」というキーワードで読み解くことを試みた本だった。それを『人体　5億年の記憶』と合体する形にして、新しい装いで世に出したら、自分の学問の集大成になるのではないか。

そういうアイデアが浮かんだのが、2023年のことだ。

そして二冊の本を合体して(もちろん加筆修正もして)、この本ができた。

『体の中の美術館』は、出版の順序は先であったが、本来は『人体　5億年の記憶』の「続編」あるいは応用編とも呼べるものだ。それを本書の第二部とし、後から書いた『人体　5億年の記憶』を第一部とした。

『人体　5億年の記憶』、そして『体の中の美術館』のそれぞれを出した時、どちらも、完成した一冊の本として形にした、と思った。しかし、その二冊を合体し、加筆修正の作業を終えてみた今から思えば、それぞれの本は、まだ「習作」であった。自分が書きたいと考えたことが不十分で、それぞれ何かが足りなかった。

それを、この『人体、5億年の記憶　からだの中の美術館』という新しい本としてまとめることで、何か形にできたように思う。

ともあれ、それがこの本である。

つまり、この本は、２００８年に取り組みを始め、15年ほどの歳月をかけて、２０２４年に完成した、64歳の私の新作なのだ。

本書第一部における三木成夫の引用文はすべて、明らかに誤植と思える例外を除き、各著作物の表記に従っています。また、本書第一部の図版の大部分は、三木成夫の著作物からの転載です。これらすべてについて、三木成夫の著作権継承者である三木成能氏の許諾をいただきました。そのご厚意に深く感謝いたします。

第一部

人体、5億年の記憶

1、奇妙な授業

（1）解剖学者・三木成夫の奇妙な世界と出会う

1980年のことだ。私は東京・上野にある東京芸術大学に入学した。そこで奇妙な授業を受けた。

「保健体育」という科目が、集中講義としてあった。講義では、保健体育という名称の授業らしからぬ、独特な話がされた。たとえば、いまでも覚えているのは、こんな言葉。

人間は星だ。

教壇で熱く語っていたのは、60歳近い年齢の教師だった。医師でもあるその先生は、ほとんど絶叫するように、暗い教室の中で、その言葉に力を込めていた。

「国立大学の授業で、こんなことを口にしてはいけないのかもしれぬが」と言いながら、その教師は、講義を続けた。

……人間は星だ。

その言葉には、確信犯的な強さがあった。

さらに授業の最後には、もったいぶった調子で、教室全体に響く大音量で、ある音を流した。子宮にマイクを入れて録音したという、心音や血液が流れる音だ。胎音ともいう。それが保健体育の、いわば性教育の授業だった。性の行為の果てに、どんな世界があるのか。それを実感させることで、命の尊さと性の厳粛さを伝えようとしたのだろう。

胎音の響く教室で、ぼくたち学生は、思い思いの姿勢で、その音に耳を傾け、あれこれ考えたり感じたりしながら、その音を味わった。人間は星だ、という言葉は、頭の片隅に引っかかったまま残り、その人体の中で響く音に、「宇宙の真理」を探そうとしている自分がいた。

他の学生も、同じような気持ちでいたのだろう。授業が終わると、教室は拍手の渦に包まれた。それが私と三木成夫先生との出会いだった。

三木先生の授業で、記憶に残っているシーンは他にもある。塩を持ってきて、それを持った手を、バーテンダーがカクテルを作るように回転させて動かす。「**メビウスの輪の軌跡の動きが、いちばんベストだ**」という。それから動きを止めて、最前列の学生に、その塩を舐めさせ（じつはその前に比較のために1回舐めさせてあり、「メビウス、メビウス」と言いながらゆすった後、また舐めさせたのだ）、「**どうだ、味が変化したろう。甘くなっただろう**」などという。

これが、なんと「生物学」の授業のワンシーンだ。およそ自然科学の授業とは思えない光景がそこにあった。しかし芸術をまなぶ学生は、その教師の真剣な姿に「何かある」と感じて、ともかく授業に耳を傾けた。

その大学での三木成夫先生は、学生向けの講義として、集中講義以外にも「生物学」を通年の科目として担当していた。メビウスの動きの実験（?）をしたのが、その生物学の授業内でのことだったが、三木先生は、メビウスというより「**らせん**」の形と動きの、意味と価値に深い意味を認めていて、らせんの動きを、学生に生々しく伝えようとしていたのだ。

生物学の授業では、他に、ぬいぐるみのようなものを使ってした話も、記憶に残っている。子犬のような姿のぬいぐるみを使っての授業だった。

この「生物学」では、レポートという名称で、授業を受けて学んだことを美術作品として提出する課題がある。もちろん、文章で書く普通の形式のレポートでも良いのだが、美術大学ということもあり、文章でなく、絵や立体造形物での提出も許された。その「**ぬいぐるみ**」は、三木先生のお気に入り作品（＝レポート）で、毎年、レポートの作例として紹介され、すでにボロボロになっていた。

それは、ただの動物のぬいぐるみではなかった。体の中も、そこには作られていた。しかも、普通の内部構造、というものではない。三木先生は教壇で、ぬいぐるみをつまんで、くるっと引っくりかえす。靴下を裏返して、表と裏を逆にするような要領だ。すると、その小動物の姿は内側に包み込まれ、その代わりに、内側にあった形が、表面に現れる。裏返して現れたのは、植物の樹木の形だ。ぬいぐるみのような造形物なので、太く丸みを帯びている。リアルな樹木っぽくはないが、幹があり枝が伸び、葉が付いていて植物の形をしている。

つまり、「**動物を裏返すと植物になり、動物の体内には、植物的な世界がある**」という。

生物学の授業でそういうことを学んだ美術専攻の学生が、得意の造形技術を使って、一年間の受講の成果としてそんな作品を提出したのだ。

三木先生は、美術家ではない。自身ではそういう造形物をうまく作ることができないから、学生のレポート作品を作例として活用し、それを授業の教材として使っていた。

人間は星だ、という言葉、教室に響く胎音、メビウスやらせん、そしてひっくり返すと動物が植物になるぬいぐるみ、そういう奇妙な、しかし魅力的なテーマが、三木先生の生物学や保健体育の授業で講義された。

さらにあと一つ、忘れられないテーマがあった。それは「うんち」に関するものだ。三木先生の授業の中で、いちばん強烈に記憶に残り、かつ以後も何年にもわたって自分の中で反芻し、思索し続けたテーマは、この「うんち」についてだ。

こんなことがあった。

……大学も卒業し何年も過ぎ、自分が齢《よわい》40を過ぎた頃、ある大型書店のエスカレーター横で、化石標本の展示販売がされていた。その中に、サイズ10センチほどのうんちの化石があった。2000万年前の哺乳動物の糞で、北米大陸で出土したものだと解説が付いている。5万円だった。それを、ふと衝動買いした。自分が買わなくてこれを誰が買う、と思ったのだ。言葉を補って言い直せば、(三木先生の授業を受けた)

自分が、この糞の化石を買わないで誰が買う、と思ったのだ。まさに天から命じられた声に従うかのように、自分はレジに向かい、ショーケースの中のうんちの化石を指差した。

三木先生は、うんちにまつわるエピソードが、ことの外お好きだった。年に一回、生物学の授業の中で「**うんち**」を論じるのだが、それはこんな風に始められた。

自分に東北地方出身の友人がいて、彼がアパート経営を始めた。ついては、アパートの名前を命名してほしいという。そこで東北（＝みちのく）なので「みちのく」という言葉を選び、アパートなのでそれに「荘」を付けた。

そして、黒板（その頃はホワイトボードでもパワーポイントでもなく、チョークで書く黒板だった）に、大きな文字を書く。こんな文字だ。

みちのく荘

書き終えると、先生は「**ハハハ**」と笑う。学生は、何が面白いのか分からないが、ともかく話を聞く。そして三木先生は、話を続ける。

次に、アパートに掛ける大きな看板を、書家の人にかいてもらった。その書家の名は、雲を刻む斎と書いて、雲刻斎先生という。この書家の名も、アパートの看板に一緒にかく。つまり、こうだ。先生は、その文字を黒板にチョークで板書する。

みちのく荘　雲刻斎

と、こうなる。そこまで言って、三木先生は、さらに「**ガハハ**」と笑う。このアパートの看板の文字を何度も音読する。**みちのくそう、うんこくさい。みちのくそ、うんこくさい**。しばらくすると、その笑いの意味が分かり、教室に温かい笑いが湧き上がる。

それから、こんどは大英博物館の所蔵という、恐竜のうんちの化石を、スライド写真で大写しにする。また、その頃に流行っていた鳥山明さんの漫画『Dr.スランプ　アラレちゃん』（集英社）にも言及し、アイスクリームのように渦を巻いたうんちを持ったアラレちゃんの姿が子どもたちの人気となり日本を席巻したことを絶賛（?）したりする。

ともかく、そんな授業だった。いうまでもないが、そういうあれこれの話題の底には、一貫して三木成夫先生の、生命に対する哲学がある。科学がある。人間は星だ、胎音、メビウスとらせん、動物の裏側にある植物、そしてうんち。そこに一体、どのような思想が流れているのか？

それを整理して説明しようというのが本書の第一部「人体、5億年の記憶」である。三木成夫とは、いったい何者だったのか？　その世界は、どういうものだったのか？

私は、大学の4年間、三木成夫の授業を受講し続けた。1年生のときに単位を取ったので、2年次以降は成績とは関係なく、授業を聴講しただけだが、ともかく毎週、三木先生の授業を聞くことで何かを得たいと思ったのだ。それから大学院は、美術解剖学研究室というところに進み、そこの指導教官の一人が三木先生で、大学院生になってからは、より身近に先生と接することができた。

しかし、大学院の修士を修了し、博士課程の2年生になった夏、三木先生は突然に亡くなった。学部4年、修士2年、そして博士課程2年弱、つまり自分は三木先生の晩年に向けての約7年間をみてきたことになる。そして、それからもう40年近くが過ぎた。三木先生の本は折に触れ読み、ずいぶん理解も深まった気もする。この天才学者について、自分で何かまとめたい、と考え本書の筆を執った。

なお、三木成夫先生は自分の恩師であるので、先生と敬称をつけて記したいが、故人でもあり、没後何十年も過ぎていることもあり、また文章の煩雑な表記を避けるため、以下では「先生」を省略し、三木成夫と敬称略で書いていくことにしたい。

(2)人体の中の「動物」と「植物」

いったい、三木成夫は何を探究したのか?

それは、体を対象にした研究で、生命の形態とは? ということだ。三木成夫は、研究の材料として、いろいろな動物を使った。三木の著『胎児の世界』(中公新書、1983年)には、鶏の卵に墨を注入し血管の構造を調べることに取り組んでいた様子が描かれている。

私が、大学院生のとき、三木の研究室を訪ねたら、熱心に顕微鏡を覗いている姿に遭遇した。何を見ているのかと聞くと、「亀じゃ」と仰る。亀の胎児を観察していたのだ。「しかし、亀も人も同じじゃ」とも言う。

また国立科学博物館で、シーラカンスの解剖に立ち会った思い出話をうかがったことがある。シーラカンスの死骸がある部屋に入ったとき腐臭がして、それが魚の臭いではなかったので、さすがシーラカンスは魚が進化しつつある動物だ、と「臭《にお》い」から動物の分類を確信したという、そんな他の学者ではありえない横顔に接したこともあった。

ともあれ、そんな風に、三木成夫はさまざまの動物の体を研究対象にしてきた。だから、「生命の形態学」なのだが、しかし生命の形態学の奥底にある秘密に迫って、結局何が知りたいのかといえば、それは「人間とは何か」ということであったと私は考える。生命の形態学を通して、人間（の体）を知る、それが三木成夫の世界だ。三木は、恩師の小川鼎三から「クジラ山からヒト山を見る」という話を聞かされたと書いているが、クジラだけでなく「生命の山」からヒトの山を見る、というのが三木成夫の世界だった。少なくとも、この本は、そのような観点から、人体の見方を三木成夫の見方で読み解いていこうということを意図して書かれている。

そこで、人体を説明（＝解剖）することを通して、話を進めていくことになる。「人体の見方」であるが、三木はヒトの体を大きく二つに分けてみた。「植物性器官」と「動物性器官」である。まずは、この「植物⇅動物」という分け方がどういうものなのか、それを説明することから始めよう。

生物の世界には、動物や植物がいるが、ここでいう「植物性器官」や「動物性器官」というのは、森の樹木や草、自然の中の鳥や魚といった動物のことではない。あくまで人間（＝人体）についての話だ。人体を大きく分けると、まず「植物性器官」と「動物性器官」に分類できる。植物性器官とは「内臓」など、栄養やエネルギーを補給して生きる力とする働きをする体の部分。そして、動物的器官というのは、その体を、たとえば餌に向かって動かし、またそのために「世界を知覚する」、その目や耳や脳などをいう。

その植物性器官・動物性器官のうち、まずは、動物的な体についての話から始めよう。

「解剖学総論草稿」の中で、三木は、この動物性器官について、こんな風に書いている。

「**人間の生の営みの中で「感覚と運動」の過程は、……それは「栄養―生殖」という、生の根原の営みを遂行するための、ひとつの方便として従属栄養系の動物たちが会得した独自の過程である**」（「解剖学総論草稿」、『生命形態の自然誌　1』（うぶすな書院）所収、415ページ）

つまり、生の営みの根源は、栄養や生殖という「植物的」なものであり、餌をとる、異性に近づくという知覚や運動（＝動物的）といったことは、従属的なことなのだ。

生命の本質は、人体の基本は、「植物的身体」なのだ。なので、そこへと向かって、動物的な身体の話から始めることにしたい。

ということで、まずは、この「動物性器官」について具体的に取り上げよう。

三木によれば、この動物性器官は、三つに細分される。こうだ。

1　感覚系

2　伝達系

3　運動系

三木は、動物性器官を、三つの過程として説明している。

まず視覚・聴覚などの知覚器官によって、外部からの情報が入力され（感覚系）、それが神経を伝わり脳へ行き情報処理され（伝達系）、それがさらに筋肉や骨へと情報（指示）が伝達され、骨や筋肉による体の動き（運動系）として、動物としての「動く」体となる、そのプロセスを示す三段階である。

この1、2、3と分類された、感覚系・伝達系・運動系の順序は、実際に体の中の動物性器官で起こっているプロセスの順序でもある。三木もまた、順番のままに、三木の著作（あるいは未刊の草稿）である「生命の形態学」「解剖学総論草稿」「ヒトのからだ」「解剖生理」のすべてで、この順序で章を構成している。

しかし本書は、三木の世界をそのままに整理したいのではなく、三木成夫の世界を理解してもらうことを目的としたいので、三木成夫の論の順序そのままではなく、人間の体の外観から始めて、やがて人体の本質へと迫る構成にした方が適切（というか一案）だと思うので、あえて順序を逆にして「運動系」から始めたい。

つまり、人の体はなぜ、このような形をしているのか、その人体の形を作っている骨格・筋肉から始めて、それがなぜ動くのかという、感覚・伝達の仕組みとそれと作っている器官についてという順序で話を進めることにする。

このような順序の構成というのは、筆者である私の独断によるものでもない。実は、解剖学の教科書（あるいは授業）というのは、まず骨学から始まり、筋肉へと進んでいく。つまり、以下の「運動系」から始まる構成は、通常の一般的な解剖学を、三木成夫の世界と結びつけるための一つの方法でもある。

ともあれ、骨と筋肉の「運動系」の説明を始めよう。

つまり人体の中の「動物」の話だ。

2、人体の中の「動物」

(1)運動系(骨格と筋肉)

骨

骨は、なぜあるのか。

ここでは解剖学の一般的な説明ではなく、三木の言葉を引用しながら人体の骨格について書いていきたい。いわば三木成夫の目を通した骨の世界だ。

骨格と筋肉を合わせて「運動系」という。走ったり歩いたり、立ったり坐ったり、物を握ったり投げたり、体はどうして動くかといえば、骨が動くからだ。体の動きとは、ほぼ骨の動きである。では骨はなぜ動くのか。別に骨にパワーや根性があって、だから骨が動くという訳ではない。骨に筋肉が付いていて、その筋肉が縮むことで骨が動く。だから骨と筋肉を合わせて、運動系という。

この骨と筋肉だが、生物の進化（＝宗族《そうぞく》発生）の過程を振り返ってみると、はじめに筋肉のほうがあった。骨のない無脊椎動物の体に筋肉があって、それが体の動きを生み出していた。三木は、こう書く。

「**腔腸動物の筋肉系は、多細胞の個体における筋組織発生の原初の姿を、われわれに示してくれる。……体壁上皮の表皮細胞と腸管上皮の吸収細胞がそれぞれの細胞基底部を縦方向と横方向に伸ばして、その部を筋細胞に変身させる。この外縦内輪の筋肉層によって腸管だけの個体は捕食と運搬そして排出というすべての運動を営む**」（「解剖学総論草稿」、『生命形態の自然誌　１』所収、４３２ページ）

こんなふうにして、進化の過程における骨と筋肉の誕生ということでいうと、まず筋肉が現れ、骨のない筋肉だけの生き物が登場する。逆の、骨だけあって筋肉がない動物というものは存在しない。

では、骨はどのようにして「誕生」したのだろうか。このことについても、三木は「解剖学総論草稿」の中で言及している。三木の説明によると（三木に限らず一般的に言われていることであるが、この本は「三木が何を考え、何を言っていたか」がテーマなので三木の言葉に従うと）、**まず無脊椎動物では外部骨格ができた**という。カニやウニなどに見られる、体の外表にある硬い殻だ。そして無脊椎動物から進化した脊椎動物も、この外部骨格で包まれている。

「**原初の脊椎動物の体形もまた同じ外部骨格によって保たれる**」（同435ページ）

三木は、そう書く。そして、こう続ける。

「**ところで脊椎動物の結合組織の硬化は、この外部骨格の形成で終るものではない。それはやがて尾側から退化をはじめ、それに代ってからだの中軸部から内部骨格ができてくる**」（同前）

骨格の登場である。

骨格の中でまずは背骨、つまり脊柱ができる。そしてその一方の端が大きくなり頭蓋骨となり、さらに四肢の骨ができ、脊柱・頭蓋・肢骨の「脊椎動物の内部骨格」が完成する。

ここでの骨の登場は、まず筋肉があって、それを支える軸として骨ができるプロセスになっている。もう少し具体的にいうと、例えば脊柱では、こうなっている。

「**脊椎骨とは……、脊索と周囲の諸器官との間の結合組織に起ったひとつの石灰沈着の構造物である**」（同436ページ）

つまり、骨とそれ以外の関係については、まず骨があって、その周囲に血管や神経や筋肉や臓器が配されと、骨中心に体ができているとイメージしてしまいがちだが、じつはその逆で、体の中にある隙間に、石灰沈着が起こって、それが骨になるというわけだ。

骨は、なぜああいう形をしているか。例えば、脊柱を構成する骨の一つ一つを「椎骨」というが、この骨の形を見ると、真ん中に穴が空いていたり、それを取り囲むようにアーチになっていたり、突起があったりするが、なぜそういう形になったかといえば、それが隙間の形だったから、となる。骨は、隙間を埋めた結果に出来上がった形なのだ、三木は、このような骨の形を「**負の象徴構造**」と言っている。

こうだ。「骨の持つかたち」について、三木はこう書いている。

「**それは、からだの肉付けのために、最初に拵えられた〝骨組み〟ではなく、あくまでも二次的に、いってみれば個体体制の鋳型から造り出された、それの「負の構造物」である**」(同前)

このようにして進化のプロセスの中で、体に筋肉や骨格が作られてきた。そこで次に、まず骨について、人体における骨格について、みてみよう。

三木は、「解剖学総論草稿」において、人体の骨格を「脊柱・頭蓋および肢骨の三者」に分けて書いている。ただし「解剖学総論草稿」では、未完成のゆえに、脊柱と頭蓋骨についての記述はあるが、肢骨については文章がない。

ともあれ、まずは「脊柱」という骨について話をはじめよう。脊柱については、三木が描いたこのような図がある(図1)。

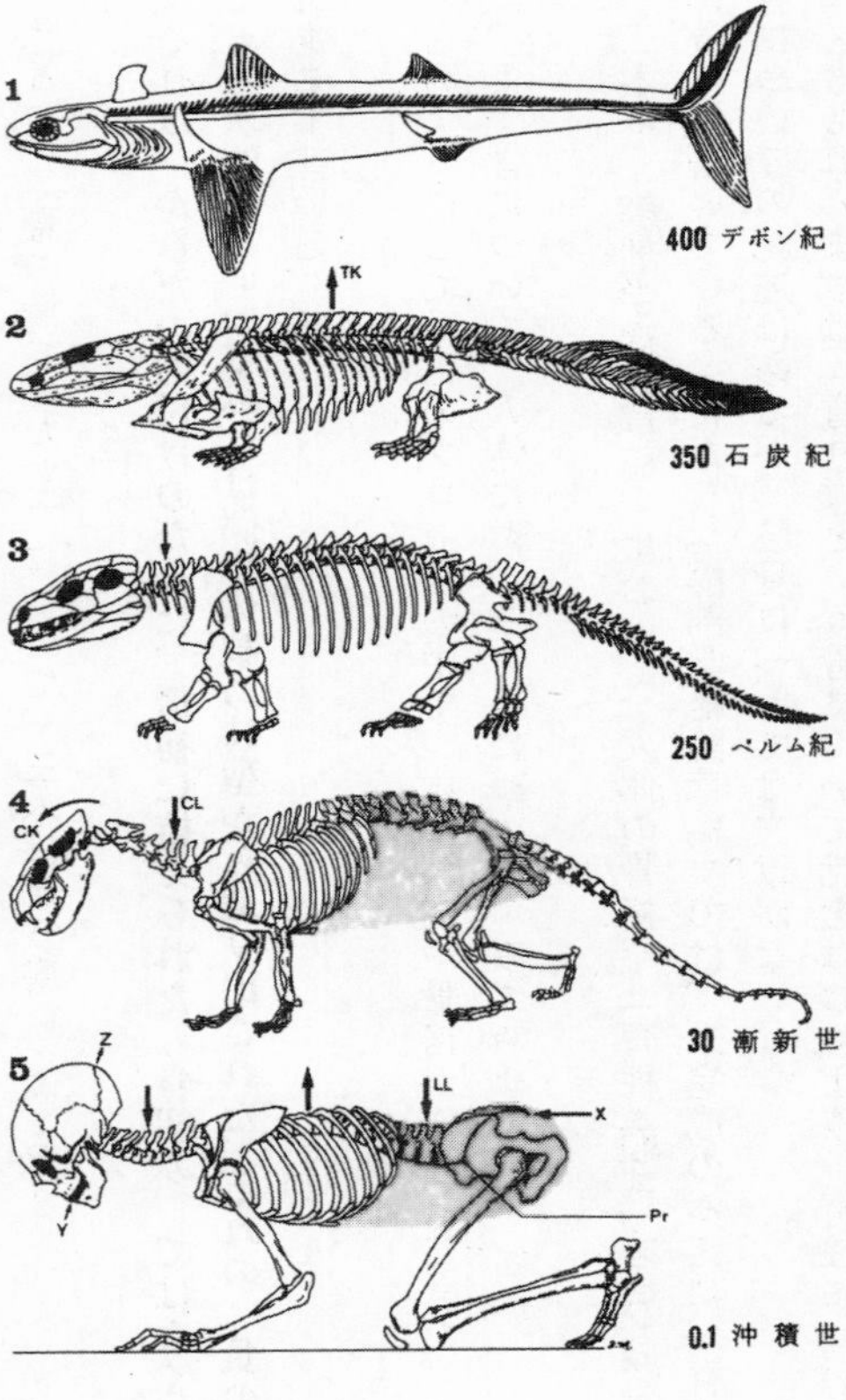

図1　脊柱の進化――魚からヒトへ（『内臓とこころ』127ページ）
TK：胸椎後彎、CL：頸椎前彎、CK：頸椎後彎、LL：腰椎前彎、X：尾椎退化、Y：顎骨退化、Z：後頭隆起、Pr：岬角

デボン紀から沖積世《ちゅうせきせい》に至るまでの、さまざまな動物の骨格を描いている。五つの骨が描かれているが、上から魚類、両生類、爬虫類、哺乳類、ヒトの骨格である。横から見た姿なので、脊柱が体を真っ直ぐに貫いている様が分かりやすい。脊椎動物という動物のすべてに共通していることとして、その名称の同語反復になってしまうが、脊椎があるということで、体というのはこの脊柱が軸になって、そこに頭部や手足がついたもの、であるということがよくわかる。

この図で特徴的なのは、脊柱の上に、いくつかの矢印、↓が付いていることだ。脊柱というのは、単に真っ直ぐな一本の棒のようなものではなくて、ときに上に下に（前に後ろに）カーブしている。その湾曲の部位を示すために、矢印が付いている。まず、いちばん上の図である「1」のデボン紀（＝魚類）をみると、そこには矢印がない。つまり魚には、脊柱の彎曲というのは見られない、ということだ。「2」の石炭紀（＝両生類）では、脊柱の前後中央あたりに、上向きの矢印が付いている。これは魚類ではほぼ真っ直ぐだった脊柱が、カーブ（後彎）していることを示している。両生類は、水中の生活からときに陸に上がる。陸上は、水中と違って重力がある。そこでヤジロベエのように、両端が重みで下がった、という姿が両生類の脊柱のカーブなのだろうか。

しかし、こんなふうに末端（とくに頭部）が下がると、前が見られなくなる。そこで首を持ち上げるために、首のところの脊柱（頸椎）が、こんどはカーブを逆方向に修正するように、前彎する。それが「3」「4」図の、頸部の矢印だ。

そしてヒトに至って、脊柱の前後の彎曲は、さらに複雑になる。「5」の沖積世（＝ヒト）をみて分かるように、脊柱は頸部と腰部で前彎し、胸部で後彎する。このような進化（＝宗族発生）のプロセスを経て、現在みられるようなヒトの脊柱のS字状の前後へのカーブが出来上がった。

三木成夫の「解剖生理」は、高校の「看護」科目のためのテキストで、もっとも入門的な基礎事項が書かれていて、図も三木ならではのオリジナリティ溢れるものばかりでなく、一般的なタイプの解説もあって、ここではそんな脊柱の前後へのカーブが、わかりやすく描かれた図が載っているので、それを転載させていただいた（図2）。

なお脊柱の横に描かれた三つの骨は、くびの頸椎、胸の胸椎、腰の腰椎を、それぞれ描いたものである。脊柱は、このような頸椎7個、胸椎12個、腰椎5個が、積み木のように重なって、脊柱という柱の構造体になっているわけだ。

ともあれ、この脊柱によって、ヒトの体が、柱として支えられ、そこに頭部（頭蓋

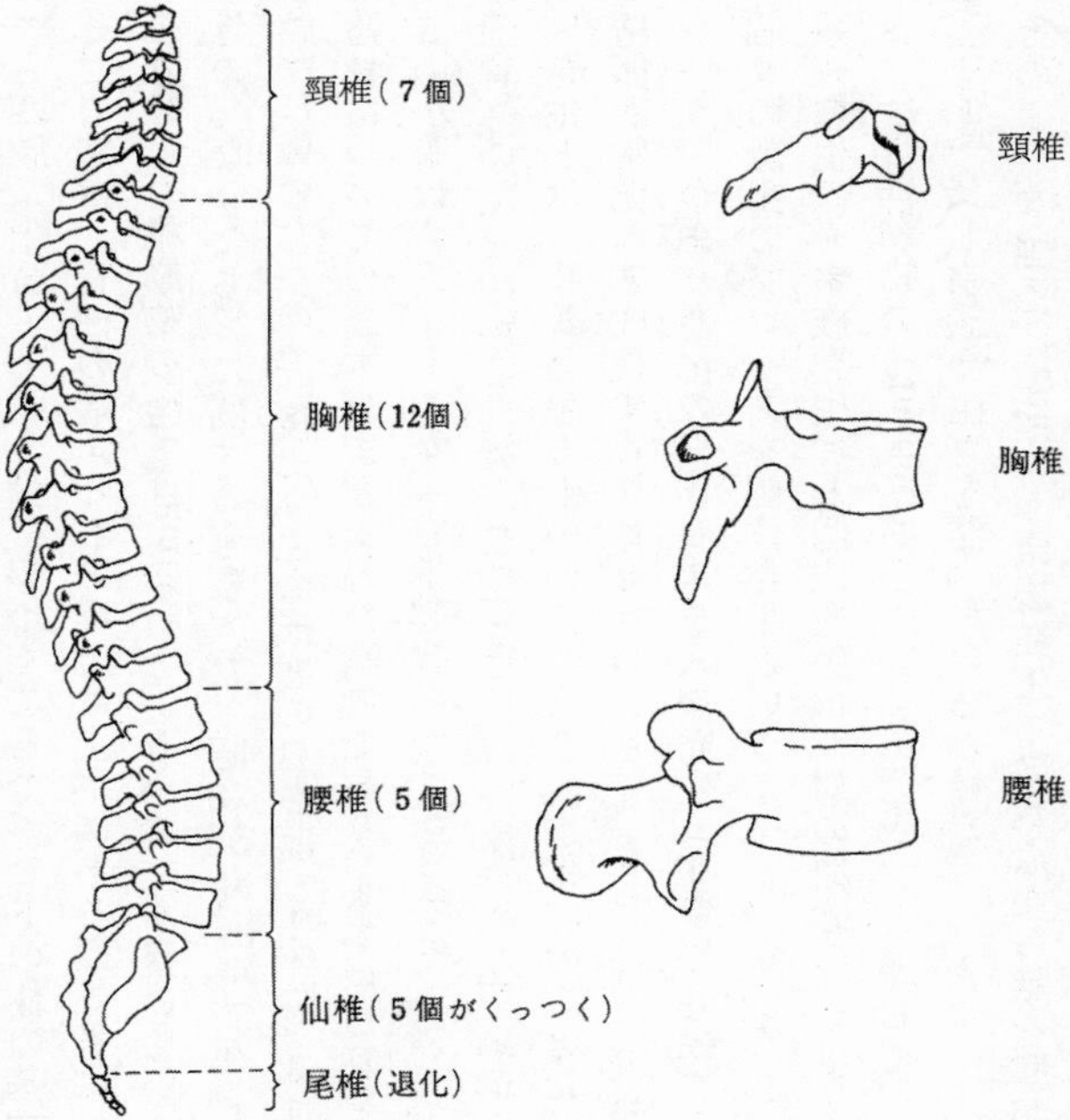

図2　脊柱の側面（『生命形態学序説』195ページ）

骨）と四肢（上肢・下肢の骨）がつくことで、ヒトの体の基本形ができあがる。

そこで次は、脊柱の端（ヒトの場合は上）にある頭蓋骨について。

三木は「脊椎動物のPhylogenie」という小論文を書いている。サブタイトルは「人頭骨の〃なりたち〃に関する考察」だ。昭和56年に『古生物学各論・第4巻』（築地書館）に書いたもので、後に『生命形態の自然誌　1』（うぶすな書院）に収録された。頭蓋骨についての三木のまとまった論考であり、まずはこれを読むことから始めよう。

この小論は、タイトルが「脊椎動物のPhylogenie」というだけあって、人頭骨（＝頭蓋骨）の話を始める前に、Phylogenie（＝宗族発生）や形態学の説明をしている。宗族発生とは、系統発生ともいい、つまり「進化」のことだ。ふつう、発生というと受精卵が胎児へと成長するプロセスのことで、そちらは系統発生に対して「個体発生」ともいう。つまり進化のプロセスを系統発生（＝宗族発生）といい、ヒト個人のような個々の誕生のプロセスを個体発生という。

系統発生（＝宗族発生）と個体発生は、対の概念のようなものとして使われる。三木は、「脊椎動物のPhylogenie（＝宗族発生）」と題して、頭骨を例にして、そのPhylogenie（＝宗族発生）を語っているわけだ。

そのようなPhylogenie（＝宗族発生）の観点から話を展開することで、三木は議論の前提を基礎付けているわけだが、そこで三木は、脊椎動物の体について「内臓」と「体壁」という区分を出している。それはこの本での話の核ともなるもので、詳しくは後述することにしたいが、話に出たので少しだけ説明すると、体壁系というのは動物系（＝動物性の体）と等しく、内臓系というのは植物系（＝植物性の体）と等しい。なぜ頭蓋骨についての小論で、そのような前提から話を始めているかというと（いや逆に、この小論はそのような前提の説明がメインで、頭蓋骨はその具体例とも言える。いずれにしろ、体における動物系と植物系の区分が、頭蓋骨の説明に必要になる）、それは、こういうことになる。

頭蓋骨というのは、まず二つの部分に分けて考えられる。これは三木の論ではなく、解剖学で一般に言われていることだが、頭の部分の「脳頭蓋」と、顔の部分の「顔面頭蓋」だ。この頭蓋骨を二つに分ける境界線はどこかというと、横顔でいうと、眉と耳を結んだ線あたりということになる。この線の上が脳頭蓋で、下が顔面頭蓋だ。

脳頭蓋は、名称の通りで脳が入っている球状の骨だ。かつて髑髏杯《どくろはい》という、戦《いくさ》で敵の武将の頭蓋骨から作った容器があったというが、そんなふうに液体（飲み物）を入れることができる、ボウル状の形態をしている。

顔面頭蓋は、シンプルな球状の脳頭蓋に比べて、複雑な形をしている。あちこちに穴が開き（目や鼻や耳の穴）、凹凸もたくさんある。頭蓋骨は、一つの骨が膨らんであのような形になっているのではなく、寄木細工のようにたくさんの骨が組み合わさって出来ている。その数は15種類23個ある。ちなみに、どうして15種類と23個という別の数字があるかというと、同じ種類の骨が左右一つずつあるものもあり（手が左右に一つずつあるように）、それで15種類となる。すべてが左右にあれば、15種類の二倍の30個となるが、額の骨など、左右に分かれていないで一つの骨もあるので、23個になる。左右ある骨が8種類（16個）で、左右になく一つの骨が7個で、8＋7で15種類、16＋7で23個となる。

この15種類23個の骨だが、分解してみると、顔面頭蓋は細く多くの骨が組み合わさってできていて、脳頭蓋の方は少数の大きく平べったい骨でできている。このことからも、脳頭蓋と顔面頭蓋は、ずいぶん性質の違うものだということが分かる。

「脊椎動物の Phylogenie　人頭骨の〝なりたち〟に関する考察」の中で、三木成夫は「頭蓋骨」と「顔面骨」と呼ぶ。つまり頭蓋骨＝脳頭蓋、顔面骨＝顔面頭蓋だ。そして、ここからが重要なのだが、三木は、頭蓋骨は動物性、顔面骨は植物性、という。頭が動物で、顔が植物だというのだ。

もう一度、確認しよう。動物系というのは「感覚↓伝達↓運動」という体の動きを生み出すところだ。具体的に言えば、感覚は目や耳などの感覚器、伝達は神経や脳、そして運動とは骨格と筋肉だ。これを「体壁系」ともいう（それに対して、植物系は「内臓系」という）。そして、脳頭蓋というのはその名の通りで「脳」が入っている。つまり、体の背面にある脊柱（という脊髄神経の容れ物）が、膨張して脳とともに大きくなったのが、脳頭蓋だ。

一方、植物系というのは、生きるためのエネルギー・栄養物の「吸収→循環→排出」をするところだ。具体的に言えば、吸収の働きをするのは胃や腸などの内臓、循環は心臓や血管、排出は腎臓や泌尿器だ。顔面骨は、この腸管の末端である口の周りの骨などでできている。だから**顔面骨は植物系**、と三木はいう。

つまり、顔というのはどういうものなのかというと、三木は「解剖学総論草稿」に、こう書く。

「脊椎動物の頭蓋は……動物性の脊柱要素と植物性の腸管要素が頭端で結合してできた」（同436-7ページ）

つまり、顔は体の二大要素である植物性器官と動物性器官が合体した、一つの塊なのだという。いや一つの塊ではなく、そこには体の二つの象徴が、向き合って並び立っている。これを三木は、「**動物性頭蓋**」と「**植物性頭蓋**」という言い方もしている。ところで先の引用は、「脊椎動物の頭蓋は」という書かれ方をしている。つまりそれはヒトに固有の頭部の骨の形ではなく、他の動物も含めた頭蓋骨の見方を説明しているものだ。では、ヒトの頭蓋骨に固有の特徴とは何だろう。三木は、こう書く。

「**頭骨のこうした革命は、やがて、新生代の哺乳動物で一段落をとげるが、第四紀の人類の出現は、その頭骨を急速に変形させる。それは、頭蓋骨の膨張と、顔面骨の萎縮である**」(「脊椎動物の Phylogenie」、『生命形態の自然誌　1』所収、339ページ)

これと同じことは、未完成の「解剖学総論草稿」でも繰り返される(書かれる)。「解剖学総論草稿」は、未完成の原稿で、この箇所の後に体肢の骨格についての説明が続くものと思われるが、尻切れトンボのように、頭蓋骨についての記述で終わる。いわば三木のライフワークであった「解剖学総論草稿」の最後のページに、まるで遺言のようなクライマックスの響きで綴られているのが、以下の文章だ。引用しよう。

「この形態推移は、この新生代の第四紀、いまを去る百万年の昔、この地球上にはじめて人類が姿を現わしたその時、それはひとつの頂点に到達した」（「解剖学総論草稿」、『生命形態の自然誌　1』所収、438ページ）

三木成夫は、このようなヒトの頭蓋骨つまり「顔」は、動物の進化の歴史の中で、これまでにない新しい相貌を生み出したという。ここで言う「頭蓋骨」は、三木がいう頭蓋骨vs.顔面骨という分類での頭蓋骨ではなく、いわゆる頭部の骨つまり、脳頭蓋＋顔面頭蓋の「頭蓋骨」のことだ。三木はそれを「ひとつの頂点」とすら称している。では、ヒトの頭蓋骨の形態的な特徴とは、どのようなものなのだろう。引用を続けよう。

「そこでは神経頭蓋の異常な膨張が、彼らの大脳皮質の発達の模様を端的に象徴するその一方において、それと対蹠的に起る咀嚼器の急速な退化が腹側の内臓頭蓋に起るその見すぼらしい萎縮となって現われる」（同前）

つまり、ここまでの話をまとめると、頭蓋骨は「動物系」の脳頭蓋と「植物系」の顔面頭蓋に分けられる。そしてヒトでは、他の動物に比べて脳頭蓋が大きくなり、顔面頭蓋が萎縮している、ということになる。さらに三木成夫的な言い方をすれば、ヒトの顔というのは（頭部も含めての顔）、体の動物性器官と植物性器官の両方が存在する（対峙する）、いわば体の縮図そのものである。顔には、そのような生命進化の痕跡が、全体の縮図のようなものとして在る。だからヒトがヒトを見るとき「顔」に視線が向かい、顔がその人の全てを象徴しているようなものとなる。

そしてさらに言えば、ヒトの顔（＝頭部）では、動物性器官が植物性器官を圧倒し、植物性器官の存在を隅に押しやり、動物性器官（ここでは脳）が体を圧倒するようなものとしてある。ヒトでは、植物性器官の世界は、動物性器官の優位によって、忘れ去られつつある、ということもできるのだ。この植物性器官を三木は「こころ」の世界と呼んだが、そのことについては、後で詳述したい。

ということで、骨格について、脊柱、頭蓋骨についてみてきた。

あとは手足、つまり上肢と下肢の骨格だ。それに胴体部にある、胸郭《きょうかく》という胸の立体をつくる骨格もある。解剖学では、胴体のことを体幹というが、体幹の骨格は「脊柱」と「胸郭」の二つで構成される。脊柱については、先にみた通りである。胸郭というのは、肋骨などで構成される。

胸郭について、簡単に説明しよう。胸郭を構成する骨は、肋骨、それに背中にある胸椎、胸つまり前にある胸骨で作られる、カゴのような形の骨格だ。骨の名称に、やたらと胸のついたものが多く、混乱してしまいかねないが、まず、その全体の構造物を胸郭という。そして肋骨は、右に12本、左に12本の計24本あるが、これが「かご」の本体のようなものになり、この肋骨を後ろ（＝背中）で止めているのが胸椎だ。この胸椎は、脊柱の一部でもあるが、胸郭を構成する一部でもある。いったい、胸椎は、脊柱なのか胸郭なのか、どっちなんだと問いただしたくもなるが、そもそも自然の人体というのは、初めに分類があって、それに沿って構成されているわけでもない。たとえば、脊柱と胸郭の、どちらの一部分でもある、という二つの部分を兼ねたものなどもある。ともかく、肋骨を背中で止めているのが、胸椎である。そして、この肋骨を前（＝胸）で止めているのが、胸骨という骨となる。胸骨は、ちょうどネクタイをする位置にあり、形も短いネクタイに似ている。この胸のところにある骨格が、胸郭である。

骨をみるときは、どこにどういう骨があるか、をつい見てしまう。もちろん、そこにあって見えるものを見るのは、当然のことで、胴体（＝体幹）では、胸のところに胸郭がある、ということになる。しかし、体幹で、骨がない、ところに目を向けてみるのも、意味がないことではない。たとえば、腹だ。体幹では、胴体の上の方、つまり胸には胸郭という骨格があるが、下の方つまり腹には、骨がない。脊柱の腰椎が、背中の方に柱としてあるだけだ。なぜ、人体では、お腹には骨がないのか？　胸の胸郭がそうだが、骨というのは、体を防護する働きがある。頭蓋骨の上部が、ヘルメットのようにドーム状になっているのは、脳を守るためだが、同じように、胸の胸郭は、心臓や肺を守っている。胸郭があるから、心臓や肺という、生命にとって最も大切なものが、簡単には傷つけられないようになっている。しかし腹には、肋骨がない。骨がない。だから切腹などということもできてしまうわけだが、どうしてお腹には骨がないのか。

そもそも胴体の骨格の基本は、すべてのところに肋骨がある、というものだ。分かりやすい例を挙げれば、魚の骨を思い浮かべてほしい。魚なら、焼き魚・煮魚などを、骨を残してきれいに食べることがあるだろう。私などは、ごちゃごちゃにして食べ残しの肉や皮があちこちに残って、美しく食べ終えることができないが、骨だけを、まるで標本を作るようにきれいに残して食べる人がいる。その骨を見ると、頭部の付け根から尻尾まで、背骨のあるところ全部に肋骨がある。人体では、首と腹に肋骨がないが、魚ではどこにも肋骨が付いている。これが骨格の基本形なのだ。人間は、首を曲げたり回したりできるように、首に肋骨がない。だから首を絞めたら、骨が守ってくれないので、気絶したり、命を落とすことになりかねない。

人は首が動くが、魚は動かない。もし水の中で、前を魚が泳いでいて、ねえねえ、と声をかけても、首だけこちらに振り向くことはない。魚は後ろを見ようと思ったら、体全部で頭の方向を変えないといけないのだ。

人の場合、首だけでなく、腰にも、肋骨がない。首は、動くために肋骨がないのはわかる、しかし腰は別に首のように動かなくても良いだろう。そうお考えなら、腰をコルセットや石膏で固定して、一日を過ごしてみればいい。まず、寝床から起き上がることができないだろう。寝ている姿勢から体を起こすなんて簡単なこと、と思っているかもしれないが、実際にやってみれば、腰が動かなければ、腕をうまく使って体を起こそうとしても、たいへんな作業になる。腰に肋骨がないことで、人は腰を曲げることができ、それによって、寝ている姿勢から起き上がることもできる。

つまり、腹部に肋骨がないことで、腰を曲げることができ、あるいは腰を伸ばすことで、二足直立の姿勢をとることができる。哺乳動物では、猫でも他の動物でも、首を動かすために、頸部に肋骨はない。しかし腹のところに肋骨がないのは、人だけであり、それは人だけが二足直立をすることと関係している。人は、腹に肋骨がないから、「立つ」ことができるのだ。

体幹の肋骨について、長く書いてしまった。次に手足の骨、解剖学でいう上肢・下肢の骨について触れて、骨の話は終わりにしたい。

人体の骨格の第一の特徴は？　といえば、それは二足直立のためにできている構造体、ということだ。脊柱の話でも、人体の柱として、脊柱がいかに体を支えているか、それによって垂直の姿勢が維持されているかを述べてきた。四足動物では、脊柱が地面と平行な水平方向になっているが、それがサルからヒトへと進化して、ヒトでは脊柱が垂直になっている。その姿勢のバランスを取るために、ヒトの脊柱は、単にまっすぐな棒の柱ではなく、前後にS字状に湾曲し、バネのような効果も果たしている。また腰に肋骨がないことで、腰の骨（＝腰椎）が、足と同じ方向になることができ、二足直立の姿勢を作っている。三木の本（『ヒトのからだ――生物史的考察』〈うぶすな書院〉）などにも、それを示す図が載っている（図3）。

そして、この二足直立の姿勢を作っているのが、地面から垂直に立った足の骨（＝下肢骨）である。四足動物では、股関節・膝関節と曲がっているが、ヒトでは骨盤が90度回転し、その下に大腿骨が垂直に立ち、さらに膝が伸び、足首から下の骨（＝足の骨）がほぼ直角になり、足の底で体の重さを支えている。解剖学では、足首から先

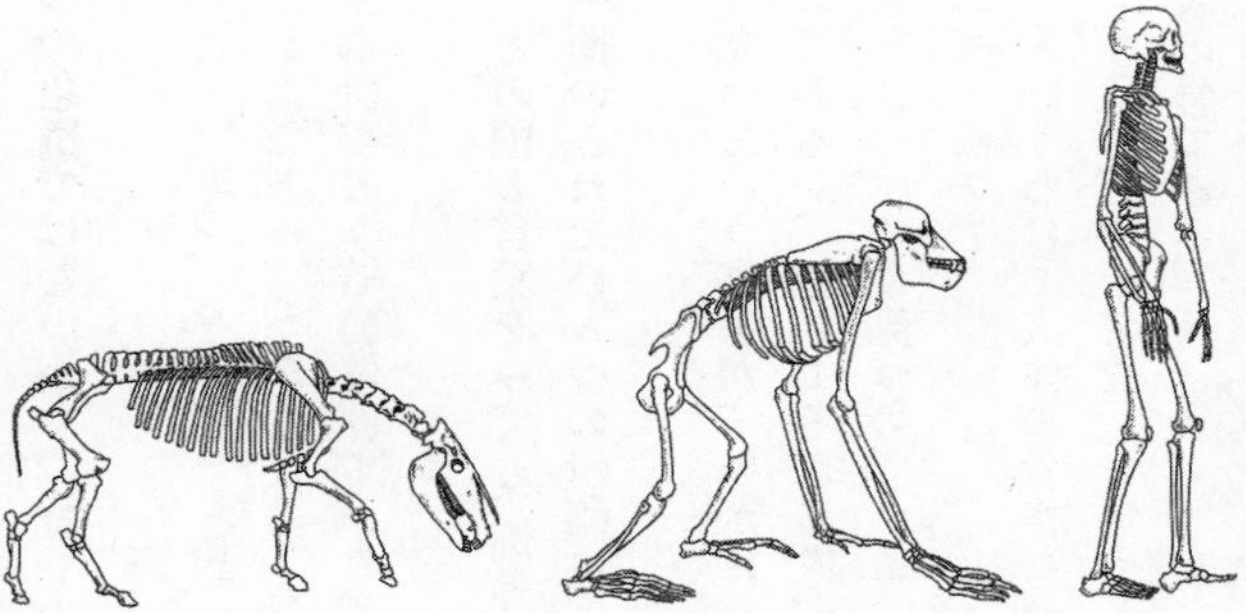

図3　立ち上がり、四足歩行から直立へ（『ヒトのからだ』146ページ）

を「足」というが、この足の骨は、中央の底のところが浮いていて（いわゆる、土踏まず）、それによって足の骨が前後に伸び縮みする。そのことで、足の底にかかる重さの衝撃を、クッションのように和らげ、足の疲労を軽減する働きをしている。

下肢の骨は、骨盤（＝下肢帯）、大腿骨、そして膝下の2本の骨（脛骨と腓骨）、そして足首から先の足の骨、という構成になっているが、それがヒトが立つ姿を支える、骨の構造となっている。

三木は、この「立つ」というヒトの姿について、こう書いている。

「人類直立のすがたは、その美しい手の形とともに、動物進化の頂点を飾るにふさわしいひと

つの象徴ではないか」（『ヒトのからだ』、１４８ページ）

この、立つ、ということは、もっとも美しく、それはまた「人の心の、一つの極まったものである」とも三木は考える。日本の舞踊芸術である能の例を挙げたりしながら、三木は、こう結論付けている。

「どの国の言葉をみても、例外なく〝直立〟に〝正〟の意味が込められているという。平衡のとれたひとつの瞬間に、人の心は無意識にひきよせられる」（同前）

立つという姿勢が、いかにその外の世界、つまり垂直の重力がある地球と関わるものであるか、そしてそれが人間の体の骨格と、いかに関わりがあるか、三木はそのことをまっすぐに見つめている。立つというバランスの中に、三木は地球との一体化をみているのだ。

というわけで人体の骨格について、あれこれ書いてきた。脊柱や胸郭の体幹、頭部の頭蓋骨、そして立つということのための下肢の骨格。そして残りは、手、つまり上肢の骨である。

動物の進化という視点に立つと、ヒトの上肢というのは、四足動物の前足だ。この前足は、前の足というくらいで、四足動物では、後ろの足と共同して、歩いたり走ったり、あるいは静止の姿勢を保つためにある。しかしヒトの体は、二足直立になった。だから歩いたり立ったりするために必要なのは、下肢だけだ。あるいは胴体を垂直に支える脊柱。つまり上肢は、立ったり歩いたりといった役割と無関係になった。

もちろん、上肢は前足が進化し、変形（＝メタモルフォーゼ）したものだから、その骨格としての基本構造は、ヒトも動物も変わらない。肩甲骨や鎖骨といった「上肢帯」は、腕と胴体をつなぐ部分として存在し、その先の「自由上肢」は、肩と肘の間にある上腕骨、肘と手首の間（＝前腕という）にある2本の骨、尺骨と橈骨《とうこつ》、そして手首から先の「手の骨」と、その構造も骨の数も、人と動物で変わりはない。しかし人の手は、歩く、走る、立つという、つまり重さに耐え、力強く動かす、という役割からは解放された。役目がなければ退化して、無くなっていく（小さな骨として痕跡が残るだけ）というのが、進化の法則である。あるいは、別の役割を得て、その方向へと進化する。

ヒトの上肢は、前足という役割の束縛から解放され、器用な動きが可能になった。指先の細かい動きによって繊細な作業が可能となり、手首や肘や肩や、さらには胴体に重なっている背中の肩甲骨や、前面の鎖骨などの「腕の付け根」の動きも加わって、さまざまな動きが可能となった。

さらに肘や肩の「曲げ伸ばし」という動きだけでなく、前腕の「回内《かいない》・回外《かいがい》」という動きもすることができるようにもなった。これは手のひらを前に後ろに向けることのできる動きで、手首の関節が動いているように見えるが、じつは前腕の2本の骨、尺骨と橈骨が、平行であったり、X状に交差したりという動きをすることで可能になった動きだ。たとえば、ものを指先でつまんで、それを口に持ってくる動きをしてみてほしい。皿にピーナッツがあったとする。それを親指と人差し指でつまむ時、手のひらは下を向いている。ところが、それを口に入れようと、手を顔に近づけると、手首はくるりと回転し、手のひらが上を向く。これが回外の動きだ。回内はその逆方向の動きとなる。ヒトは、そんな風に手首を回転し（実際は、前腕の骨）、手のひらの方向を自由に動かす。指先から肩まで、ヒトの指や腕は（＝上肢は）、絶妙の動きをする。

これには、脳の進化も、さらにその力となる。つまり、ヒトは二足直立したことで、大きく重い脳を持つことが可能になった。四足動物の姿勢では、頭部は、体の前にあるから、あまりに大きく重いと、下に垂れてしまう。それを支えるには、首の強大な筋肉が必要になる。馬でもゴリラでも、首の後部には、巨大な筋肉がある。それが重い頭を支える。しかしヒトは、垂直に立った体の真上（＝天辺）に頭部が乗っているから、脊柱の柱に支えられて（首の頸椎も脊柱の一部）、大きくて重い脳を持つことが可能になった。その脳が、器用な手と共同して、複雑な作業をすることが可能になる。道具を自在に制作し、また脳で道具を構想し、それによって現代の文明が築かれた。ヒトは、2本の足で直立することで、手が自由になり、脳が大きくなり、現代の文明へと至った。このような人類の進化は、すでに生物学や人類学、それに解剖学でも指摘されていることである。いわば、道具というテクノロジー、実利の世界を切り開いた、という訳だ。

しかし「手」に対する三木の思索は、そこに留まらない。三木は、こう書く。

「運動系の歴史を……ふり返ってみると、……人類では、推進運動のいわば最後の切り札とも思われる四肢までが、造形・直立といった人間独自の心情機能に奉仕するようになる。すなわち、動物性器官のひとつの象徴ともみられる手足が、心情という植物的な過程に関係をもつようになるのである」（同147ページ）

手と脳の進化は、ヒトを単に道具を作る生き物としただけでなく、芸術作品の制作や演奏という「心情」の表現をも可能にした。三木はそれを、動物器官である手足が、植物器官である「心情に奉仕」と表現する。人体の骨格における、「動物的器官」と、植物的な世界との出会い。三木の眼差しは、そこにまで届いていた。

筋肉

ヒトの骨格の次は、筋肉である。

ところで三木は、骨格については、あまり具体的な詳細についての文章を残していなかった。そこで、こちらで解剖学的な説明を補って、ここまで書いてきた。しかし筋肉、さらにはこの先に話題となる内臓その他については、三木が書いた十分な文章がある。そこで以下では、ここまでと書き方を変えて、三木が書いた文章を整理し、引用し、三木の文章にその世界を語ってもらう、というスタイルにしたい。いわば私は三木の声の編集者のような役割で、この本を進めていくことにする。

三木成夫の人体の見方の基本にあるのは、生物の進化から見たとき、からだがそうなっているのはなぜか、という視点だ。筋肉においても、話は同じで、人体を見る際にも、たとえば魚の筋肉はどうなっているか、という比較の視点から、人体の筋肉を考えてみないといけない。

なお筋肉には、内臓の平滑筋、心臓の心筋、そして骨を動かす骨格筋（横紋筋）があるが、内臓の筋肉については「消化」などを取り上げた「4、人体の中の「植物」」で触れることにして、ここで筋肉という場合は、骨格筋を指すこととする。

さて。

三木は、骨と筋肉を合わせた「運動系」について、こんな概観を語っている。

「筋肉系と、その支柱ともみられる骨格系と……、この両者を合わせて運動系とよばれている。この運動系は、大きく体幹（すなわち頭と首と胴体）および四肢（いわゆる手足）の2つの部分に分けて考えることができる」（「解剖生理」、『生命形態学序説』〈うぶすな書院〉所収、190ページ）

人体を、体幹と四肢（=体肢）に分けて見る、そういう見方は普通で、とくに三木独特のものでもない、と考えられるかもしれない。しかし、三木は、そう分けた上で、こんな風に続ける。

「水の中では胴体で行なわれた前進運動が、陸上ではもっぱら四肢にゆだねられる」

（同191ページ）

体は、どのように動くのか。とくに、どのようにして前に進むのか。その動きを生み出す力になっているのが、筋肉だが、進化の歴史の中で、水の中にいた動物（＝魚）は、胴体を左右に振ることで、泳いだ。ところが生物が、進化の歴史の中で陸上に上がると、四肢が発達し、その動きによって運動がされるようになった。胴体の動きから、四肢の動きへ、これが生物の進化の歴史における、動きを生み出す筋肉の役割の変化（＝進化）だった。

この胴体と四肢、という観点が三木成夫の解剖学における、筋肉の見方の基本になる。

さて、ヒトの体の筋肉には、どのようなものがあるか。それは数多《あまた》ある解剖学の本で解説されていることで、この本は三木成夫の解剖学の、その独自性を伝えることを目的としているので、解剖学一般の解説は、他の本に譲りたいところだが、話を進める上での基礎として、簡単な説明はしておきたい。

筋肉は、体幹の筋肉と、四肢の筋肉に大別できる。これは三木の解剖学にもつながる見方だが、まずはそのそれぞれを概観しよう。

体幹の筋肉から始めると、体幹つまり胴体には、前面と後面があって、前面の上の方を「胸」、下の方を「腹」といい、後面は「背中」という。

胸の筋肉で、いちばん目につくのは、胸の左右に一つずつある「大胸筋」だ。これは女性の下着のブラジャーのカップの位置に相当するところにある。ブラジャーは、胸の脂肪を受けるもので筋肉とは関係ないが、大胸筋は、その胸の下層にある。なお筋肉には、男女の違いというものはなく、大胸筋も、乳房やブラジャーとは関係なしに、女にも男にもある。

大胸筋は、扇子を開いたような形をしていて、その扇子の骨がまとまったところが、ちょうど脇の下あたりになる。その筋肉の端は、腕の上腕骨についている。つまり大胸筋は、上腕骨から始まって、脇の下から先、胸の方に向かって、扇子のように開いた形をしている。それが左右に一つずつある。上は鎖骨に付き、胸の中央のネクタイをする位置にある胸骨、そして肋骨にもついている。

筋肉（骨格筋）というのは、その構造に両端があって、それぞれが骨に付いている。この骨に付いているところを、一方を「起始《きし》」といい、他方を「停止」という。筋肉は、縮むときに力を発揮するが、起始にあたる骨は、動きの土台のようになって、動かない。つまり筋肉が縮むと、停止のところにある骨が動く、大胸筋の場合、停止は、腕の上腕骨となる。だから胸の、この筋肉が働くと、腕が動く。たとえば、テニスのラケットを前に振るような動きをするときは、この大胸筋が働く。何かに抱きつく、抱き潰す(!)というくらいの力を出すのに必要なのも、この大胸筋の力だ。

この大胸筋を鍛えるには、たとえば腕立て伏せをすればいい。体を地面や床に伏せるようにして、肩の位置を上下させたりする腕立て伏せ。この動きを、上腕骨の動きだけに着目して、よく見てほしい。腕は、どのように動いているか。体をぐーっと持ち上げると、肩や肘で曲がっていた腕が伸びる。そのとき、横(さらには後ろ)にあった腕は、体の前にくる。上腕骨が、前に引っ張られている！ この上腕骨を引っ張る(動かす)のが、大胸筋で、だから腕立て伏せには、大胸筋のパワーがいる。つまり、腕立て伏せのトレーニングを繰り返すことは、大胸筋を使い続けることになり、大胸筋を鍛える、ということになる。腕立て伏せをすれば、大胸筋は、大きくなるのだ。

では次に、背中の筋肉を見てみよう。解剖をして、背中の皮を剝ぐと、二つの大きな筋肉が目に入る。首のところから背中にひし形に広がる「僧帽筋」と、背中の下の方、腰からお尻にかけて(実際は、お尻にはなく、お尻の上まで)ある「広背筋」だ。

先に、筋肉には両端があって、骨を動かす端を「停止」と言ったが、僧帽筋の停止は、背中の肩甲骨だ。また、広背筋の方は、端が腕まで伸びていて上腕骨に付いている。広背筋は、背中にあるくらいなので、体の前にある大胸筋とは逆に、腕の骨を後ろに引っ張る。もう少し細かく言うと、広背筋は、背中の下の方についているから、腕を下方向に動かす。これは上げている腕を下げる、というような動きだ。しかし腕を下げるというのは、重力に合わせて、ただ上げた腕の力を抜けば、腕は下がるだろう、わざわざ筋肉の強い力に頼らなくても腕は下がる、とお考えになるかもしれない。もちろん、普段の動作ではそれでいい。しかし鉄棒で、懸垂をするときの腕の動きを考えてほしい。鉄棒にぶら下がっていると、腕は上がっている。そして懸垂をして体を持ち上げるには、上腕を下げないといけない。そのとき、広背筋の強い力によって、上腕は下がり、脇が締まる姿勢になる。同時に、懸垂で、体が持ち上がる。全身を持ち上げるには、全体重に対して働くわけだから、広背筋の強大な力が必要になる。だから体操選手などは、広背筋は大きく鍛えられている(水泳の平泳ぎの動きも、懸垂と似ているので、水泳選手の広背筋も大きい)。しかし鉄棒などというものは、運動選手でもない限り使わないのではないか。人は、鉄棒(や平泳ぎ)をするために、背中の広背筋があるのか。たしかに現代の日常生活ではそうかもしれないが、人がヒトへと進化する過程では、サルとしての森での長い暮らしがあった。木の枝にぶら下がっての移動というのが基本だった。だから、サルから進化したヒトには大きな広背筋があって、それがモノを抱えて運んだりするとき、その他の場面で色々と役に立っている。

ところで、広背筋が付いている上腕骨は、まぎれもなく腕（つまり四肢）だが、僧帽筋が付いている肩甲骨というのも、腕の動きと連動している上肢の一部、というのが解剖学の考え方だ。上腕骨は、肩関節で肩甲骨とつながっているが、肩甲骨の動きも、腕を元から動かす、という役割を担っている。

さて、ここまでの話で気づいただろうか？　ここでは体幹、つまり胴体にある筋肉の話をしているが、大胸筋、僧帽筋、広背筋、そのどれもが胴体を動かす（つまり胴体を曲げる、ひねるなど）のではなく、腕を動かすことに関わっている。これはお尻の大殿筋でも同じで、お尻というのは胴体の一部、と考えがちだが、このお尻の筋肉は大腿骨つまり腿を動かす働きをしている。体幹（＝胴体）にある筋肉は、手足つまり四肢を動かす働きをしている。

ここで、もう一度、三木成夫が書いた文章を思い出してほしい。

「水の中では胴体で行なわれた前進運動が、陸上ではもっぱら四肢にゆだねられる」

（同前）

魚が、両生類↓爬虫類↓哺乳類へと進化し、ヒトへと至る中で、四肢の筋肉は作られてきた。その四肢の筋肉は「どこ」からやってきたのか。そもそも、魚では、筋肉は胴体のみにあった。その魚のヒレが、伸びて、手足へとなってきたわけだが、それは胴体の筋肉が、伸びて、発達（進化）して、四肢の筋肉になった、ということだ。だから腕や足の付け根の筋肉は、まだ胴体に残っていて、それがここで取り上げた、胸の大胸筋や、背中の僧帽筋・広背筋ということになる。ヒトの体の筋肉は、魚などと無関係と思ってしまいかねないが、しかしヒトの体には、そのような進化の歴史が、やはり刻まれているのだ。いま、ここにあるヒトの体の筋肉とて、生命の長い進化の歴史と無関係ではない。三木成夫は、ヒトの筋肉を見るときにも、そのような視点を忘れない。

さらに上肢には、そのような体幹から伸びた筋肉だけでなく、上肢にある筋肉もある。肩と肘の間にある上腕二頭筋、手首を回内・回外させる筋肉、指の曲げ伸ばしに関わる筋肉（それら上肢の筋肉の詳細は、数多ある解剖学書の説明に譲りたい）。下肢も同じだ。太腿にある巨大な大腿四頭筋、ふくらはぎの腓腹筋、その他、下肢にもたくさんの筋肉がある。ともかく、体幹に、あるいは上肢や下肢にある筋肉が、上肢や下肢を動かす。

そこで、こんな疑問が湧くだろうか。大胸筋・僧帽筋・広背筋（さらには大殿筋）など、体幹にある筋肉は、上肢や下肢を動かすためだけのものなのだろうか。体幹そのものを動かす筋肉というものは、もはや（魚ではないヒトには）ないのだろうか、と。

なにしろ、ヒトは腰を曲げたり、腰をひねったり、背中を反らせたり、そういう体幹の動きというものもある。ならば、体幹にあって体幹を動かす、という筋肉もあるはずだ。それは、生命の進化の歴史でいえば、魚時代の筋肉ともいうべき、歴史の古い、由緒正しい筋肉、ということになる。四肢の筋肉のような「新参者」の筋肉ではない、古い歴史のある筋肉なのだ。

人体で、体幹を動かす筋肉は、やはり体幹にある。骨格の構造から改めて話をしてみると、体幹の基本は脊柱（＝背骨）だ。この一本の柱に、肋骨などから構成される「胸郭」が付く。胸郭は、カゴのような形をしていて、これが付いている脊柱の部分を胸椎という。胸椎は、胸郭で固定されているような感じになっているので、動かない。体幹では、胸のところは、箱のようになった一塊で、そこは動かないのだ。胸椎の上が、首の「頸椎」で、胸椎の下が腹の「腰椎」で、いうまでもなく、首や腹は、前後に傾いたり、横を向いたり、ひねったりの動きをする。

この脊柱を動かす筋肉が「脊柱起立筋」だ。脊柱の周りに、包み込むように付いている筋肉の塊だ。背中から見ると、背骨の左右に、長いカマボコのような太さで付いている。脊柱は、背骨というくらいで、背中近くにあるので、この脊柱起立筋も、背後から見ると見えるのだ。ヒトの背中は、その中央が溝のようにくぼんで、首から腰まで、長い谷間のように一つの線を描き、その両側に山脈のように2列の膨らみが囲んでいる。中央の谷間の左に一列、右に一列の、計2列だ。

腹の方にも、体幹を曲げる筋肉がある。胸は、胸郭では箱のように固定されているので、胸は動かないが、腹のところで腰は前にも曲がる。この動きを作っているのが腹直筋で、いわゆる腹筋運動をする。さらに脇腹には、腰をひねるための外腹斜筋という筋肉もある。

そして脊柱の、もう一つが首のところになる。この首の筋肉、そして首から派生してあちこち（つまり顔や胸や）に伸びた筋肉があるが、この話は、三木成夫の筋肉論の中でも、真骨頂となる。丁寧に説明しよう。

頭と胴体の間に、細くなったところがある。それが首だが、この首というのは、いったい何なのだろう。ヒトの祖先を辿っていくと、脊椎動物の始まりである魚には、首がない。カエルにも、首といえるような細くなったところはない。つまり、首というのは、そこに本来何かがあったのだが、それが消えてなくなったところ、ということができる。生物の進化では、消えてなくなる、ということはあまりないから、退化して縮小したか、あるいは別のところに移動したか、となる。そして別のところに移動したなら、魚の首にあったものは、ヒトの体では何になって、いま、ここにあるのか。

三木成夫の言葉に、耳を傾けてみよう。まずは、魚の首に当たるところには、何があったか、ということだ。三木は、魚の「鰓《えら》」に着目する。生きている魚を見ると、パクパクと開いたり閉じたりしている、えら、だ。ふつうの魚、つまり硬骨魚類では、大きなえらが左右に一つずつあるだけだ。魚を日干しにしたりするとき、口からえらに串を通して、固定したりする、あの、えら、だ。しかしサメなどの軟骨魚類を見ると、えらは一つではなく、いくつも並んでパクパクしている。水族館でエイの裏側を見ると、やはりいくつもの切れ目（＝えら）が並んでいる。もっと原始的な魚、ヤツメウナギなどを見ると、八つの穴が並んでいるように見えるが、そのうちの一つは目だが、残りの七つはえらだ。

ともかく、魚の首（に当たるところ）には、えらがある。水を口から飲んで、このえらから水を吐くが、その時、水中の酸素をこのえらで吸収する。つまり、水中の生き物の呼吸器官が、えらなのだ。しかし生物が進化して、水中生活から陸へと上陸すると、呼吸は水ではなく、空気を吸い、そこから酸素を体内に取り込むようになる。だから陸上の生物には、えらは不要なのだ。えらは、パクパクと開いたり閉じたりしていたから、そこには動きを作る力が働いている。つまり筋肉がある。しかしえらの開閉をする筋肉は、骨を動かさない。骨格筋ではない。えらの開閉をするだけだ。

三木は、こう書く。

「えらは、腸管のはじめの部分が特に分化してできたものである。……えらは腸管の入り口に、捕食器官としてつくられたものである」（『ヒトのからだ』、１４３ページ）

そして、このえらが、進化の歴史の中で、水中生活から上陸することで、なくなっていく。えらの役割や存在の意味が、変わるのだ。三木は書く。

「この関係は、動物の上陸とともに大きくかわる。つまり、最初のえら骨（顎弓《がっきゅう》）を残して、後のものは著しく退化し、そこにひとつのくびれ、つまりくびができるのである」（同１４４ページ）

首は、このようにして、生き物のからだに登場した。つまり頭部と胴体の間に、それをつなぐものとして、新たに現れたのが首ではなくて、逆に、現れたのではなくて、何かが消えた、それによって結果として残ったのが、首という形態だったというわけだ。

そして、えらは新しい役割と構造体へと進化していく。三木は書く。

「えらの筋肉は、もはやえら呼吸の運動には関係しなくなる。そしてあるものは退化したえら骨にくっつき、あるものは顔面にせり出して、表情・嚥下・発声など、およそえらの運動とは関係のないさまざまの新しい仕事を始めるようになる」（同１４４ページ）

つまり、えらは、水中の魚のときの働きとは、まったく別の新しい働きを担うようになる。からだの構造物は、モノとしては残るから、そのモノが少しの改変（＝進化）によって、ときに重要な役割を果たし、新しい生物体となって、種として生き延びていく、というわけである。

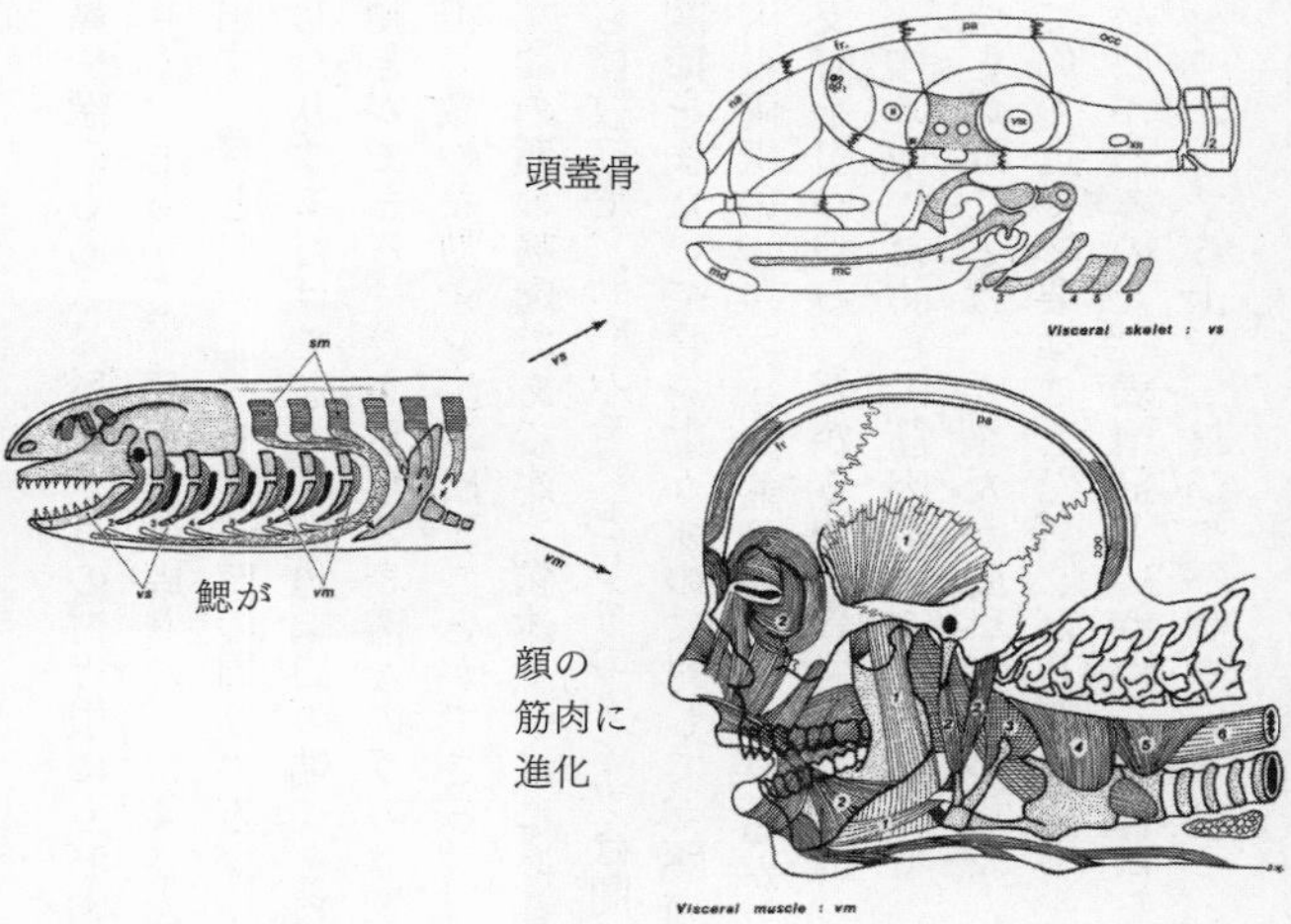

図４　鰓弓筋肉の変身（『生命形態学序説』255ページを改変）

そして、その新しい役割というのが、三木によれば「表情運動」と「発声運動」ということになる。顔に表れる、笑ったり悲しんだり怒ったりという表情を作っているのは、このえらが進化した筋肉、ということなのだ。また声を出し、言葉を発する、それを行っているのは、やはりえらが進化した喉の構造、ということになる。

三木が描いた図に、解説を加えて示せば、こういうことになる(図4)。

ヒトの顔には、表情筋（顔面筋ともいう）という筋肉群がある。とくに口の周り、目の周りに多く、鼻や額にもある。稀に、耳の付け根にも筋肉があるヒトがいて、耳をくいくいと動かせる。ともかく、目と口の周りに、たくさんの筋肉があって、それが顔の表情を生み出す。目と口を比べると、口の周りの方が、より筋肉の種類が多く、口を開いたり閉じたりするだけでなく、口角（口の端）を斜め上に引っ張ったり、いろいろな細かい動きができる。だから顔の表情というのは、まず目と口の動きであり、とくに口が繊細で微妙な動きを生み出すことができる。

この顔の筋肉であるが、胴体や手足にある筋肉と、じつは違う特徴がある。どちらも横紋筋で、筋肉のモノとしてのタイプは同じだが、ふつう横紋筋は骨と骨をつなぎ、関節をまたいで骨を動かすのに対して、顔の表情筋は、顔の皮膚を動かす。つまり筋肉の両端の、片方は頭蓋骨に付いているが、もう片方は、顔の皮膚の裏側について、皮膚を引っ張る。だから他の骨格筋と区別して、その性質を「皮筋《ひきん》」と呼ぶ。

体の中にたくさん筋肉がある中にあって、たしかに特異な筋肉だ。筋肉が骨を動かすということは、からだが動いて、歩いたり、物を握ったり、首を曲げたりと、生きていく上で必要なことだ。しかし顔の皮膚を引っ張って、それが生きる上で、どんな必要があるのだ。表情筋というくらいだから、表情を生み出して、他人とコミュニケーションをする上で、喜びや不満やいろいろ、心の内面を伝えることができるから、意味があることであるが、しかしそれは、からだを動かして動作するというのとは、ずいぶん違う。

そもそも、表情というのは、魚や、カエルやトカゲや、哺乳類以外の動物にはない。表情は、哺乳類だけのものだ。なぜなら、表情筋という筋肉が顔にあるのが、哺乳類だけだからだ。カエルやトカゲや魚は、笑ったり不安になったり怒ったりという顔をしない。威嚇をするということはある。しかしそれは、口を大きく開いたりするだけで（つまり顎の動き）、顔の皮膚が動いて表情になる、ということはない。

えらが、顔の筋肉になった。そこから分かるのは、顔の筋肉というのは、その起源が骨を動かす骨格筋とは違うということだ。内臓の入り口である口、その奥（＝先）にあったえら、それが陸に上がって役割がなくなって、顔へと突出した。三木はそれを肛門からの脱腸にたとえて、**「顔というのは、脱腸が張り付いているようなものだ」**と言っていた。顔の表情筋が、とくに口の周りがバラエティ豊かだという理由も、口が内臓への入り口ということにも関係している。そもそも、哺乳のために、乳を吸い込むために、口の周辺の筋肉は充実したということもあり、それが哺乳という幼児期の一時期を過ぎて、口の表情を生み出すもの、としてヒトの顔に残ったのだ。

表情とは何か？　それは心が表現されたものだ。その心が、えらという内臓の入り口が起源であった、ということの意味は深い。なぜなら、三木は、こころとは内臓にあるもの、と考えたからだ。内臓と心の関係は、どういうものか？　この項は筋肉についてがテーマなので、話はこのあたりで終える。こころと内臓の話は、「消化器（吸収系）」の節で、じっくりとすることになる。

(2) 神経系（脳と神経）

次は、脳と神経について。

その前に、人体の見取り図について、ここでもう一度確認しておきたい。三木成夫は、人体を大きく「動物的器官」と「植物的器官」に分ける。これは古代ギリシアのアリストテレス以来の見方でもあり、三木だけに独特のものではないが、アリストテレスは「進化」という概念はもちろん持っていなかったし（西洋でそれを言い出したのは、19世紀のチャールズ・ダーウィンだ）、やはりこのような区分には、三木独自の詳細がある。

ともかく、からだは「動物」と「植物」に分けられる。大雑把に言うと、植物というのは内臓の世界のことで、動物は「動く」ためのあれこれ、骨や筋肉、またそれにあれこれ指令を出す、脳ということになる。

この動物的器官については、「外からの情報入力（＝感覚器）」→「情報分析・判断・指令（＝脳）」→「動き（＝骨と筋肉）」という流れで起こる。この本では、ここまで順序は逆だが、まず骨と筋肉について説明した。

そこで次は、脳および神経である。つまり脳・神経というのは、感覚器と運動器の間にあって、それをつなぐもの、ということになる。ところで脳や神経は、動物性の器官に含まれるわけだが、それだけではない。三木は、こう書く。

「神経系もまた運動系と同じく動物性と植物性に分けるのが、もっとも自然の形と思われる」（『ヒトのからだ』、121ページ）

ただし、現代では動物性・植物性という用語はあまり使われないので、現代の解剖学に即して、こんなことも書く。

「今日では動物性神経系が〈体性神経系〉、植物性神経系が〈自律神経系〉とよばれ、

両者の本来の関係は一般に見失われてしまっている」（同前）

この節は、動物性器官の話の枠組みの中で、脳と神経を説明しようという箇所だから、ここで扱うのは〈体性神経系〉ということになる。狭い意味での、脳の神経、ということになる。

神経系は、まず大きく二つに分けることができる。脳と神経だ。脳は「中枢神経系」と呼ばれ、いわゆる神経は「末梢神経」と呼ばれる。脳は、中枢神経といわれるくらいだから、神経系の情報伝達のルートの真ん中に位置する。その脳に入ってくる情報と、出ていく情報がある。

入ってくる情報とは、目で見たり、耳で聞いたりという、外からの情報だ。からだの外に何があるか、それを伝えるのは、神経系の働きの第一の始まりとなる。外の情報が、脳の中へと伝わるので、これを求心性神経という。外の情報を知覚するので「知覚神経」ともいう。

出ていく情報というのは、脳が外の情報を伝えられて、それに対してどのような反応をするかの情報の流れをいう。野生の世界で、外に（つまり目の前に）いるのが敵だったら「逃げろ」という情報を送るだろうし、餌であるなら「近づけ」という情報を送る。そこで骨と筋肉を使っての、体の動きが起こる。脳から外に向かう情報の流れなので、遠心性神経といい、その働きから運動神経という。

つまり、脳と神経の、情報の流れは、こうなる。

知覚神経↓脳↓運動神経

そしてこの両端に、知覚や運動の器官がさらに加わるから、動物的器官の、働きの流れは、こうなる。

（感覚器官）↓知覚神経↓脳↓運動神経↓（運動器官）

ここで感覚器官とは、目や耳のことであり、運動器官とは、先に書いた骨格や筋肉となる。ともかく、この節で扱う、脳と神経は、からだの中で、そういう位置づけとなる。

からだを解剖して、頭蓋骨を開くと、脳が出てくる。解剖学では、これは「脳出し」という作業だ。医学部の解剖学実習（＝学生の教育）では、人体解剖と、脳解剖は、たいてい別のカリキュラムで行われる。なので、人体解剖実習で使う死体には、脳がない。脳出しの作業は、死体が解剖学教室に運ばれてくると（解剖用に生前から登録してある、ボランティアの方の遺体だ）、全身にホルマリンを染み込ませて防腐処置をする。次に、頭の髪の毛を剃って、解剖のときに髪が絡んだりしないようにし、次に右の耳から左の耳に（左から右への場合もあるが）、頭頂を通って、皮膚を切る。そうして、桃の皮をひっくり返すように、頭の皮を前と後ろにめくり、むき出しになった頭蓋骨を電動のこぎりで切って、帽子みたいな感じで、頭蓋骨をぱかっと外す。脳からは何本も枝が出ているので、そのまま引っ張っても取り出せないので、メスを脳の下部に入れて、その枝を切る。いちばん太いのが脊髄だが、ともかく全部を切ると、脳の塊を取り出すことができる。重さは1・5キロもない、シワ（溝）だらけの塊だ。このシワを伸ばすと仮定すると、ちょうど新聞紙一枚くらいの表面積になる。つまり、新聞紙をくしゃくしゃと丸めて、両手のひらで包んだくらいのものが、脳という塊となる。

脳の解剖では、この塊を対象にするため、脳というのは「丸い塊」という印象を持ちやすい。しかし脳は、その塊の中枢部から、十数本の枝が出て（末梢神経）、胴体や、手や足の先までもその枝が伸びている。枝というより、やわらかくもあるので、植物の根みたい、といった方が近いだろうか。この末梢の先に、筋肉があり、皮膚があり、あるいは顔では目や耳がある。つまり、そういう知覚器官からの情報が、知覚神経を通って脳へと送られ、脳で情報処理して、今度は運動神経を通って、筋肉へと指令が送られ、骨を動かす。体を、動かす。そのような神経内の情報の流れは、目で見ることはできないが、もしそれを可視化したら、海岸に打ち寄せて引く波のように、体の末端のあちこちの知覚神経から脳へと流れ、また脳から運動神経の先の筋肉へと流れ、という情報が押し寄せては引いていく動きが見えるはずである。

ところで、脳・神経系の中心は、中枢神経という用語があるくらいだから、脳がその中心だと考えがちだ。脳の中の脳ともいうべき、大脳こそが、このシステムの真ん中に位置すると。確かに情報は、大脳へと流れ、大脳から流れていく。しかし三木は、生命の進化という観点から、こう考える。

「**脊椎動物の歴史をふり返ると、中枢神経は脊髄から発生したものであることがわかる**」(同126ページ)

つまり、まず動物(脊椎動物)には、背骨の中の脊髄があって、やがて進化の中で、その末端である頭部が肥大した動物が登場し、それが脳になっていった、というわけだ。そしてもちろん、単細胞生物から多細胞生物へと進化していく中で、無脊椎動物のからだでは、シンプルな神経構造もあったから、その進化の順序に合わせて、三木は、末梢神経↓脊髄↓脳（延髄↓中脳↓大脳）という順に話を進めていく（「解剖生理」昭和42年、「ヒトのからだ」昭和43年）。

ここでも、この順で脳の形態と行動について、三木の文章を引用しながら話を進めていこう。脳・神経の全体像についてのスケッチだ。

まずは、神経の誕生、ということから話が始まる。神経とは、二つのものの間にあって情報の「橋渡し」をするものだ。だから一番シンプルな神経構造というのは、あるものとあるものをつなぐ、一本のケーブルのようなものだ。それが、進化していくと、間に中継地点が入り、2本に、5本にと、どんどん増えていく。

「そして、**最後に脊椎動物では、これが背中の中央を走る一本の太い管（神経管）となる**」（『ヒトのからだ』、122-3ページ）

つまり、脳・神経の始まりというのは、一つの線、あるいは一本の管である。そして、その上端が肥大して「脳」へと進化していく。この脳だが、そもそも脳・神経というのは、外から入ってくる情報を、「運動」へと指令を出すために、間をつないでいるものだ。だから、外から入ってくる情報が多くなると、それに対応して脳も大きくならないといけない。つまり、目ができて、耳ができて、視覚や聴覚やいろいろな膨大な情報を知覚するようになると、それに対応して、脳も大きくなる。

「やがてからだの頭端に鼻・目・耳といった遠感覚器がつくられると、……神経管が、これらの三つの感覚器に相応して、だんごのようにふくれ上がり」（同123ページ）

というわけだ。三木は、この文章に対応させて、「感覚器と脳の関係」の図も載せている（図5）。

ここでは鼻と目と耳の三つに対応した、脳から出る三つの枝が描かれている。しかしヒトで

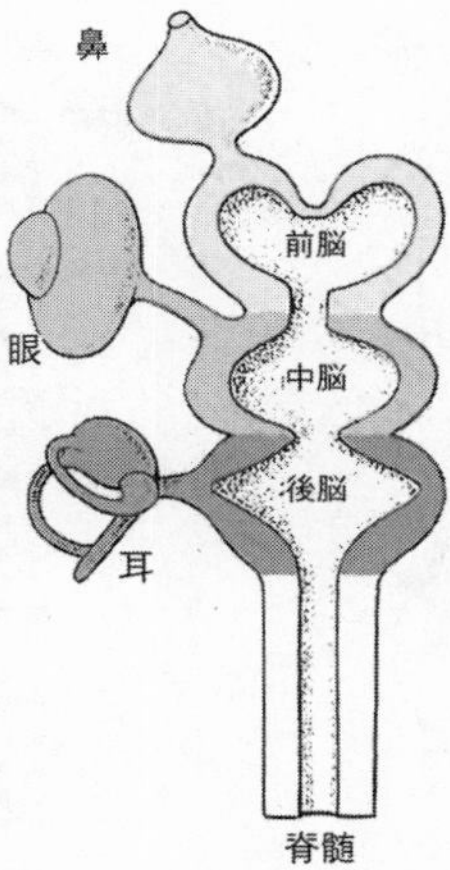

図5　感覚器と脳の関係へ（『ヒトのからだ』123ページ）

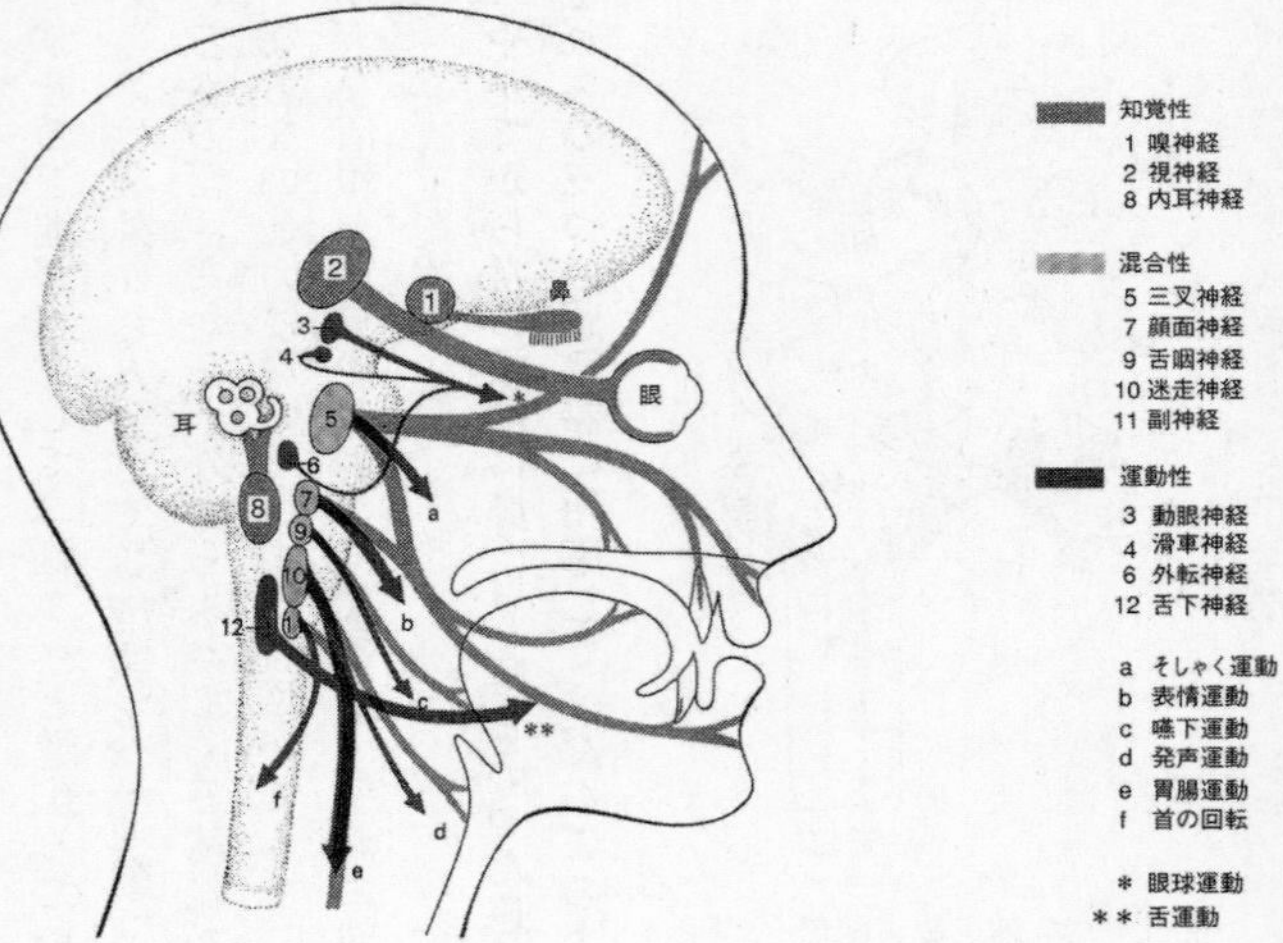

図6　脳神経の全景（『ヒトのからだ』129ページ）

は、このような枝が、三つではなく12本出ている。三木は、それを説明する図を、自身の著書に載せている。顔が右向きのもの、左向きのもの、複数の本に幾つかの異なる図を載せているが、これはその一つだ（図6）。

髪か髭のように、人の横顔を神経の線が覆っている。これが12本あるわけだが、いちおう名前を羅列しておこう。

1、嗅神経、2、視神経、3、動眼神経、4、滑車神経、5、三叉神経、6、外転神経、7、顔面神経、8、内耳神経、9、舌咽神経、10、迷走神経、11、副神経、12、舌下神経、となる。

三木は、この12本の神経について、以下のように簡単に説明しているだけである。

「脳幹の領域には、十二対の神経（脳神経）が出入りする。これは、頭部の動物性感覚と運動（目、鼻、耳の感覚と、目・舌・くびの運動）、および吸収系の植物性感覚と運動（顔面・消化—呼吸系の感覚と運動）をつかさどる」（同125ページ）

三木の説明はそれだけで、たとえばここにある数字「12」というものに、特別の解釈などは加えていない。しかし人類の文明で、12というのは、かなり重要な数字である。一年は12ヶ月、一日は午前と午後の12時間、十二支、詩においては、ヨーロッパのアレクサンドランというのは12の音で構成され、ラシーヌやボードレールなども使っている。日本の和歌・俳句の5音・7音も、それを足せば12になる。また美術でも、レオナルド・ダ・ヴィンチの「最後の晩餐」に描かれたのは12人の弟子とキリストだし、古代ギリシアのパルテノン神殿の壁にあるレリーフの、宴をする神々の人数は12、日本の仏像でも十二神将というのがある。生活から芸術まで、12という数字があちこちにある。この12というのは、どこから出てきたのか？　それが脳幹から出ている神経の数と同じなのは、偶然なのだろうが、しかし偶然すぎる。あるいは、ヒトの肋骨の数は、左右それぞれ12本ある。

からだの中にある数と、文化・文明の中にある数の一致。もし、このことを三木先生に問うてみたら、先生は、どんなふうに答えるのだろう。聞いてみたいところだが、

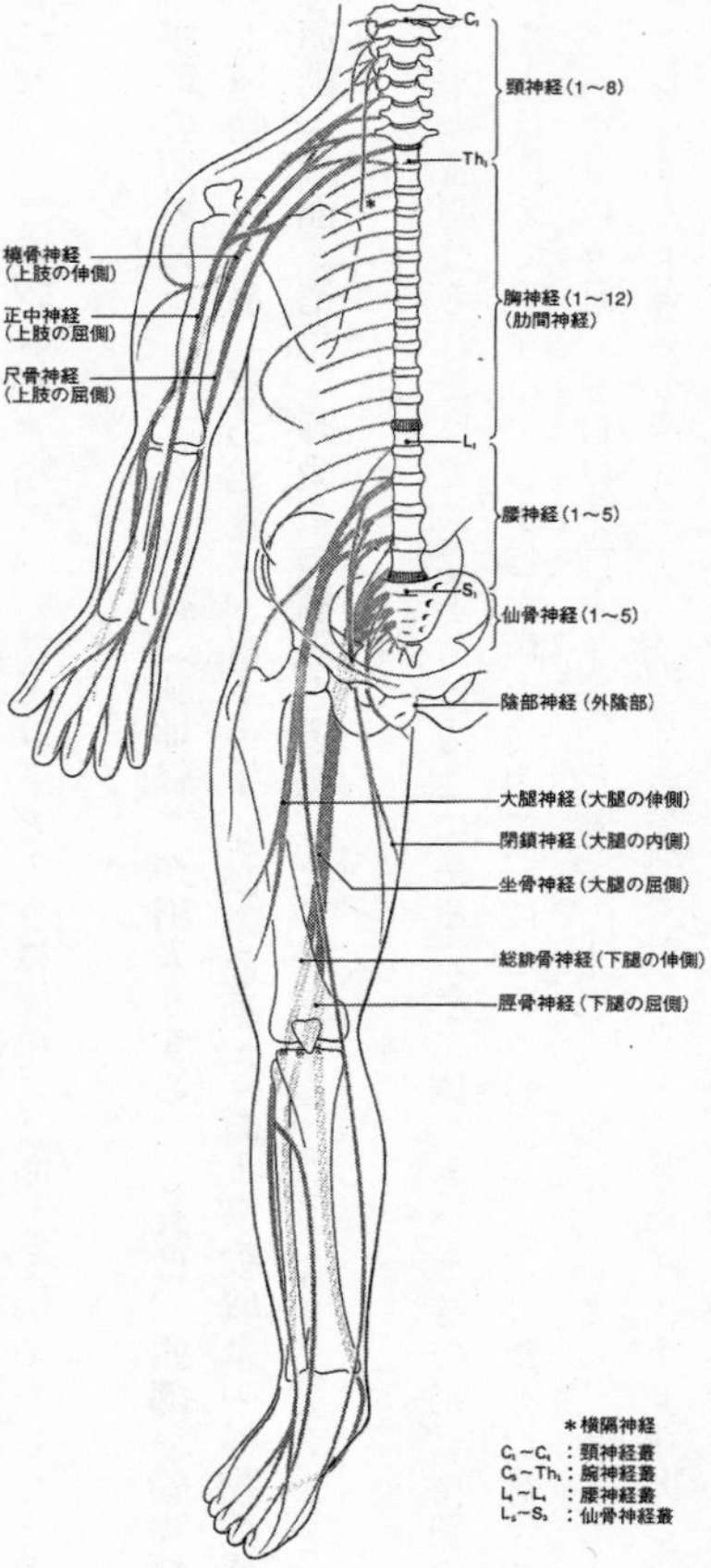

図7　脊髄神経（『ヒトのからだ』127ページ）

もう三木先生はいない。

さて、次は「脊髄」だ。

まず図で示そう（図7）。

脊髄は、からだの中心にある、一本の太い棒のようなものである。そこからからだの隅々に向かう、末梢神経の枝が出ている。魚など手足がない動物では、この枝の出方は、上から下まで（あるいは前から後ろまで）、「規則正しい」ものであったが、ヒトでは手と足の付け根から、とくにたくさんの枝が出ている。まあ、それはそうだろう。それだけたくさんの情報が、そこでやり取りされる必要があるのだ。三木は、この手足の付け根の神経の密集について、こんな表現をする。

「動物の分化とともにくびや手足ができると、これらの領域では配列がみだれ、特に哺乳類の手足の領域には、それぞれ数対がたがいに複雑に入りまじって、操車場のレールのような形となる」（同128ページ）

これを「神経叢《しんけいそう》」というが、三木らしい、独特な、かつ分かりやすい表現である。

この脊髄から出る神経の枝は、33対あって、これを「動物性脊髄神経」と呼ぶ。そして、動物性というからには、それに対応して「植物性脊髄神経」というのもある。つまり、内臓の働きのコントロールを、無意識のレベルで支える働きをする神経たちである。

この神経は、脊髄の横に交感神経幹という幹を介して、内臓のそれぞれに枝を伸ばしていく。心臓や肺や胃や腸、生殖泌尿系にまで及ぶ。図で示すと、こうだ（図8）。図8で、右半面に描かれているのが、交感神経ということになる。

ところで、この図からも分かるように、植物性脊髄神経には、もう一つがある。首（＝延髄）と、腰（＝仙髄）から出ているが、これを副交感神経という。こちらは、交感神経幹のような別のものを介さずに、脊髄から直接に枝を出している。なので、解剖して見ると、動物性脊髄神経との見分けはつきにくいところがある。しかし、ともあれその働きは「植物系」なのだ。

交感神経と副交感神経は、例えば心臓でいうと、かたや拍動を速くし（＝交感神経）、かたや拍動を大きく遅くする（＝副交感神経）という、反対の働きをして、それによって内臓の働きのバランスを取っている。交感神経の末端からはノルアドレナリンが、副交感神経の末端からはアセチルコリンが分泌される。ともかく、この二つの神経系

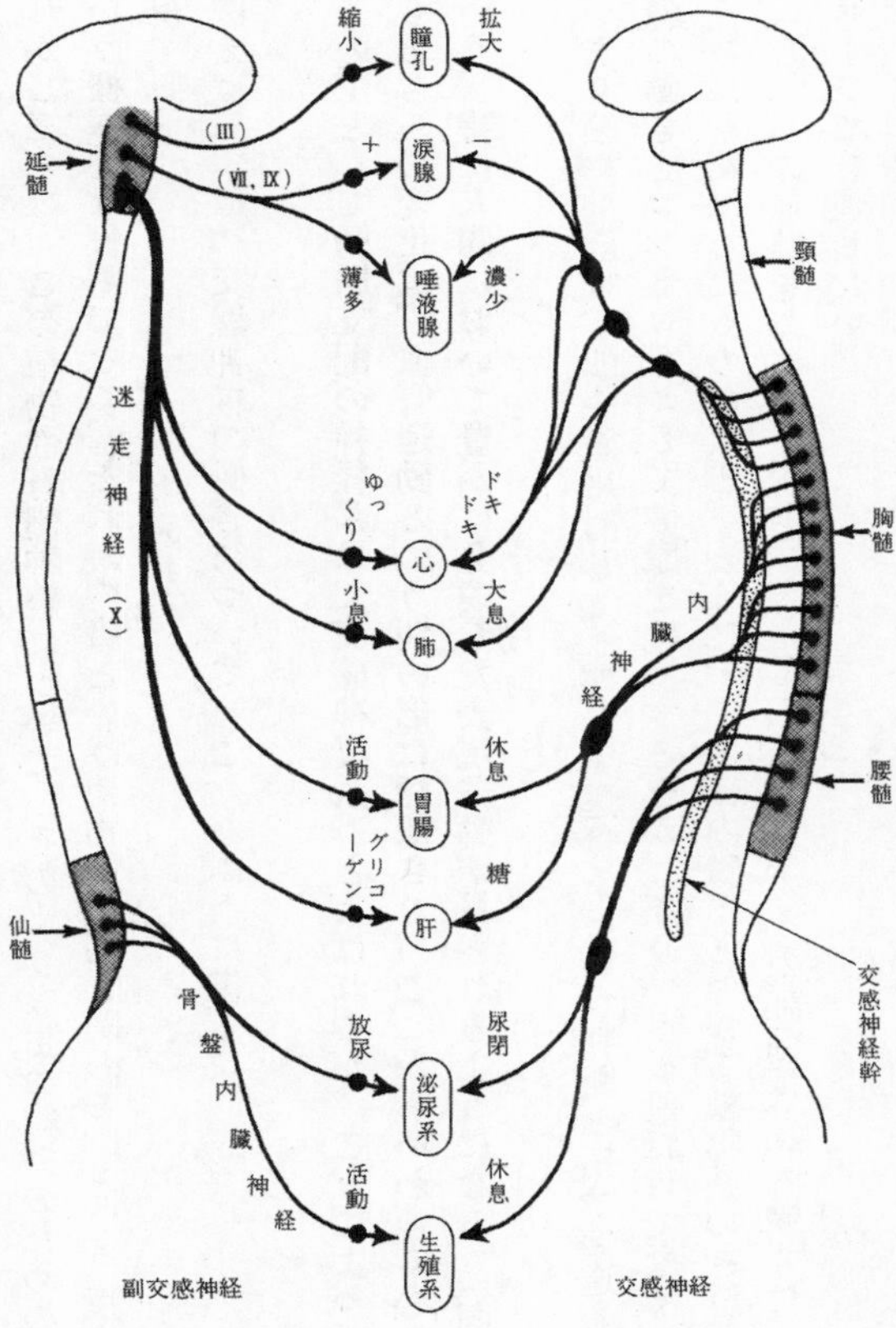

図8　二種の植物神経の働き（交感神経と副交感神経）（『生命形態学序説』181ページ）

によって、内臓の働きは安定し、恒常的に保たれることになる。

しかし三木は、この植物性脊髄神経について、そのような生命維持のための働き、という機械的な役割でなく、それが内臓という植物的機関と関わる、という点の方を重視する。

例えば三木は、交感神経の働きについて、こんなふうに書く。


「この主として動脈支配の神経系は〈交感神経系〉とよばれるが、これによって内外のもろもろの変化は、血管運動という別の形に翻訳され、ここからいわゆる心の動きという、特に人間において豊かに発達した表現運動が見られるようになる」（同前）

つまり脳や神経は、餌や敵に対して、襲う・逃げるという判断と指令を送るとか、内臓の働きをコントロールして健康を維持するとか、そういう役割だけでなく「心の働き」にも関係したものになる。とくに、三木は内臓へと伸びる植物系の神経に、その「心」への通路をみていた、ということがわかる。その詳細は、「内臓」についてのページで詳述したい。

次は、延髄だ。

先に、脳幹から12本の神経の枝が出ることについて書いた。この脳幹というのは、延髄と橋《きょう》、中脳を合わせて脳幹という。つまり逆に言うと、延髄というのは、脳幹の一部、ということになる。

「延髄《えんずい》は中枢神経系のなかで、脊髄とともにその歴史はもっとも古い。すなわちそれは、吸収系の入り口である鰓腸《さいちょう》を支配する脳（鰓脳《さいのう》）として発生した」（同前）

と三木は書く。やはりここには三木ならではの（他の解剖書とは違う）、進化の視点から、延髄が古くからあった、という説明がされる。魚の首に当たるところに鰓《えら》があるが、その鰓の動きをコントロールすることを起源として発生したのが、延髄だというのだ。つまり、脳というと思考や知覚や、そういうものと関係する器官と考えるが、そういう人間的なもののコントロールではなく、もっとベーシックな、生きるために必要な、呼吸とか（栄養）吸収とか、そういう働きのコントロールに関係した脳の部位だというのだ。

「延髄は、陸上生活においても消化・吸収など植物性運動を支配するだけでなく、表情・発声など表現運動のたいせつな中枢となる」（同129ページ）

なぜ、延髄が消化という内臓（口から胃腸へと至る内臓）の働きに関係するだけでなく、呼吸、それに表情・発生までに関係するかは、先に筋肉のところで、魚の鰓の筋肉が、陸上生活へと進化していく過程で、首の誕生とともに、鰓がなくなり、それが肺による呼吸や、顔の表情筋へと変貌していったと説明したが、つまり鰓が変貌したものは、そもそも鰓の支配脳だった延髄が、引き継いだ、というわけだ。顔の表情筋は、鰓が起源だし、喉の声を出すための筋肉も鰓が起源だから、それらは延髄が中枢となって行われる、ということになる。

もう一度、繰り返せば、三木が言うように**「延髄は中枢神経系のなかで、脊髄とともにその歴史はもっとも古い」**。人体の中にある延髄は、だから魚における鰓の働きを起源とするからだの働きを支配する中枢となる。そのような進化の視点に立つと、つまり三木風の切り口で見ると、人体というものの風景の見え方が、また違ったものに見えるというか、ある明瞭な視点から見えてくる、というところがある。延髄は、頭部の奥の中心辺りにあって、もちろん人の顔や頭を見ても、見ることはできないが、その真ん中あたりは、そのような働きをして私たちの生命活動を支えてくれているのだ。

さて、脊髄、延髄と取り上げて、あとの残りは、小脳、中脳、大脳となる。だんだん、ヒトならではの脳、という話となっていく。以下、三木の文章を引用しながら、それぞれについてまとめてみたい。

小脳。

三木は、小脳の働きを、こう説明する。

「身体の平衡をとりながら、運動をなめらかに行なわせる一つの中枢」（同130ページ）

つまりは、小脳は、運動についての脳、ということになる。しかし体を動かすのは、骨を動かす筋肉であり、これは大脳によってなされる。たとえば「右手を上げてください」といわれ、それにしたがって右の腕を上げる動作をするのは、右腕を上げようという意識によるもので、それは大脳によってなされる。小脳ではない。

では、小脳が司る「運動」とは、どのようなものか。たとえば自転車に乗る体の動きを考えてみよう。(自転車に乗れない人は話が別だが)私たちは子どもの頃から自転車に乗ることを繰り返し、とくにそのための技術も意識せず、スイスイと自転車に乗ることができる。つまり、そういう運動を司っているのが小脳なのだ。どういうことかというと、自転車に乗れるようになるには、もちろん鍛錬が必要だ。何度も倒れそうになったり(倒れたり)を繰り返しながら、やがて無意識で操作できるようになるが、意識して何度も練習をすると(=大脳の働き)、その筋肉の動きの連動が、小脳へと移行し、小脳の指示によって、自転車に乗る一連の動作が無意識で(大脳なしで)行われるようになる。つまり、体を動かす動作を繰り返すことで、それが小脳によって自動的に行われるようになる。スポーツの例がわかりやすいだろうが、たとえばテニスで、素振りの練習を繰り返す。その動きは「体が覚える」と考えるかもしれないが、実は「小脳が覚える」のだ。

つまり大脳でやっていることで、繰り返されるものは、その一連の過程が小脳に記憶される、ということになる。それが小脳だ。三木は書く。

「こうして小脳は、個体運動を行なうために欠くことのできない存在となり、すべての運動経路は、ここを通過することとなり、とくに随意運動を行なう人類では、小脳

と大脳との結合がもっとも強くなる（橋《きょう》の発達）」（同131ページ）

この三木の文章で、「とくに随意運動を行なう人類では」ということについて、一言。たとえば昆虫は、随意ではなくて、意識とは関係なしに、絶妙の動きをする。ファーブルが『昆虫記』に書いていることだが、ある種のハチ（ツチスガリ）が、他の昆虫の幼虫を食べる話がある。針のひと刺しで、その幼虫が動けないようにし、あとはゆっくりと食事を楽しむというのだ。楽しむ、というのは私の表現だが、どういうことかというと、刺して死んだ虫は、死んでいるからやがて腐敗する。すぐに食べ終えないと、もう食べられなくなる。ところがファーブルによると、蜂は幼虫を殺すことなく、運動中枢を壊すだけで、動けない、しかし死なずに生きている、という幼虫にする。生きているから、すぐには腐らない。そこで冷蔵庫で保存しながら少しずつ食べるように、生きて動けない幼虫を、必要な量だけ食べていく。なぜ、蜂にそんなことができるのか。幼虫の解剖学的な体の構造を知っていて、どこを、どれくらいの深さだけ刺せばいいか知っていて、急所をそらすことなく破壊できるのか。そうではない。蜂の足の長さ、針の長さが、絶妙のサイズにできていて、いわば抱きついて刺せばいつでも急所に至るのだ。体が、そうなっているのだ。もし、急所を知ることを「知性」

というなら、蜂の知性は脳ではなく、自身の体の構造やサイズにある。蜂（の体）は、いつでも間違いなく、幼虫の急所を攻められるのだ。

ヒトの体にも、そういう「体という知性」もいろいろあることだろう。私たちは、体の構造やサイズのおかげで、必要な日常を送れている。

しかし、ヒトには柔軟な応用性もある。自転車に乗る、などという動作は、生まれながらに持っている体の動きのおかげ、というわけではない。三木のいう「随意運動」によって、新しいいろいろな動きを体得できるのだ。それが小脳だ。私たちは、小脳によって、まるで生まれながらに持っている本能のような無意識の動きをし、人間ならではの生活を送っているのだ。

さて、小脳の次は、中脳。

「中脳は、もっぱら視覚器だけに関係した部分といえる。……この中脳は眼脳《がんのう》ということになろう」（同132ページ）

中脳の説明については、簡単だが、この三木の引用のみで終わりとしたい。

最後が、大脳だ。

ふつう、脳といえば、この大脳のことを指す。三木は、大脳について「新皮質」と「古皮質」という分け方で説明をしている。

古皮質は、名前の通りで、脳の中心部に位置する脳で、そもそもは鼻つまり嗅覚に関係する嗅脳などがある。これは新皮質に覆われた奥にあって見えにくい脳だが「**吸収—循環—排出という植物性過程の中枢**」であると三木は述べる。解剖学では、大脳辺縁系といわれる。

そして、新皮質だ。

「**この新皮質は、哺乳類ではにわかに大きく左右にふくれ上がり、特に霊長類では多くのしわをつくるようになり、人類ではこれが発達の極に達する**」（同134ページ）

三木は、そう書く。新皮質は、大脳新皮質で、これが我々が普通に考える「脳」のことになる。つまり意識というのは、ここにある。新皮質の働きが、意識というものを生み出す。筋肉による「随意運動」も、この脳によって生み出される。

ということで、脳と神経について、三木の文章や考え方を引用しながら説明をしてきた。

脳や神経というのは、どうやら意識や心というものと関係がある。最後に、三木は、脳と意識や心の関係をどう考えていたのか、そのことについて取り上げてみたい。まとめよう。脳・神経系について、三木は、大きく二つに分けて考える。三木の言葉を、まずは読んでみよう。

「触覚と味覚にたずさわる脊髄と延髄の上に、嗅・視・聴覚をつかさどる前・中・後脳がしだいにつけ加わっていくのである。そして、この場合、前者で受容された近接感覚は、運動系と直結し（脊髄および鰓弓神経）、ただちに向背運動に移されるのに対し、後者の遠隔感覚は、大脳皮質の発達と相まってしだいに統合され、これに対応する向背運動の上に、さらにより植物的な表現運動をもたらすこととなるのである」

（同135ページ）

この文章を、よく読んでみよう。まず、脳・神経は「脊髄と延髄」と「前・中・後脳」の二つに分かれると書かれる。「前・中・後脳」とは、大脳・中脳・小脳のことだ。そして前者「脊髄と延髄」は、五感でいうと、触覚と味覚に関わる。後者は嗅・視・聴覚と関わるという。という二つに、まず分けられる。

この二つに対して、三木は、近接感覚と遠隔感覚という用語も使っている。これは次の節の、感覚器のところで言及するが、近接感覚とは触覚や味覚のように、その対象と触れている時に知覚できる感覚だ。触れている、ということは近くにあるもの、ということだから近接感覚という。他方、遠隔感覚とは、やはりその文字が意味する通り、離れた遠くにあるものを知覚することである。目は、遠くのものを見ることができるし、耳も遠くからの音を聞くこともできる。においは、視覚や聴覚ほど遠くのもののことは分からないが、しかしほぼ直接に触れているような触覚や味覚に比べれば(触覚は皮膚、味覚は舌に直接に触れて知覚される)、嗅覚は、対象との距離が離れており、だから遠隔感覚の方に分類できる。これが、脳・神経について、三木が(ときに解剖学一般が)分けている、二つである。

この二つを、三木は、さらに別の言葉でも説明する。つまり、近接感覚は「運動系」と直結し、遠隔感覚は「表現運動」と関わるというのだ。この二つの運動を、単純な運動、複雑な運動、と言い換えてもよい。

芸術のことを考えてみよう。芸術には、美術、音楽などの分野がある。美術は視覚に、音楽は聴覚に関係する。先の話でいうと、遠隔感覚の世界だ。では嗅覚は、というと香道というものがある。ある匂いの後に、別の匂いを組み合わせて、例えば朝日に照らされた靄《もや》の風景、などを表現したりする。それに対して、味覚には料理、触覚にも手で触れる芸術（彫刻？）などというものもありそうだが、しかし手で触れるという「手」は、触覚という全身の皮膚のほんの一部、かつかなり特殊化した部位の感覚であって、触覚一般というには無理があるし、料理も、音楽や美術のように芸術として分類しにくいところがある。つまり遠隔感覚は、その感覚を芸術として客体化・体系化しやすいが、近接感覚は、逃げる・近づくみたいな、反射的な運動の世界に過ぎないのだ。

いろいろ図式が複雑になってきたので、二つ、という観点から整理してみよう。一つの世界は、こうだ。

「脊髄・延髄」＝「触覚・味覚」＝「近接感覚」＝「運動系（向背運動）」

そして、もう一つは、こう。

「前・中・後脳」＝「嗅・視・聴覚」＝「遠隔感覚」＝「表現運動」

これが、三木成夫が考える、脳・神経系の図式だ。

ところで脳・神経を二つに分ける、という見方は、もう一つある。三木は、それを「感覚」と「観得」という用語で語っている。脳・神経の、はたらきの有り様の二つだ。


「一般に変化の受容には、量体得と質体得の両側面が識別され、それぞれ〈感覚〉および〈観得《かんとく》〉とよばれている。そして、感覚は向背運動に、観得は表現運動にそれぞれ関係をもつ……。すなわち感覚過程から精神が、観得過程から心情がそれぞれうまれてくる」（同前）

この「感覚」と「観得」という世界、それは先の近接感覚や遠隔感覚と、どのように対応するのだろうか。感覚と近接感覚が結びつくのか。あるいは、感覚は、遠隔感覚なのか。それとも、それらは対応するものではなく、脳が作る世界の、一方は縦割りの見方、他方は横割りの見方、のような構造になっているのだろうか。

ただ一つ確認しておくべきは、「脊髄・延髄」＝「触覚・味覚」と「前・中・後脳」＝「嗅・視・聴覚」の区分けは、視覚、聴覚、嗅覚、味覚、触覚という五感に関わるものだけで、他に「内臓感覚」ともいうべき、他の感覚（観得？）も、ヒトの奥底にあるということだ。
次節では、まず五感を生み出す、目や耳などについて、三木の言葉にそって、その世界を眺め、本書の後半では、内臓についてあれこれ考察する。この内臓についての考察こそが、三木成夫の解剖学の世界の、肝《きも》ともなるものだが、ここでは脳・神経についての三木の次の言葉を引用して、この節を終わりとしたい。

「すなわち感覚過程から精神が、観得過程から心情がそれぞれうまれてくるのであるが、これらの発達によって人々は〝考える〟ことをはじめる。この間の事情を、神経系分化の歴史のなかであらためてながめることが、今後に残されたきわめて重要な課題ではないかと思われる」（同前）

（3）感覚系（目と耳）

感覚系について、三木は「受容系」という言い方もする。外から知覚器に届く刺激を、受容するから、受容系というわけだ。意味は、感覚系というのと同じことだろう。

「からだの内外におこったさまざまの変化、さらにわれわれ自身の動きは、それがどんなにわずかのものであっても、敏感にわれわれの肉体と心をゆり動かす。……この窓口は一般に〈感覚器〉とよばれ、目・耳・鼻・舌・皮膚などの各器官が区別される」
(『ヒトのからだ』、105ページ)

この引用で、後半の部分、感覚器が「**目・耳・鼻・舌・皮膚など**」であることは、ふつうに言われているので、ふつうの話だ。つまり五感ということ。しかし前半の部分は、注意深く読んで、三木の声に耳を傾けなければならない。まず三木は、「**からだの内外**」という言い方をする。ふつう、感覚というのは、からだの外からやってくる知覚情報を知覚すること、と考える。しかし三木の言葉には「内」というものもある。三木は、知覚情報というのは、「からだの内外」からやってくると考えたのだ。それは、それに続く文章によって、念をおされている。「**われわれ自身の動きは、それがどんなにわずかのものであっても、敏感にわれわれの肉体と心をゆり動かす**」。三木は、そのように言う。ヒトは、からだの外の世界へはもちろん、からだの内の世界へも、感覚を研ぎ澄ます。

「ところで、これらの感覚器をたがいに比較してみると、その形といい、そのしめる位置やひろがりといい、さらにそれによって受けとられる変化の質といい、はなはだ異なる。そして、そのおのおのから入った内外の変化の伝わる経路はさまざまである。すなわち〈五感〉といわれるこれらの感覚器は、けっして同列にならべられるものではない」（同前）

同列にならべられるものではない。そういうこの五感は、まずは二つに分けられる。前節でも言及したが、「**近接受容器**」と「**遠隔受容器**」だ。触覚器（皮膚）と味覚器（舌）が、近接受容器となる。皮膚や舌に触れないと、それらは知覚できないから「近接」の受容器ということになる。また、嗅覚器（鼻）と聴覚器（耳）と視覚器（目）が、遠隔受容器となる。こちらは、刺激に直接ふれるのではなく、離れたところにあっても知覚できる。視覚などに至っては、空気が澄んで濁っていたりしない限り、無限と言えるほど遠くの世界を知覚することもできる。月や星や、とてつもない遠くにあるものを見ることができる。音も、音量などにもよるが、相当に遠くから発せられた音も聴ける。においは、少し遠くのものは感じられなくなるが、しかし触覚や味覚に比べたら「遠隔」ではある。

以下では、この近接・遠隔の五感のそれぞれを見ていくことにしよう。まずは、触覚だ。


「「はだで感ずる」とよくいわれるが、われわれのからだと外界との接触はすべて皮膚でなされる」（「解剖生理」、『生命形態学序説』所収、160ページ）

と三木もいうように、触覚は皮膚にある。

皮膚は、三層からなる。表面から順に、表皮、真皮、皮下組織という。表皮は、いわゆる「垢《あか》」になってはげ落ちる部分で、皮下組織には脂肪がある。中間にある真皮は、じょうぶな繊維層で、いわゆる皮といえば、これを指す。

触覚には、「触れる」という感覚だけでなく、痛いとか痒《かゆ》いという感覚、さらには熱いとか冷たいという感覚もある。冷温痛覚などひっくるめて、触覚ということになる。


「われわれは、全身の皮膚で、さまざまの物体にふれることができるが、なかでも手

足、特に手の指の皮膚はもっとも鋭敏な触覚器となる」(『ヒトのからだ』、108ページ)

と、簡単ではあるが、触覚については、これくらいで、次は味覚。

「**〝舌で味わう〟といわれるように、食物の味は舌を中心として、口の粘膜で感じとられる。そしてこれ以外の場所では、いかなる味も識別することができない**」(同110ページ)

三木は、そう書く。舌以外では、味覚は味わえない。そう言われなくても、頭では分かっているが、しかし改めてそう言われてみると、体のあれこれの中で、舌だけが味覚をキャッチするところであるというのは、不思議な感じもする。それは音を聞くのが耳、とか、光を見るのが目、というのと同じことだが、体には、外の世界を知覚するアンテナがあって、味覚は口の中の舌という感覚のアンテナだけによってキャッチされるのだ。私たちは、ふだん、あれこれ食べ物や飲み物を味わうが、しかしその時、どれだけ舌という身体の感覚器官の存在を意識しているだろうか。口の中で舌を動かして、ああこれが舌で味覚器官だと、改めて意識してみてほしい。自分が「からだ」という存在であるという、その一端がリアルに感じられないだろうか。

三木は、舌という身体の部位について、進化の観点からも説明する。なぜ、口の中の舌が、味覚器官となったのか。そもそもは、味覚は、舌だけでなく、からだの全身にあったという。

「ミミズのような下等動物では、この味細胞が触細胞と同じく全身に散らばり、からだ中で味をきき分けることができる。ところが、脊椎動物では、水中で生活する魚類の場合、これらの細胞は、もっぱら顔面に集まり、水にとけた餌の味を、ここで受けとるようになる。しかしこれらの味細胞は、動物の上陸とともに、乾燥した皮膚の表面から、湿った口の中にいっせいに逃げ込み、ついに味は、ここでしかわからなくなっている」（同１１１ページ）

ということで、口の中の舌が、味覚の感覚器となるが、この舌について、三木は**「舌はのどから出た手」**（同１１０ページ）と言う。

なぜ、舌が「手」なのか？　手と同じなのか。三木は、その理由を、こう説明する。

「舌は、口腔の底がもり上がった筋肉の塊を口腔の粘膜がおおったものである。この筋肉は、くびの前面の筋肉のつづきで、手足と同じ体壁系、すなわち動物性筋肉に属する」（同110ページ）

三木は、このようなことから、たとえば接吻という、舌と舌を絡ませる男女の行為について、それが身体的にいかに「深い」ものであるか、大学の講義で熱く語っていた。その話に感化された女子学生が、授業終了後、教壇にやってきて、三木の顔をまじまじと眺め、何か言いたそうにしていたが、しばらく黙って、帰り際に一言、「やっぱり、キスって本物なんですね」と感嘆して帰った、そんなことがあったと話を聞かされたこともある。

またピカソの人物画で、目の瞳が、舌のような形で描かれ、その下端が口から出た舌のように、下まぶたの下まで伸びている絵があるのだが（図9）、その絵の図版を前に「**ピカソはわかってる！**」と言っていたことも思い出す。

舌は、味覚の器官であるが、「のどから出た手」でもあるのだ。

味覚について、もう一つ、取り上げたい話がある。三木は、「胎児の世界」の中で、

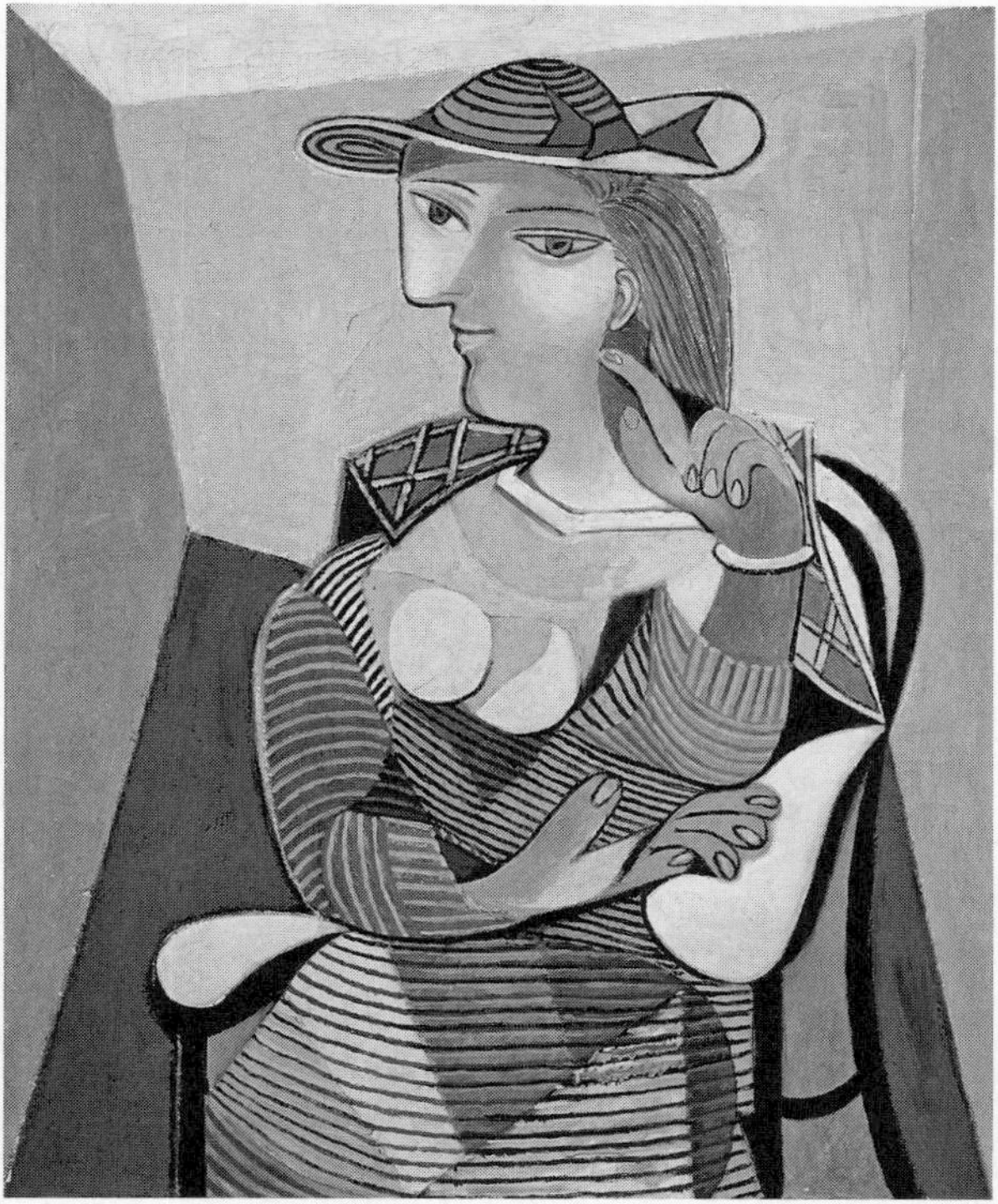

図9　パブロ・ピカソ「座せるマリー・テレーズ」。左目の下端が下まぶたの下まで伸びている（Bridgeman Images/アフロ）
© 2024 - Succession Pablo Picasso - BCF (JAPAN)

母乳の味について熱く語っている、そのことについてだ。
ある日、三木はデパートで椰子《やし》の実を買い、その汁を飲む。その時になぜだか「はるかな記憶」のようなものを感じる。その後、子育てをしている妻の母乳を飲まないといけない状況に置かれる（乳が張って痛いので、そのケアのため）のだが、その時、椰子の実と母乳の味が結びつく。この母乳の味こそ、人間にとっての味覚の根源なのではないか、という考えに至る。それは自分が幼時、毎日この味を口にしていたから、というだけではない。三木は書く。

「哺乳動物の口腔粘膜は、こうして二億年の歳月の積み重ねのあいだに母乳の味をいのちの底から味わい尽くし」（『胎児の世界』、39ページ）

という訳だ。三木は続ける。

「乳汁の起源は哺乳類のそれとともに古く、あるいは中生代の初頭にまでさかのぼることができるのかもしれない。当時の爬虫類的な哺乳類には、たぶん唇はなかったであろう。かれらは、だから唇で吸うのではなく、母親の分泌した乳汁を舌で舐めとる

カモノハシの方法をとりつづけていたに相違ない。こうして中生代が過ぎ、やがて新生代に入って初めて唇による吸引となり、今日に至ったのであるが、それは、稲作民族はおろか人類の自然誌を、さらには霊長類の自然誌をはるかに超えた二億年に及ぶ物語となる。その間にかれらの口腔粘膜は、もはやその味を〝生命的〟に記憶し尽くしたのであろう」(同41ページ)

味覚というのは、ヒトの五感の中では、もっとも鈍いもので、私たちの生活の中では、生きるためにはあってもなくても良い、せいぜいグルメの楽しみのための感覚能力くらいでしかないが、じつはそれだけではない。母乳の味に象徴されるように、それはいのちの根源に触れる感覚でもあるのだ。それは「なつかしい」という、はるかな時への思い、記憶を呼び覚ますものでもある。

「記憶とは、本来、このように生命的なもので、人間のいわば意識的な次元をはるかに超えたものでなければならない」(同前)

ということで、味覚についての話はこれくらいにして、次は嗅覚、つまり鼻の話に

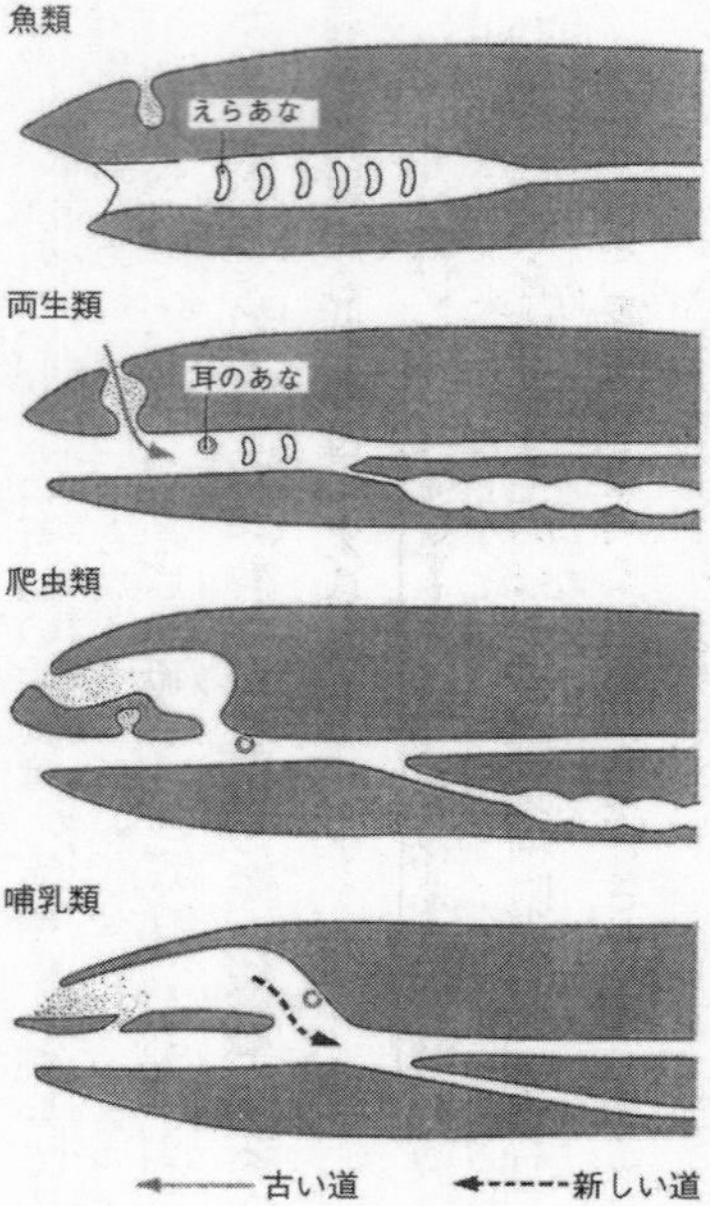

図 10　鼻の開通の歴史（『ヒトのからだ』113 ページ）

移ろう。

「**鼻は脊椎動物ではじめてあらわれた高級な感覚器**」と三木はいう（「解剖生理」、『生命形態学序説』所収、163ページ）。脊椎動物ではじめて、という言い回しくらいなら分かるが、高級な感覚器の「**高級な**」という表現が、いかにも三木らしい。

はじめ（つまり魚では）、鼻は、「**ほこら**」（同前）のようなくぼみであったと三木はいう（図10）。それが両生類で、穴の奥が口とつながり「**空気の通路**」となる。さらに哺乳類へと至る過程で、新しい道もできて鼻の内部構造は複雑化していくわけだが、空気の通り道については、呼吸系の一部であるので、後述することにして、ここでは嗅覚だけに話をしぼろう。

においを感じる細胞は、鼻の穴の奥、上の方にある。そこを「嗅上皮《きゅうじょうひ》」という。三木は書く。

「**空気中にただようにおいの微粒子は、鼻から吸い込まれるが、その一部がここに到達し、この部分の粘液にとけたのち、いわばひとつの味として嗅細胞のアンテナに受けとられ、この興奮が嗅神経を通って脳まで伝えられる**」（『ヒトのからだ』、１１２ページ）

においは、そんなふうにして知覚され、その情報が脳に伝えられる。つまり、においが意識に上る。それは餌のありかを嗅ぎ分けたり、危険なガスなどを察知する警告となったりして、においだけで嘔吐を催すということも起こる。しかし、われわれ人間では、嗅覚はあまり重要な感覚ではなくなってしまっている。三木は書く。

「嗅覚は哺乳動物、特に食肉類で最高度に発達するが、樹上生活をおくる霊長類や、海に逃げ込んだ鯨類など地上から離れて生活するものは、鳥類と同じく退化している」

（「解剖生理」、『生命形態学序説』所収、１６４ページ）

というわけで、我々ヒトでは、嗅覚はあまり鋭くない。ヒトの知覚といえば、なにより目であり耳だ。ヒトは、視覚と聴覚を第一の感覚として生きている。芸術表現においても、絵画や映像における視覚、音楽における聴覚が、芸術の二大分野であり、言語や文学においても、文字（＝視覚情報）と、声（＝聴覚情報）がある。

そこで五感のうちの聴覚と視覚、つまり耳と目に話を移そう。

まずは、耳だ。

ふつう、解剖学の説明では、耳は、外耳と中耳と内耳に分かれ、外耳はさらに、耳介と外耳道に分かれる、という説明が第一にされる。耳介というのは、いわゆる顔の横についた我々が普段目にする耳で、人の容貌にとって重要だし、集音の役目なども果たしている。つまり、耳だ。この耳介は、ふにゃふにゃとうねったような面をしているが、そこには一定の形の規則がある。輪郭になるところを耳輪《じりん》といい、その斜め上のあたりに、ニキビのような膨らみがある。自分の耳を触ってみて、その輪郭の内側の、斜め上あたりに、固いデキモノみたいなのがないだろうか。それが耳介結節で、サルや哺乳類の耳は、上に尖っているが、それが折れ曲がった名残りが、この耳介結節だ。この耳の輪郭である耳輪に並行するように、耳の前面内側に、もう一つの膨らみが、上から下へと続いている。これを対輪《たいりん》と言い、上の方が二股に分かれて、Yのような形になっている。その他、耳の面の凹凸は、不規則であるようだが、それぞれ名称も作られているくらいで、ヒトの耳に共通する形があるのだ。

外耳は、この耳介と、耳の穴つまり「外耳道」からなるが、このあたりになると、解剖をしないと、その形態や構造はわからなくなってくる。耳の穴は、耳の掃除をするとき、他人の耳を覗き見る機会があり、その穴の暗い先には鼓膜があるが、そこは闇に消えてしまって見ることができない。これは、外耳道の穴が暗いからというだけでなくて、耳の穴はまず上向きに奥へと続き、途中から下向きになる。つまりひらがなの「く」を寝かしたような形になっていて、耳の穴にうまく光を入れても、その奥の鼓膜までは見えないのだ。しかし耳を上に引っ張りあげると、見通しが良くなる。外耳道というのは、奥の三分の二は、頭蓋骨の中にあって、つまり硬い骨で囲まれたトンネルだから、動かないが、外の三分の一は軟骨で囲まれているだけなので、無理

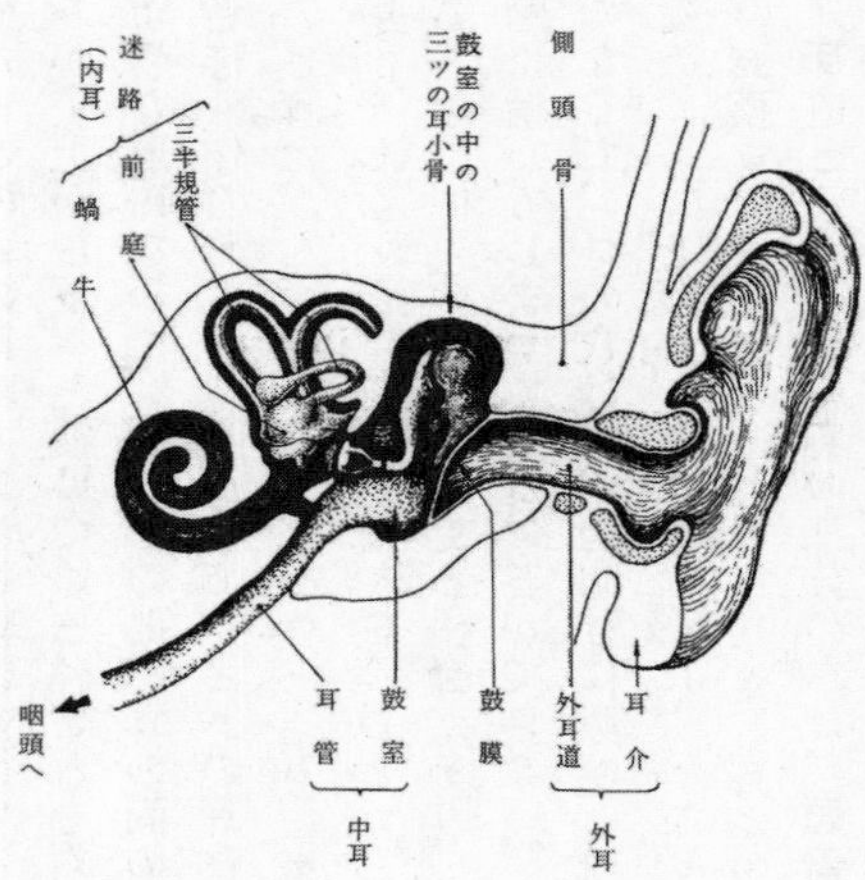

図11　耳の構造（『生命形態学序説』165ページ）

をすれば動く。なので、耳を持ち上げると「く」の形をした穴が、直線に近くなって、奥まで見えるようになるのだ。

その外耳道の行き止まりにあるのが、鼓膜だ（図11）。この鼓膜を境にして、その奥を中耳という。小学生の頃、夏のプールで耳に水が残り炎症を起こして「中耳炎」になったことがある人もいるかもしれない。その炎症を起こしたところが中耳だ。鼓膜の奥は「鼓室」という空間で、そこに小さな骨が三つある。ツチ骨、キヌタ骨、アブミ骨といって、人体でもっとも小さい骨で、三つまとめて「耳《じ》小骨《しょうこつ》」という。小さいが、複雑で美しい形をした骨で、できたらストラップにでもしたい、という気にもなる。医学部で解剖実習をしていた頃、がんばってこの骨を取り出して、その形に魅入られた思い出がある。この鼓膜の先の鼓室は、耳管というトンネルに続いていて、それが鼻や口の奥とつながっている。気圧の変化で（飛行機やエレベーターで下降・上昇する時とか、水に潜った時に）耳が痛くなったら、唾を飲んだり、鼻をつまんで大きく息をすると、すっと痛みが消えるが、これは鼓膜の外側からの圧に対して、耳管から空気を押し込んだり抜いたりすることで、耳の中の気圧を調整するからだ。

そして中耳の奥、頭蓋骨の中の方にあるのが内耳で、複雑な迷路のようになっている。骨迷路という。またその先には、蝸牛という、くるりと回転した形の空洞もある。そこにはリンパ液が詰まっている。

というような耳の構造や形態の説明は、三木の本にはあまり書かれていない。その代わり、耳は進化の中で、どのようにできたか、とくに生物の祖先は、水中で暮らしていて、それが上陸して空気の中で暮らすようになったのだが、その水中時代と陸上時代の耳の違い（というか一貫しているもの）に説明が費やされる。たとえば三木が書いた「解剖生理」という高校看護の教科書をみると、こんなことが高校生に必要なのかと思えるような（笑）、耳にいかに進化の水中時代の名残りがあるか、というような説明が熱く書かれていたりする。

「われわれの祖先がまだ海で生活していたころ、つまり魚の時代では「水の振動」が音であった。……この関係はいまだにわれわれの耳の中（内耳）にそのまま残されている」（同前）

そして三木は、ヒトの耳の中にも液体があり、それが音を伝える役割を果たしているという。その液体が「**海**」の名残りだというのだ。ヒトが耳で聞く音は、空気の振動であるが、その空気の波が、どのようにして耳の中で液体に伝わり、液体の波に変換されて、脳に伝わるのか。その過程を、三木は熱心に説明している。どんなプロセスか。三木は、書く。

「鼓膜の震えがツチ・キヌタ・アブミと伝わり、このアブミの底が骨迷路の小さな窓を通してこの中の外リンパをゆさぶり、これがさらに内リンパへそのまま伝わっていく」（同165ページ）

さらに、こうも書く。

「われわれが聞く音というものは、蝸牛の中の内リンパが振動したとき蝸牛の壁に並んだ感覚細胞の毛がふるえて起こったものなのである」（同前）

耳についての説明は、この「解剖生理」では、わずかな文字数しかないが、その限られた文字数の中で、三木は、耳の中にいかに水（＝海の名残り）があって、それが音を聞くという知覚の中でいかに重要かの説明に費やしている。

ともあれ、三木が語る耳についての言葉からは、ヒトのからだというものが、「海」からやってきた（進化してきた）もので、それが今でも、あちこちにからだの記憶のように残っているか、を教えられる。

三木は、それを「**生命記憶**」と呼んだ。

そして、感覚について、つまり五感の器官についての最後は、目である。視覚だ。視覚は、ヒトの五感の中で、もっとも重要な知覚だ。三木は、目を「**われわれ人間では、5本の中の最高のアンテナ**」（同166ページ）という言い方をする。

では、どのような外界に対するアンテナなのだろうか。ようするに「見る」器官であるが、いったい何を見ているのだろうか。三木は、目がどう進化してきたかについて、こう書く。

「下等動物では眼といったところで、体表に散在するわずかの細胞の群れにすぎなかったのである。かれらはただ明暗を知ることがせいいっぱいであったと考えられる。それがやがて暗箱の構造となり、レンズが新たに加わって焦点を結ぶようになり、ついに色までがわかるようになってきた」（同166ページ）

ここで三木が書いていることを、要約すると、こういうことになる。つまり目は、何を見てきたのか。まずは、光つまり明暗だ。以降の流れを図示しよう。

明暗（光）↓焦点（ピント）↓色

この明暗、焦点（ピント）、色のそれぞれは、目のどの構造に対応しているのだろうか。まず明暗を感じるのは、下等な動物では、体表にある細胞の群れであったが、ヒトではそれが落ち窪んだ暗箱の奥にある「1枚の薄い膜（**網膜**）」（同167ページ）となった。

焦点を合わせるのは、レンズだ。「**水晶体**」（同166ページ）という。目はカメラの構造と似ているが、レンズはカメラにもヒトの目にもある。カメラのレンズは（一眼レフカメラなどでは）、レンズが前後に動くことでピントを合わせる。これは虫眼鏡を手に持って、対象を拡大してみるとき、虫眼鏡を前後に動かすと、ちょうどピントが合う位置が見つかるが、あれと同じ原理である。しかしヒトの目のレンズ（水晶体）は、違った仕方で焦点を合わせる。つまりレンズが厚くなったり薄くなったりすることで、網膜に映る像のピントが合うのだ。つまりヒトの（動物の）レンズには、弾力性があって、厚くなったり薄くなったりする。これは水晶体の端に筋肉が付いていて、それが水晶体を引っ張ったり緩めたりすることで厚さが変わる仕組みになっている。

そして色だが、これも光の明暗と同じ、網膜で感知する。じつは、網膜には2種類の細胞があって、それぞれ杆状体《かんじょうたい》と錐状体《すいじょうたい》という。杆状体が光を、つまり白黒の世界を知覚し、錐状体が色を知覚する。錐状体には3種類あって、赤か青か緑のどれかに反応する。つまり色彩の三原色のどれかを知覚する。だから赤と青の細胞が反応すれば、それは紫色だし、赤と緑が反応すれば黄色ということになる。この色のまぜ合わせの原理は、たとえば赤い絵具と青い絵具を混ぜれば紫になるし、といった具合で、

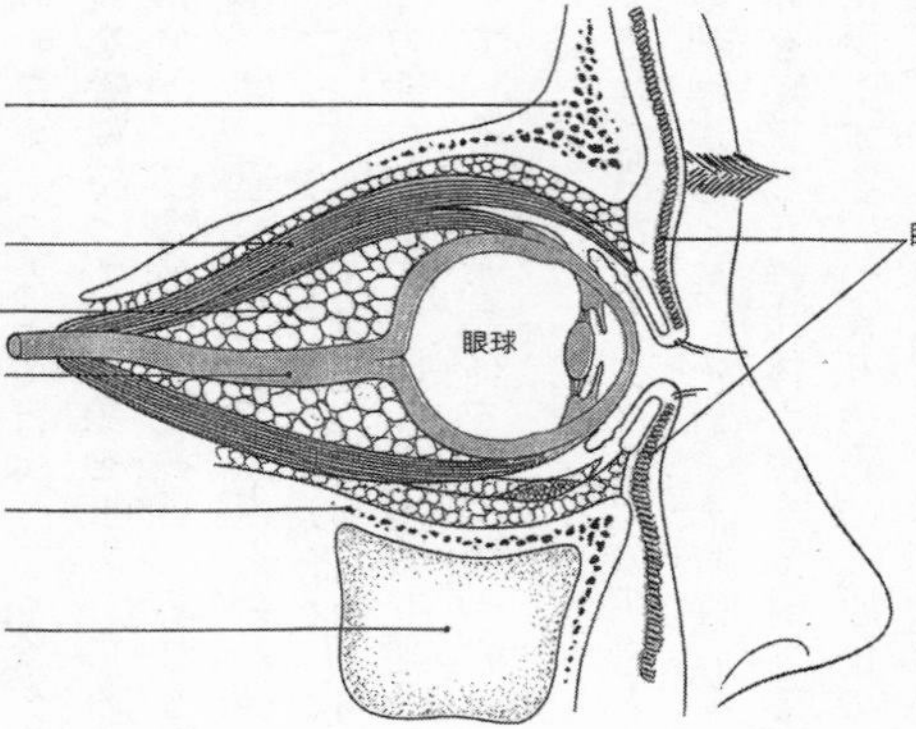

図12　眼球と周囲の構造（『ヒトのからだ』116ページ）

この混色によって、三原色さえあれば全ての色が作れるので、目もあらゆる色彩を知覚できる。

こんなふうにして、「光→焦点→色」と進化してきた視覚の世界は、ヒトの目において、すべてが揃った、という訳になる。この光、焦点、色が、目のどのような形態と構造で出来ているのか。そこで解剖学の出番となる。三木の本にも載っているが、目は、このような形態と構造をしている（図12）。

これは眼球を中心にして、前後でスパッと切った断面である。眼球は、ピンポン球よりやや小さい球で、これが眼窩という頭蓋骨のくぼみにはまり込んでいる。眼球の後ろに太い線が延びているが、視神経で、これが目で見た視覚情報を脳に送る。つまり眼球と脳をつなぐケーブルだ。

眼球の中の、後ろの面に網膜がある。目の前に開いた、窓のような穴から入った光の像が、この網膜に映るのだ。そして、その像のピントを合わせるために、眼球の前面に水晶体がはまり込んでいる。眼球は、上と下の瞼で覆われるが（目を閉じた時）、その瞼にも似た虹彩《こうさい》という膜が、瞼と水晶体の間にあって、この虹彩が光を遮る。そして虹彩に覆われていない穴が瞳孔で、そこから光が入る。

瞳は、黒い丸に見えるが（西欧人は青や灰色）、じつはこれは二重丸になっている。目が青や灰色の西欧人でも、二重丸の中の小さい方の丸は、やはり黒い。これが瞳孔で、瞳孔の黒というのは、色ではなく、その向こうの空間にある暗い闇なのだ。だからフラッシュ撮影などで、強い光を当てると、そこが照らされて、瞳孔の先の赤い血管が見えて、「赤目」になる。

三木は、目の解剖学的な説明で、「**眼球の厚い壁は三層からなっている**」と強調し、その三層がどのようなものかを詳しく説いている。内層が「網膜」で、中層が「脈絡膜」、そして外層が「**強膜**」だ。この外層の強膜は、卵の殻のようなもので、眼球の塊としての強度を支えている。強膜は白い色をしている。つまり、目を覗いたとき、瞳の黒目と、その周囲の白目があるが、この白目が強膜そのものである。ただし瞳のところだけは透明で、「**角膜**」という。角膜はガラス窓のように透明だから、外の光を瞳孔から通し、それを網膜に映し、「見る」ということが成り立つのだ。

三木は、どうしてこの「三層」であることを強調するかというと、目と脳の関係を言いたいのだ。引用しよう。

「**眼球の3重の壁は、実はどれもが脳のつづきである。すなわち目玉というのは、脳の一部がブランデーの杯のように突出して鼻の両側のくぼみ(眼窩)に脂肪の座ぶとんをしいて顔をのぞかせ、外をながめているものと考えられる**」(同前)

ブランデー杯、座ぶとんなど、三木ならではの独特な言い回しだが、そうであるがゆえに、三木が目の形態や構造を捉え、自分のイメージとして血肉化していたことがわかる。

目という感覚器についての説明は、これくらいで終えることにしたい。以上で、五感に関するすべての感覚器の説明も終わりということになる。しかし三木の感覚器(=受容器)についての説明は、これで終わらない。「自己受容器」という項目が、この五感についての感覚器の説明に続くのだ。

自己受容器の項には、**「自分の変化に感ずるもの」**という補足のサブタイトルが付いている（「解剖生理」より）。つまり、五感の感覚器は、それが近接であれ遠隔であれ、情報はすべて「からだの外」からやってくる。それに対して自己受容器は、からだの中、自分の変化を感じるもの、なのだ。

この自己受容器については、平衡感覚器（耳）と、筋肉感覚器の二つが挙げられている。まずは平衡感覚器について。これは耳にある。耳は聴覚器でもあるが、平衡感覚を知覚する器官でもある。まずは、耳の形態と構造を示す解剖図を改めて眺めてみよう（108ページ図11）。

耳は、外耳・中耳・内耳からなるが、平衡感覚器は、内耳にある。この図でもわかるように、内耳は迷路のようになっている。この内耳は、さらに三つの部分に分けられる。三半規管と前庭と蝸牛だ。感覚器＝耳のところでも言及したが、音は鼓膜から耳小骨へとその振動が伝わって、外リンパ液、内リンパ液へとさらに伝導し、ぐるぐる巻きの蝸牛というところを満たす内リンパ液を振動させる。それが音として脳に伝えられることになる。

一方、からだの傾きや動きなどの平衡感覚は、前庭と三半規管で察知される。

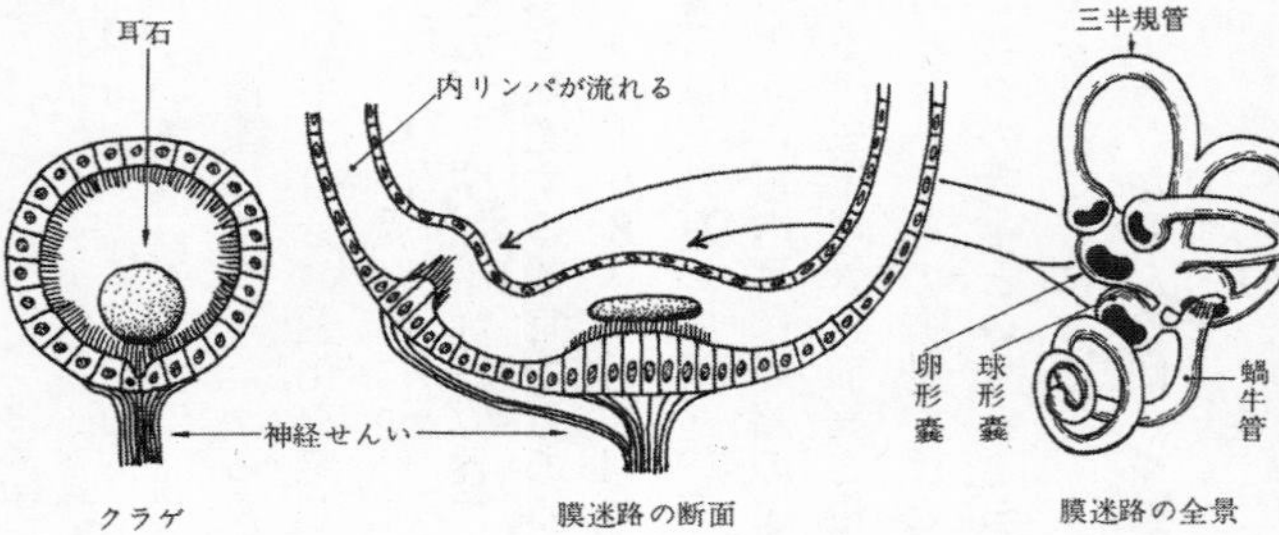

図 13　ヒトとクラゲの平衡感覚器（『生命形態学序説』170 ページ）

「部屋がぐらりと揺れたとき、あるいは電車がブレーキをかけたとき、われわれはそれがどんなにわずかなものであっても敏感に感ずる。……姿勢の変化や運動の模様――これをもっと簡単にいえばわれわれ自身の〝うごきそのもの〟――は、それがどんなにかすかなものであってもそれは前庭および三半規管の感覚細胞によってキャッチされ、神経を通してからだじゅうの筋肉（内臓の筋肉も含む）へ及ぶのである」（同169－70ページ）

からだ（とくに頭部）の傾きや動きが、どのように知覚されるか、もう少し詳しく説明すると、ともかく耳の「前庭」と「三半規管」で、それは行われる。前庭は袋になっていて、中に小さな石のようなもの（＝平衡砂）が浮かんでいる（図13）。これが「ちょっとした運動のたびごとに揺れて」、そこにある感覚細胞に触れる。それで「からだが動いている」ということがわかる。これはクラゲなどの下等な動物までに共通するからだの作りである。

さらに動物の進化とともに、三次元のX軸、Y軸、Z軸のように互いに直角に交わる管ができる。これが三半規管で、この中の液体（＝内リンパ液）が、からだの動きとともに動き、それを感覚細胞が察知して、その情報を脳に伝える。

からだが前に傾いたら、そのまま前に倒れないように、筋肉がからだを後ろに倒すようにしてバランスを取る。もちろん、静止してバランスを取るだけが、からだにとって必要な姿勢ではないから、重心を前に倒して、移動への動きをすることもある。ともあれ、この平衡感覚器で知覚した情報は、脳を通して筋肉に伝えられる。三木は、この筋肉への伝達において、ヒトではそれがからだを動かす骨格筋だけでなく、「内臓の筋肉を含む」筋肉へ伝えられるという。つまり、植物性筋肉へも、平衡感覚は伝わり、何らかの作用（吐き気など）を及ぼすという。この平衡感覚のまとめとして、三木の文を引用して終えることにしよう。

「一般に平衡反射は、全身の動物性筋肉によって体位の立て直し、すなわち、反動という形でなされるが、この際特に眼球の運動が、このひとつの代表として行なわれる。

これは目標がからだの外になくて、その内にあるので、そこでは一般の向背運動は見られない。このように動物性筋肉によってささえられている平衡反射も、動物の分化とともに、しだいに植物性筋肉の運動がこれに加わり、特にめまいによる吐気（はきけ）は、日常しばしば経験するところである」（『ヒトのからだ』、119ページ）

ということで、視覚・聴覚・嗅覚・味覚・触覚の五感、それにプラス平衡感覚についての話が終わった。これで受容系（＝感覚系）の話は終わりということになるが、三木成夫の著作を見ると、感覚器についての説明の最後が「筋肉」となっている。

筋肉といえば、運動器官であり、すでに骨格と筋肉というテーマで、十分に取り上げた。しかし、そちらは「運動」の器官としての筋肉であり、ここでは「感覚」の器官としての筋肉という話だ。筋肉は、感覚器官でもあるのか？

筋肉には、横紋筋（＝骨格筋）と、平滑筋（＝内臓、血管）がある。三木は、運動器官である骨格筋も、また感覚器官である、と考える。知覚には、それを脳に伝える知覚神経が必要だが、「**骨格筋を分けてみると、ある筋線維の回りには知覚性の神経が細かく枝分かれして終わっているのがみえる**」（「解剖生理」、『生命形態学序説』所収、171ページ）。三木は、そう言う。知覚系の神経がある、ということは、そこで知覚した情報が脳に伝えられているということだ。つまり、筋肉は、何かを感じ、それを脳に伝えているのだ。ふつうに考えられるのは、たとえばからだが傾いている、それを支えるように筋肉に力が入る、というような状態だ。筋肉への力の入り具合で、からだが置かれている状況が認識される。これは視覚や聴覚などの五感におけるような、外の世界からの情報ではない。筋肉というからだの中の情報が、知覚され、脳に伝わる。だからこれを「自己受容器」という。平衡感覚と同じ、自己受容器だ。

しかし、筋肉にある感覚は、どうやら、傾きとかの平衡感覚的なものだけではない。たとえば「痛み」という感覚だ。筋肉に何かの故障があって、それを痛いと感じることは、われわれが日常経験していることだ。ここまでの話は、骨格筋が対象であったが、平滑筋についても同じことが言える。というか、三木は、すべての痛みというのは、(平滑筋を含めた)筋肉による、というのだ。たしかに、脳には痛みの感覚はないという。もし、頭皮などを傷つけることなく、脳の一部をスプーンですくってみる、などということをしてみたら、脳は痛みを感じないという。脳自体には、知覚はないのだ。三木は書く。

「たとえば胃のけいれん、胸の痛みなど一般の痛みは、おそらくその場の血管(特に

動脈）の強い収縮から起こるものと考えられているが、……筋肉自身の収縮の模様はひとつの感覚を起こさせる」（同171ページ）

このように、痛みとは、筋肉の強い収縮によって起こる感覚、ということになる。その筋肉には、骨格筋だけでなく、内臓や血管の平滑筋も含まれる。筋肉の中にある、たくさんの知覚神経が、筋肉の強い収縮を「痛み」として脳に伝えるのだ。

このように考えると、筋肉とは、からだの中で、特別なものである。人体からのアウトプットである動き（運動）だけでなく、そのインプットである知覚にも関わっている。しかも、その知覚は、痛みという激しい感覚でなく、それを薄めたゆるい感覚、つまり「しんどい、けだるい」という感覚も筋肉に由来している。なんだか気分がだるい、からだがだるいという時、それは「筋肉がだるい」ということでもあるのだ。だからプールで泳いだり、軽い運動をしたり、マッサージで筋肉をほぐしたり、筋肉へ血のめぐりを良くするだけでも、だるさは消える。少なくとも、和らぐ。

しかも筋肉が気分に及ぼす感覚は、「しんどい・けだるい」というマイナスのものだけではない。逆に筋肉が充実して、筋肉に力が漲《みなぎ》っているように感じるとき「**うきうき・わくわく**」という気持ちにさえなる。ともかく、筋肉は、とても重要なのだ。

筋肉に始まって筋肉に終わる。それがヒトの体という気すらしてこないだろうか。

さて、この節のまとめとして、筋肉の感覚についての三木の文章を引用して、終わりとしたい。すこし長い引用になるが、最後なのでお許しを。三木は書く。


「「のどもと過ぎれば熱さを忘れる」といわれ、食道から下は食物の味もなにもかもわからなくなってしまう。すなわちからだの中はまったくの闇夜で、われわれはそこでなにが起こっているのかさっぱり知ることができないのである。

しかし一方において、たとえば肩がこったり、おなかをこわしたり、便所に行きたいときなど、それぞれの感覚をそれぞれの場所で感ずる。また一方、うっとうしい、あるいはさわやか、さらには食欲や性欲といった感じは、からだの特にどの部分がどうといったことははっきりしないながらも、とにかくこれらは体内のできごととして感じられる。これらの感覚の受容装置はいまだにほとんどわかっていないが、しかしすべてに共通したことは筋肉が一役かっているということである」(同170－1ページ)

すべてに共通したことは筋肉が一役かっている……、という筋肉に始まって筋肉に終わる、そういうことで、この「ヒトのからだにおける動物性器官」についての話を終わりとしたい。

3、「こころ」はどこにあるのか?

ここで三木成夫の世界の結論とでもいうべきことを書きたい。ふつう、結論は本の終わりに書くものかもしれない。しかし「動物的体」と「植物的体」の話の半分の箇所に至ったところで、その全体を見渡すのも悪い構成ではないと思う。これから人体の話の(三木成夫の世界の話の)後半戦に入る、そういうタイミングで、その後半戦はどのような世界なのか、それを把握し、その至るべき世界を垣間見たところで、具体的な詳細に入る。そのような構成によって、より理解できる、ということもあるはずだ。

そもそも、この本のテーマであるヒトのからだというものは、左右対称の形をしている。右手と左手があり、右目と左目がある。脳も、右脳と左脳。指は右も左も各5本。そんな細部に至るまで、左右対称の構造を持った体。そんな「からだ」に似た構造の本にすることが、「からだ」について書く本には相応しい形ではないか。

しかし、からだはすべてが左右であるだけでなく、その中央ともいうべきものもある。背中にある一本の脊柱、その中に詰まっている脊髄、あるいは口から続く食道、その出口である直腸、肛門など、左右対称ではない、その中央にある「一本」の構造体もある。それに対応すべく、この第一部の構成も、その中央ともいうべきこの章で、一つの結論を述べる。そんな構成の遊びをお許し願いたい。

この本は、「からだ」について書いているものだが、それは「こころ」についても考えていきたい、というものでもある。そもそも、三木成夫によれば、こころとはからだと不即不離のものであり、からだを探究することが、すなわちこころを探究することとなる。こころとは、からだにあるものなのだ。

では、こころは、からだのどこにあるのか。意識は、間違いなく脳にある。しかし三木は、こころを、意識とは別のものと考える。意識というようなものとは別の、まさに意識に上らない、そこはかとした何かがあり、三木はそれを「こころ」と呼んだ。なにか、わけの分からない不安のようなものがあった時、お腹のあたりが、ざわざわとする。また、そのざわざわが消えると、気持ちが爽快になる。それは「こころ」の世界が、私たちの前に顔を出した時なのだ。と、こころとは、そういう「そこはかとない心の動き」のようなものである。

さて、からだはこころである、ということだから、こころを知るには、からだを知れば良い。ここは結論ともいうべきことを書く章なので、ではからだの基本構造とはどのようなものなのかを考えたい。からだの基本形は何か？

三木は、それを「一本の管」であると考えた。口から始まって、胃や腸を通り、肛門という出口へと至る一本の、管。

こうだ（図14）。

つまり、からだの基本形である一本の管とは、イコール消化器系の構造、ということになる。三木の言い方にならえば、植物的器官の世界、ということになる。

なぜ、一本の管が、からだの基本形かといえば、それは生命進化の道すじを眺めれば納得がいく。海の中で単細胞として始まった生命は、多細胞の塊となり、やがてその塊に窪みができる。口と肛門だ。初めは入り口も出口も一つだったが、やがて窪みは、もう一つの出口へと貫通し、つまりからだが「一本の管」となる。ナマコやミミズなど、いまでも一本の管であるだけの生き物もいる。

一本の管である生き物は、海の中の浅いところ、つまり海辺で、何億年も暮らした。その何億年の間には、何億×３６５回の昼と夜の繰り返しがあった（生物の一部は、

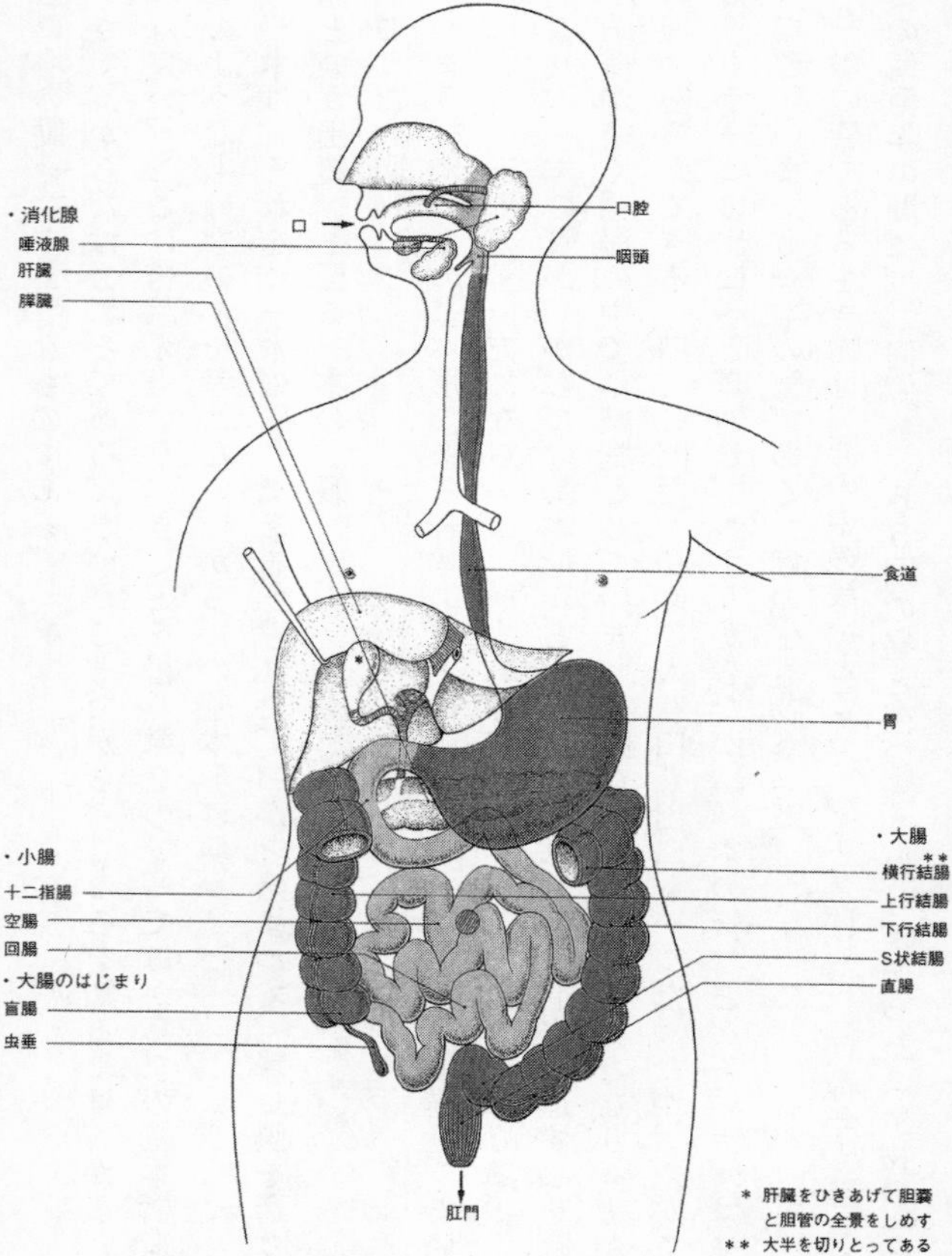

図 14　からだは 1 本の管である（『ヒトのからだ』47 ページ）

その途中から陸へと上陸したが）。

海辺だから、干潮と満潮も、その年月と同じだけの数（潮の干満は一日に2回のリズムで起こるから、日数の2倍）があった。さらには、四季の温度の変化もある。四季、昼と夜、潮の干満、そういうことの繰り返しのリズムが、長い年月にわたって繰り返され、海辺で暮らしてきた生き物（一本の管の生き物）に、いわば生命の記憶として刻まれた。

四季や昼と夜、潮の干満は、どうして起こるのか？　地球が南北の軸を傾けて太陽の周りを回り（一年の四季）、太陽に向かって地球が自転し（昼と夜）、月と太陽の重力が海水を引っ張り（潮の干満）、という宇宙があったからだ。夜にも、満月の夜と新月の夜があり、その月明かりの違いは、月と地球と太陽の位置関係による。

そのような天体現象は、いまでは天文学の発達のおかげで、私たちはその仕組みを知ることができる。しかし知性のない（脳のない）、一本の管だけの生き物であっても、それが何万回、何億回と繰り返され、体験されれば、その宇宙のリズムは、その体に刻まれるのではないだろうか。それは人間の知性などよりも、はるかに根が深く、強いものであるかもしれない。

たしかに、海辺に行って、生き物を観察してみると、そういう「宇宙のカレンダー」

があり、生き物たちは、そのカレンダーを知っていて、カレンダーとともに生きていることがわかる。海のサンゴは、6月の満月の夜に、一斉に産卵をする。サンゴなどという、理性や知性のかけらもない生き物が、いつが夏の初めの満月の夜なのか、それを知っていて、そのカレンダーに合わせて産卵をする。

クサフグという魚がいる。無脊椎動物でなく、それが進化した、背骨を持った魚だが、その産卵のシーンを神奈川県の三浦半島に見に行ったことがある。

クサフグは、7月の満月の大潮の夜、日没から一時間後が大潮の満潮になる日にいっせいに産卵する。こちらは潮見表や何やらを、いろいろ調べ尽くして、「この日の、午後7時だ！」などと日時を突き止めて、海へと出かける。いろいろ勉強して初めてわかる。しかし魚には、理科の学校や科学資料などないが、それと同じことを奴らは、知っている。そもそもクサフグなどという魚は、釣り人にとっても、ゴミのような魚だ。防波堤で釣り糸を垂れて、せっかく釣れたと思っても、針に引っかかっているのがクサフグだったりするとがっかりし、中学生などは、このやろーとばかりクサフグを海に蹴飛ばしている姿を見かけることもある。生き物としての尊さなど、人間は微塵も感じていない、情けない（人間から見たらだが）生き物である。

そんなクサフグだが、産卵の夜に出かけると、川が近い汽水の海岸に、大量に集まっている。ある夏の初め、私が行った三浦半島の先端の海辺では、東京湾中のクサフグが集合したのではないか、と思えるほどに多くのクサフグがいた。クサフグたちは、打ち寄せる波とともに、砂浜に近づき、産卵する。オスの体から出された精子に白く染まった海水は、ほとんど牛乳のようですらある。その中に、メスは卵を産み放ち、受精のドラマが繰り広げられる。波が引くと、数匹のクサフグが砂浜に取り残され、バタバタもがいているが、次の波が来て、その波に乗って海に帰っていく。

そんな産卵の光景が、夜の海で繰り広げられる。釣り人から見たら情けないあのクサフグは、どうして「その晩」を知ることができるのだろう。そんな特別な能力を持っているのだろう。もちろん、それがわからなければ、海辺に産卵に出かけても、異性に出会うことができず、子孫は残せない。

しかし例外も起こりうるだろう。たまたま一週間間違えて、海辺にやってくるバカな一匹のオスと、一匹のメスがいるかもしれない。たまたま出会えて、たまたま産卵が成就する。しかし、自然はそんなに生易しくはない。すぐに別の魚がやってきて、その受精卵を餌として食べてしまうだろう。つまり、子孫は残せない。

自分の子孫を残せるのは、「海辺のカレンダー」を知っている魚だけなのだ。海水が真っ白に染まるほどの大量の産卵をすれば、他の魚がやってきて、その卵を食べて

動物的な体	筋肉、骨、神経、脳	近・感覚	意識
植物的な体	内臓（＝一本の管）	遠・観得	こころ

図15　植物的なからだと動物的なからだ

も、食べ尽くすことはできない。そうであるから、大量の受精卵の中から、卵や幼魚は生き残り、やがて大人になる。そして今度は、自分たちが産卵し、子孫を残す。つまり「海辺のカレンダー」を知っている魚だけが子孫を残し、逆に言えば、今いる魚たちはみんな、海辺のカレンダーを知っている、その子どもなのだ。魚たちは「知っている」のだ。そのカレンダーが刻まれているのが、一本の管として何万年、何億年も海辺で過ごした、その「からだに刻まれた記憶」であるに違いない。

　そして、「一本の管」から進化した全ての生き物には、その生命の記憶がある。海辺のカレンダーを感知する力が、内臓にはある。その内臓による、そこはかとない働き、それを三木成夫は「こころ」と呼んだ。そして脳や五感が作り出す「感覚」に対して、「観得」と呼んだ。

　結論となる図を示そう。こうだ（図15）。

　こころは、からだの「そこ」にある。

まずからだは、動物的と植物的に分けてみることができる。筋肉、骨、神経、脳などが動物的で、本書でこれまで述べてきたものだ。そして植物的なからだは、内臓という一本の管、に集約される。

三木は、その動物的なからだには「近・感覚」があると考えた。つまり目の前の「近く」で起こっていることの情報を把握する能力だ。それを三木は「意識」であると考えた。

他方、三木は植物的なからだにも、世界の情報を察知する能力があると考え、それを「遠・観得」と言った。太陽や月の運行によって生まれる、海辺のカレンダー、それを察知するのが、この「遠・観得」で、それこそが「こころ」の正体であると三木は考えた。

この一本の管を通って、からだの外に出てくるのが大便、つまりうんちである。三木は、このうんちに、こころが宿っていると考えた。だから、それを「握れ!」という過激な発言まで飛び出した。それは、スカトロ趣味などという変態的な行為ではなく、三木からすれば宇宙との対話ともいうべき、極めて真面目な話だった。

例えば、子どもは「うんち」の話題には、大笑いし、極めて素直な反応をする。それは子どもが、うんちというものが、からだや宇宙にとって、どういうものか、分かっているからなのではないか。単にバッチイものではなく、子どもには、大切な「こころ」の奥にある何かに触れるものなのだ。

うんちは、日本語では大便という。大きな、便りだ。ではその便りは、どこから来るのか？　それは宇宙から、としか答えようがない。

そもそも「こころ」いう文字を眺めていると、その文字の形態が、自分にはうんちのあの形に似て見えて仕方ない。うんちは、内臓を鋳型として出てきた形態で、それは内臓のうねりと重なって見える。漢字で「心」と書いても、やはり巻きグソの、あの(＝一本の管)そのものを感じさせるものである。だから三木は「握れ！」ということで、手の具体的な感触で、こころや宇宙に触れるよう、言いたかったのだ。

三木は、この内臓やうんちを語る講義で、しばしば牧谿《もっけい》の水墨画を教室のスクリーンに大きく映した。東京の畠山記念館が所蔵する、この絵だ（図16）。

霞や霧にぼやけた風景の中に、樹木があり、寺が描かれている。三木は、この寺から、ぼん鐘の音が一つ、静かな風景の中から聞こえるという。そんな風にして、心が静まる。

しかも、この水墨画は、掛け軸の装丁によって、その上と下に縁がある。三木は、

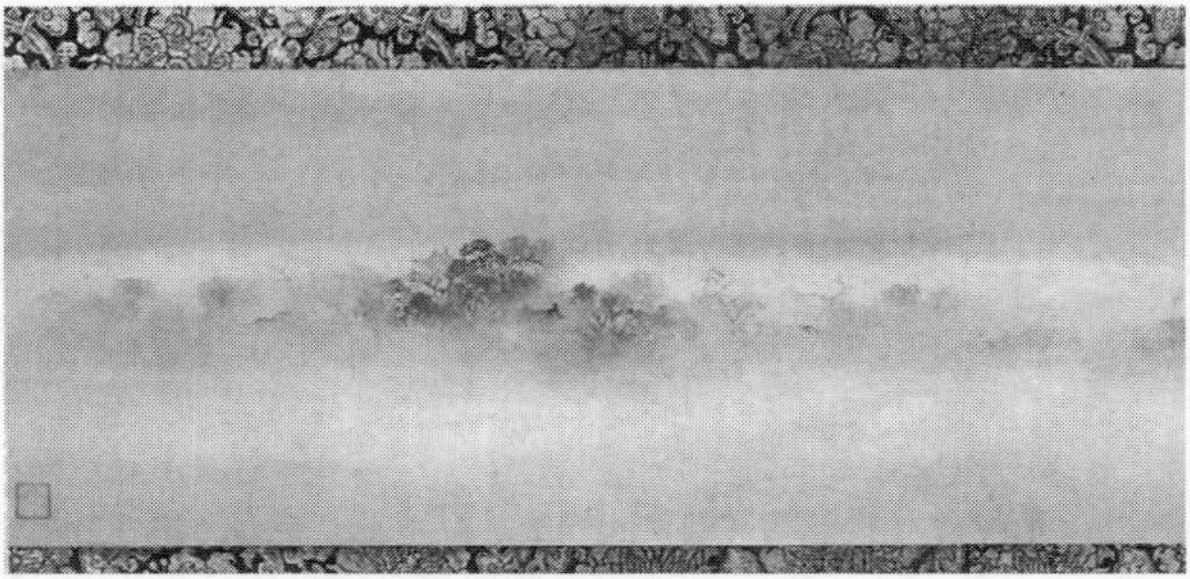

図 16　牧谿の水墨画「煙寺晩鐘図」(畠山記念館)

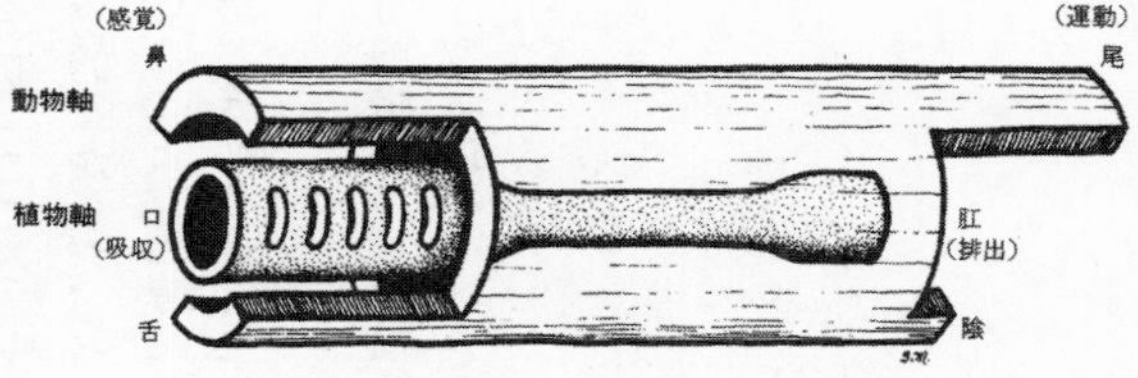

図 17　顔に腸管・内臓が露出している(『内臓とこころ』29 ページ)

これを一本の管とみた。つまり内臓の光景だ。内臓の中にも水分があり、湿気に満ちた霧のような世界があるかもしれない。三木は、この水墨画を、腸や胃の、植物的なからだを描いたものとみたのだ。つまり、こんな内臓の形と、牧谿の水墨画のイメージを重ねた(図17)。

そして内臓には、海辺のカレンダーの、生命の記憶が刻まれている。

私たち人間は、動物的なからだ、つまり「意識」の存在があまりに大きくなってしまって、この植物的なからだ、つまり「こころ」があることを、ほとんど忘れてしまっている。しかし三木は、その植物的なからだ、つまり「こころ」を思い出すことが、私たち人間にとって、何より大切なことだと考える。何しろ、それは宇宙のリズムを垣間見ることもできる能力なのだ。それこそ、生命としての人間にとって、大切なことなのだ。

私たちのからだには、いまでも内臓がある。植物的なからだがある。それが生命を支えている。自分のからだの、このお腹に、一つの小さな宇宙が閉じ込められているのだ。それを見つめなければいけない。

4、人体の中の「植物」

(1)吸収系(胃腸と肺)

次は、植物的な器官についての話となる。

ここでは、吸収↓循環↓排出という、プロセスの順に沿って、それぞれの器官をみていくことにしたい。

まずは、吸収系だ。

生きるための栄養あるいはエネルギーは、からだの外から吸収される。その「入るもの」には、二つある。食べ物と、空気だ。食べ物は、それ自体が生きるための物質であるし、空気つまり酸素は、ガソリンを燃やすような役割をする。食べるのが「消化系」、息をするのが「呼吸系」となる。まずは消化系から始めよう。つまり吸収系の中の一つ、消化系について。

食べ物は、口から入る。そして食道を通り、胃へと至り、十二指腸を経て、腸へと続いていく。その過程で、食べ物は分解され、栄養分が吸収され、残りがうんちとして排泄《はいせつ》される。この管は、全長10メートルほどある。入り口から、順にみていこう。

はじめが、口だ。

三木は、口の役割について、

a) 乳を吸う（哺乳）
b) かみつく
c) 咀嚼と口腔内消化

の三つを上げている。

乳を吸う、は哺乳動物ならではのことで、そのために口には「唇」がある。

この唇で、母親の乳房に吸い付き、そこに空気の漏れのない、隙間のない吸いつきがされる。

「唇で乳房をくわえ、舌をピストン運動のように動かし、口の中に陰圧をつくって吸い出す」（「解剖生理」、『生命形態学序説』所収、１０９ページ）。

三木は、そう書く。

そのための口輪筋や頬筋などの筋肉が口の周辺にある。いまでも（＝大人になっても）、ストローなどで飲み物を吸い込めるのは、それと同じ働きだ。しかし基本は、乳児の機能である。この哺乳というのは、すべての哺乳動物に共通することだが、ストローを使って吸うとなると、それは人間だけの行為となる。つまり幼時の授乳において使われた唇は、大人になると使われなくなるが、例外として人間だけは、ストローなどの使用において、その機能を利用し続ける。その点で、唇は最も人間的なものということもできる。女性が口紅を塗って、その形を強調するのも、また最も人間的なこと、とも言える。もちろん、その先の「接吻」という行為にも、唇は大いに関係している。猫などは、他の猫の口を舌で舐めたり嗅いだりはするが、接吻ではない。接吻は人間だけの行為だ。ともあれ、その起源は、乳を吸うことにあった。そのためにできた唇だ。

そして「吸う」についで、三木が二番目に挙げている口の機能が「かみつく」。噛み付くという行為は、歯と顎で行われる。顎には、上顎《うわあご》と下顎《したあご》があるが、動くのは下顎だけだ。これは勘違いしがちなことだが、話をしたり、ものを食べたりした時、口を開いたり閉じたりするが、その時に上顎の骨は動いていない。上顎は、鼻や頬の骨と一体化しているので、それだけが独立して動くことはないのだ。顎の骨で動くのは、下顎だけ。これを上下の顎が動いていると勘違いするのは、唇では上下の唇が動くから、その唇と同じく、奥にある骨(=顎の骨)も、一緒に動くだろうと思ってしまうことによる。ともかく、顎の骨で動くのは、下顎だけ。

下顎が動いて、顎が閉じることで、噛み付く、ということが行われる。

そして三木がいう口の働きの三つ目が「咀嚼と口腔内消化」。

咀嚼というのは、食べたものをよく噛むことで、噛み切ったり、噛み潰したりして、食べ物を細かく小さくする。消化しやすくするわけだ。さらに唾液(プチアリン)を食べ物にこね混ぜて、デンプン類(糖質)が麦芽糖に分解される。そんなふうにして、その先の消化系の働きを軽減するために、口でできることは口でする、ということが行われるわけだ。

このように、a)乳を吸う(哺乳)、b)かみつく、c)咀嚼と口腔内消化の三つが、口というものということになる。そのまとめとして、とくに進化という視点に留意して、口というものについて、三木の言葉を引用したい。
まずは、頸《くび》と顎の関係と、舌について。

「顎は舌とともに脊椎動物の上陸に際して現われた、ひとつの新しい形態である。それは……鰓呼吸の停止つまり鰓腸の退化によって出来たひとつのくびれであるが、これによって、この領域にしだいに可動性が現われ、その結果「頸」を自由自在に獲物にまで移動させることが可能となる」（『生命の形態学』、105ページ）

つまり、**「舌ではもはや間に合わなくなった大型の獲物の捕獲に「頸」の運動が関与」**（同前）し、やがて顎が発達、顎と舌は捕食の器官であり、餌を捕らえ逃がさない、そのために働くというわけだ。この顎に、さらに歯が加わる。
歯とは何か。三木は、こう書く。

「もともと歯というものは、顎の骨にしっかりと植えつけられた角《つの》のようなもので、もっぱら堅いものをかみ砕くことだけにその生きがいを見いだしてきたひとつの生き物である」（「解剖生理」、『生命形態学序説』所収、110ページ）

また歯については、こんなふうにも表現している。

「歯はもともと、皮膚の表皮と真皮が共に石灰化して出来たもので……、歯とはこのような皮膚の硬組織が、口腔内の主として顎骨縁に凝集したもの」（『生命の形態学』、112ページ）

ということで、顎、歯、舌というものが、消化系の入り口である「食べる」ための役割をいかに果たしているか、という三木の言葉により、いわば「口の肖像画」が出来上がる。

これら捕食は、大人の口において行われるものであるが、それに加え、哺乳のための唇というものが加わり、それによって、口というものの全体像が揃うことになる。口は、顎、歯、舌、そして唇によって構成されるのだ。

人体の基本は「一本の管」であるということについて、口からはじまる消化系という一本の管を、さらに肛門という出口まで辿っていこう。

口の次は「のど」だ。

のどは、解剖学用語では「咽頭《いんとう》」という。また首のあたり、つまり喉ぼとけがあるあたりは、ここを喉頭《こうとう》という。咽頭は、食べ物の通り道でもあるが、空気つまり呼吸のための道でもある。なので、呼吸系で改めて話すことにして、ここでは一つの話題だけに触れて先に進むことにする。つまり、のどは、食べ物と、呼吸の空気がともに通る。

この「交通整理」が難しい。もし空気だと勘違いして、食べ物や水が、肺への道（＝気管）へと入ったりすると大変だ。呼吸ができなくて死んでしまう。お年寄りの方は、この交通整理が難しく、正月のニュースで老人が餅をのどに詰まらせて亡くなった、ということが毎年のように報じられている。命を落とさないまでも、慌てて水を飲んだりするとむせたりする。これは水が、気管に入る（入ろうとする）のを、咳をすることで、その空気の力で押し返すわけだ。

ともあれ、無事にのどを通過して、食道へと進んだ食べ物は、いよいよ消化系の消化のプロセスが始まることになる。三木は、「**のどもと過ぎれば熱さを忘れる**」という言葉を引用して、いわば口とのどの感覚の鋭さと、その先になると、「熱さも忘れる」世界であることを、しばしば口にしていた。

次は、食道と胃である。

食道は、ホースのように細い管だ。首から腹までまっすぐに降下していく。胸の横隔膜を貫通して、胃へとつながる。なぜ、胃は首からすぐのところになく、長い食道などというものがあるのか。

首のすぐ下には、胃が占めるスペースがないのだ。胸には、大きな二つの肺があり、その間に心臓がある。それが肋骨などで構成される胸郭で覆われている。胸は、それだけでスペースが一杯で、消化系に与えられたのは、そこを貫通する食道が通る場所だけとなる。

そして、その食道の先（立っている姿勢では、下）に、胃の大きな膨らみがある。三木は、からだの基本である「一本の管」には、二つの「たまり」があるという。「**食塊と糞塊の〝たまり〟すなわち胃袋と大腸**」（同97ページ）だ。その胃は、Jの文字のような形にくびれている。この彎曲の上の輪郭を「小彎」といい、下の輪郭を「大彎」という。この二つの輪郭の間に、くびれた風船のような胃がある。胃は、膨らんでいるから、その入り口と出口は、細くなっている。入り口を噴門、出口を幽門という。

胃には、胃液がある。ときおり、この胃液が口まで逆流してきて酸っぱい味わいを経験するが、胃で食べ物は、この胃液の塩酸の働きで、酢漬けに保存される。そして肉類（たんぱく質）だけは胃で、ある程度が分解され、酒類は吸収される。そして少しずつ、幽門へと送られ、食後2〜3時間で胃は空っぽになる。

ここで胃を含む消化管（＝腸管）について、三木の言葉を見てみよう。三木は、消化管の全体像について、こんなふうに書く。

「人間の腸管は、頭部顔面の口から入り、頭部・胸部をへて腹部にいたりここで不思議なとぐろを巻いたのち腰部末端の肛門から出る。その途中、管はひとつの原型「Typus を崩すことなく、しかし、経過とともに、ある時は緩やかに、ある時は速やかに、刻一刻と変容 Metamorphose をとげその場その場で、構造の形態を変幻自在に変えてゆく」（同92ページ）

この胃も含めた一本の管を、三木の著書では、このような図を載せて、その内臓の進化をみせてくれる（図18）。

この図18を見て分かるのは、進化のはじめ、魚などでは、この一本の管は、まっすぐな管であったということだ。それが両生類、爬虫類と進化する中で、ねじれていく。

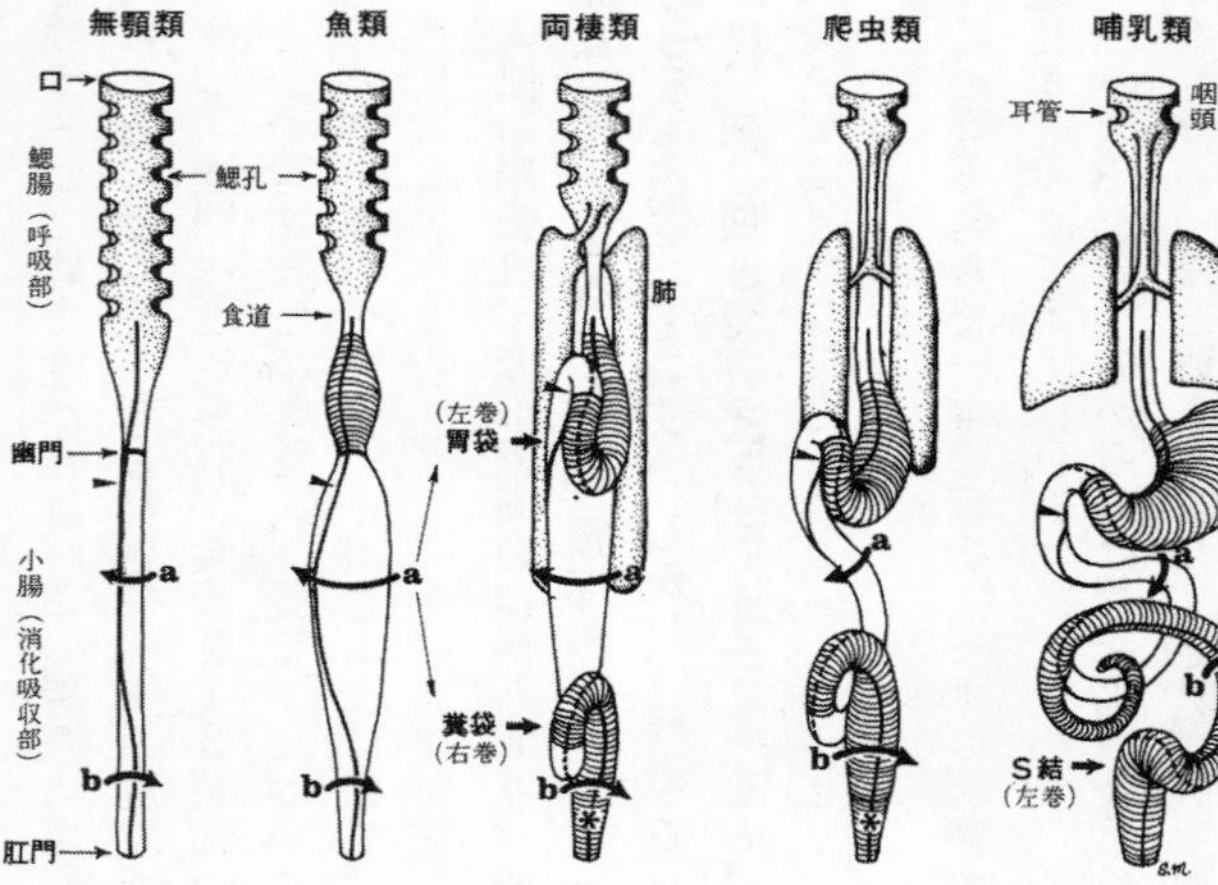

図18　腸管の進化模式図（『生命の形態学』96ページ）

このねじれが、もっとも大きいのが、哺乳類の消化系ということになる。

なぜ内臓（＝消化系）は、進化と共にねじれていくのか？　それは長い腸管が必要になり、そのためにはとぐろを巻くようにねじれることで、お腹の空間に収まる、ということもある。

しかし、問題は、その形だ。

三木は、内臓が「らせん」の形にねじれることに、大いにとらわれた。らせんは、植物の蔓や、長く伸びた髪や爪や、DNAの二重らせんなど、様々な生命の形態に共通して見られるもので、それだけでなく、夜空の星雲や、地球の自転と公転を組み合わせた動きもらせんで、生命・非生命を問わず、この宇宙の形態のあちこちに見られるものだからだ。三木は、らせんを「宇宙の根原形象」と考えたが、それが腸管のねじれにもある。

この人体の内臓にみられるねじれの形は、上下で対称の構造にもなっている。図19にあるように、aとbと二箇所でねじれている。そして、そのねじれによって、線で塗られている胃と大腸が、ちょうど対称の形になっている。

この図は、立っている姿勢で描かれていて、人間は二足直立が基本姿勢だからそれで良いのだが、先の魚からの進化で考えた時は、ヒト以外では、哺乳動物でも頭が前に、肛門が後ろにという横たわった姿勢だから、このねじれの対称性は、上下というよりも前後の対称とみてもいい。

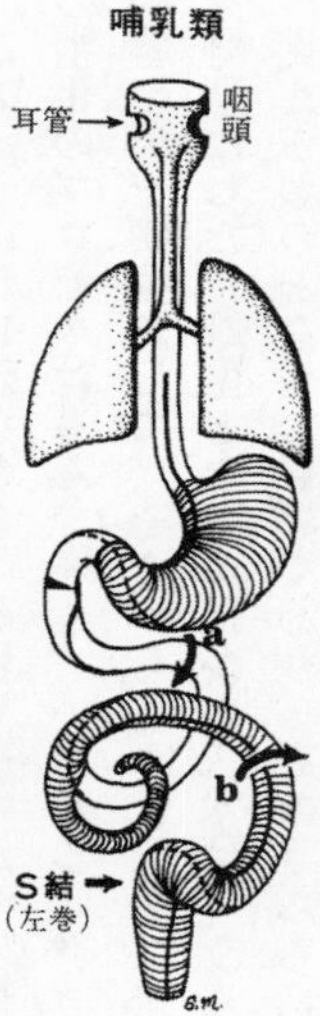

図19　哺乳類の腸管の模式図（再掲）（『生命の形態学』96ページ）

このようにねじれながら、そして途中から反転して逆方向にねじれながら、食べ物の消化のプロセスは進んでいく。いわゆる「巻きグソ」のねじれた形は、このような腸管の形を鋳型にして、そこからできたものである。だからうんちというのは、腸管を雌型にした、雄型となる。だから三木は、うんちこそ内臓そのものが、外に出て目に見えるものとなったものであり、そのうんちに内臓の生命進化の記憶がたたえられていると考えた。うんちこそ、宇宙からの便り、大便であると（注、この「大きな便り」という言い方は三木によるものでなく、その考えを踏まえ布施が考案した言い方である）。

この胃に続くのが、十二指腸である。この、胃の幽門以降の、十二指腸から始まる消化系の後半部を「後腸」という。三木の説明を読もう。

「脊椎動物では栄養の消化が腸管で行なわれるので、一般に「消化管」と呼ばれるが、本来の消化は幽門より肛門の領域だけで行なわれ、それより口側では、さきに述べた鰓腸が主体となって、捕食と鰓呼吸が営まれる。比較解剖学的にそれぞれ後腸および前腸と命名される」（同106ページ）

というわけで、ここからは消化系の後半部、その始まりの十二指腸だ。

「**幽門を越えると、長い長い腸がはじまる。そのはじめの部分は後ろの壁に逆の「コ」の字を描いてくっつき、その長さが指幅12本に相当するところから十二指腸とよばれる**」(『解剖生理』、『生命形態学序説』所収、114ページ)

ここでもまた、12という数字が出てきた。脳幹から出る神経の数、肋骨の数など人体には12という数字があり、それが一年の月の数、一日の時間、その他さまざまな文化にみられると、先に書いたが、ここにも12がある。

それはともかく、胃に続く腸管の十二指腸だ。三木は、独特のこんな言い方をする。

「**十二指腸は昔から〝消化の中心地〟として栄えてきたところである**」(同116ページ)

ここで三木が「昔から」というのは、進化の始まりの頃の(つまり昔の)下等動物では、胃袋がなく、消化は十二指腸で行われてきた、そういう古い進化の歴史があることを踏まえての言い方だ。しかしそれにしても、解剖学者多しと言えど、このような言い回しをするのは三木くらいだろう。ともあれ、十二指腸には、人間の内臓においても、さまざまな消化液が送り込まれ、消化の働きをフル回転でしているところではある。

十二指腸には、肝臓と膵臓からの管の穴が開いている。つまり肝臓の総胆管と、（そこに合流する）膵臓の膵管から、消化液が送られてくるのだ。膵液は「**どんなものをも一様に消化するまさに〝万能の消化液〟**」（同前）で、また肝臓からの胆汁も消化の働きをする。

そして、一本の管はさらに続き、「**十二指腸の次には、全長約6mに達する小腸（空腸と回腸に区別される）がこれにつづく**」（同117ページ）。この空腸と回腸、別に解剖学のテストがあるわけではないので、丸暗記をする必要はないが、その順番は空海（弘法大師）の「くう・かい」と覚えると間違えることはない。

そして小腸の後に続くのが大腸だ。2メートルほどの長さで、小腸より太いので、大腸という。大腸は、お腹のところに、小腸を囲む額縁のように、四角形をしている。まずお腹の右下から始まり、まっすぐ上に行く。そこを上行結腸という。それから90度曲がって、今度は水平に、左へと行く。名前の通りで、横行結腸という。そしてまた90度曲がり、今度は下に行く。下行結腸だ。それからくねくねと曲がるのでS状結腸、それから最後はまっすぐに肛門に続く直腸となる。つまり、こういう順に続く。

「小腸」空腸↓回腸
↓
「大腸」上行結腸↓横行結腸↓下行結腸↓S状結腸↓直腸
↓
肛門

この中で、小腸から大腸へつながるところ、大腸のはじめには、盲腸がある。つまりこれらの順序を羅列すれば、こうなる。

空腸↓回腸↓盲腸↓上行結腸↓横行結腸↓下行結腸↓S状結腸↓直腸↓肛門

ともあれ、小腸と大腸は、渦を巻き、くねくねとくねっているが、その実態は、やはり一本の管で、一つの経路がまっすぐに続いているのだ。ナマコやミミズと変わらない、一本の管が、このように人体の中にもある。

消化系の働きは、その言葉の通り「消化」だが、食べたものが消化されて終わっては、何のための消化だか意味のないものになってしまう。つまり消化されたものが、体内に「吸収」されて、初めて栄養やエネルギーといった生きる力となり、ものを食べることの目的も達せられる。

では、消化と吸収は、内臓の消化系で、どのようなプロセスになっているのか？

口から入った食べ物は、歯で細かく切られ、すり潰され、唾液での消化が始まる。それが胃に至り、食べ物は解毒・酢漬けにされ、そこでも消化が行われる。さらに十二指腸という「消化の中心地」で膵臓や肝臓からの消化液で消化が進み、小腸において、消化の作業は一つの終わりへと至る。さらに小腸で吸収された栄養分の残りが、大腸で水分を抜かれ、捏ね上げられ、うんちとなる。

食べ物の栄養分が、どのように吸収されていくか、三木の本には、こんな図が載っている（図20）。

この図20では、大腸の形態など簡略化し過ぎた気がしないでもないが、ともかく、ここで黒く塗られている管のようなものが、栄養を吸収・運ぶ。栄養分は、胃でも、十二指腸でも、小腸でも大腸でも吸収されるが、そのどのルートも肝臓へと至る。肝臓は、栄養分を「貯蔵」し、また必要によっては「解毒」の働きもする。体に送る栄養の、必要なものが、全てここを通るのだ。三木は「**肝臓という臓器は、植物性過程における最初の最も大切な関所**」（同前）と書く。あるいは「**肝臓こそ植物吸収の終着駅**」（『生命の形態学』、116ページ）ともいう。

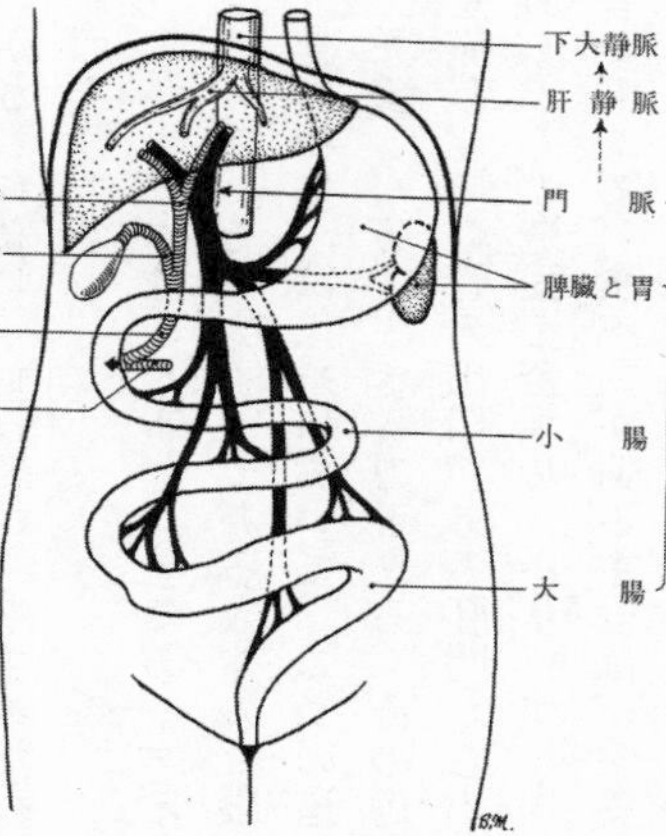

図20　消化と吸収の模式図（『生命形態学序説』115ページ）

　ともあれ、口から入った食物は、ここに至り、生きるための栄養分として漉し取られ、やがて血液という循環系によって、全身に送られる。次の節では、その栄養分がからだの隅々まで送られる、その循環系について取り上げることになる。

　しかし、ここで考えてみたいことがある。食べ物は、消化系の内臓で、消化・吸収され、そこから全身へと行き渡る、それが食べ物の進む道なのだろうか。王道なのだろうか。であるなら、栄養分を吸い取られた残りは、カスとなる。ゴミとなる。それがうんちである。たしかに、うんちはカスでありゴミであるのかもしれない。からだが、生きるためにある機関であるという、機能的な見方をすればそうである。

しかし三木は、人体を「星である」と考えた。一つの小宇宙であると考えた。またうんちに、その小宇宙である人体の、限りなく深い象徴も見た。

食べ物は、消化系において、二つの道に分かれる。一つは、消化・吸収され、生きる栄養となる、生きる力となる、その過程である。もう一つは、一本の管である内臓を旅し、その管の出口である肛門から出てくる大便である。この大便は、一本の管である、その道程を全うし、からだが一本の管であったことを身をもって体現する証言者でもある。食べ物が辿る主役は、栄養源となって、血液に溶け、全身へと行き渡るそれなのか。あるいは、カスとして排泄されるそれなのか。

ここで『内臓のはたらきと子どものこころ』（築地書館）という本（のちに『内臓とこころ』〈河出文庫〉として文庫化）で、三木が言っている「胃袋感覚」について読んでみることにしよう。これは保母さんたちを対象として行った講演の記録である。三木は「胃袋感覚」と題した話題の中で、空腹はどんな時にやってくるのか、ということについて話している。それはモノをしばらく食べていないときだろう、とふつうは考える。しかし一日の時間の中で、時の流れのリズムというものがあって、食欲もそれと関係しているという。

どういうことかというと、三木が話す具体的な例を引用してみよう。

「いい例は、あるいは皆さんのなかにも、ご経験おありかと思うんですが、夜がきたら、ほんとに健康な空腹感が起こって、食べれば食べるほどお腹がすいて、いくらでも食べられる。ところが、下宿なんかしていますと、食物がない。とうとう腹ペコのまま寝てしまうわけですね。いまこんなにペコペコなんだから、明日の朝になったら、いったいどうなるんだろうか、と思うでしょう。ところが翌朝になったらぜんぜん空腹感がない。これはどういうことか」（『内臓とこころ』、46ページ）

これはいったい、どういうことか？　三木は、この空腹であるのに、時間が経つと、その問題が解消している訳を、こんなふうに説明している。

「つまり結論から申しますと、胃袋のなかに内容がなくなれば、ちょうど水洗便所で、

水がなくなったらたまるみたいに、自動的に蠕動が起こって食物を催促する……。そのようになるとは限らないんです。つまり、胃袋の働きには、なにか〝わが道を行く〟といったところがある」（同前）

つまり胃は、食べ物がなくなったから空腹と感じるというわけでなく（もちろん、そういう時もあるだろうが、すべてがそうではなく）、胃には、胃に独自の生活時間のリズムがある、ということだ。三木はそれを**「胃袋の働きには、なにか〝わが道を行く〟といったところがある」**と表現した。

「胃袋というものは、中身が空っぽになったら、すぐに食物を催促する――そんな自動機械ではありません。ちゃんと朝・昼・夜とか、あるいは春・夏・秋・冬などといった、大きな宇宙的な要素、つまり、われわれの所属する「太陽系」の、天体相互の運行法則に、きちんとしたがって動いているのです」（同59-60ページ）

つまり、お腹が空いた、という感覚が湧き上がってくるのは、それは単に胃袋が空になったから、という理由だけではなくて、一日の時間のリズムも、さらには一年の時間のリズム（＝四季）も関係しているのだ。

「いわゆる〝おなかがなる〟つまり快適な空腹感がもたらされるわけですが、これはしかしご馳走の匂いを嗅ぐだけでいつでも起こるというものではない。「日リズム」と「年リズム」の強い影響を受けている」（同61ページ）

昼と夜、これはなぜ起こるかといえば、太陽に対して地球が自転しているからだ。一年のうちで、なぜ四季があるのか。それは地球の南北の軸が、太陽に対して傾いていて、だから太陽の周りを一年かけて公転するとき、季節によって、太陽への向きが異なっていて、それで太陽からの熱エネルギーの量に違いが出て、だから暑い夏と、寒い冬、その移行期の春と秋という四季が生じる。

だから一日の時間のリズムの中で、そのリズムに合わせてからだに何かが起こるとすれば、それは天体の法則に合わせているから、と言える。四季によって食欲に変化が見られるなら、それも太陽系の天体の運行と関わっている。

三木は、こう結論づける。

「(胃袋は)太陽系の運行に、いわば「共鳴」している。……つまり〝食欲〟という、ひとつの内臓感覚をとっても、遠い宇宙の彼方との共振によって、支えられている……内臓の働きには、なにか遠い彼方と結ばれた不思議な側面が見られる」(同60－2ページ)

これが「一本の管」である腸管に込められた、生命進化の痕跡であり、いまでも、つまり進化したヒトのからだに至っても、この宇宙のリズムはほのかに作用している。私たちの内臓は、宇宙と交信している。いや交信というのが、オカルト的な言い方であり過ぎるなら、こう言ってもいい。私たちの内臓は、宇宙がどう動いているか、今でも分かっている。

何万年も何億年も海辺で生きてきた「一本の管」が、それを忘れるはずがないのだ。

吸収器系(肺)

次、は消化系に続く、循環系を見ていくことにしよう。植物系のプロセスは、消化→循環であると、三木の本にも書いてあるのだから、そこも押さえたい。しかしその前に、吸収系のもう一つ「呼吸」についても触れないといけない。

肺である。

肺が行う呼吸というのは、消化と並んで吸収系の大切な二大巨頭だ。そのせいか、呼吸と消化というのを対等に、同じくらいの生命進化の長い歴史を秘めたもの、というふうに考えかねない。しかし呼吸と消化では、その生命史における、奥行きや深さは全く違う。一本の管である消化系が、からだの基本形であるとしたら、呼吸する器官は、その基本形に後から付け足した新米に過ぎないのだ。

たとえば、息を止める、ということをしてみる。誰でも、息を止めようと思えば、いつでも息を止められる。簡単なことだ。そして10秒後にまた息を再開しようと思ったら、そういう思いの通りに、時計の針を見ながら呼吸を再開できる。つまり、呼吸は意思でコントロールできるのだ。

しかし消化器の方は、そうはいかない。胃も腸も動かそうと思っても動かないし、働きを一時休止しようと思ってもできない。そもそも、胃や腸が、働いているのか、休止しているのか、そんなことも自分でも、自分のからだなのに分からない。消化器だけでない。次の節で取り上げる心臓だって、止めたり動かしたり、早くしたり遅くしたり、そんなことは意思ではコントロールできない。

内臓で、肺だけが、なぜだか特殊なのだ。

その理由は、生命進化の歴史を考えてみれば、だいたいのところは分かる。つまり生命は、古生代石炭紀のおよそ3億年前まで、海の中で暮らしていた。つまり、空気を呼吸していなかった。その海の中で、からだの基本的な構造は、ほぼ出来上がった。食べ物を消化・吸収する仕組みも、心臓と血液循環の仕組みも、脳と神経の仕組みも（ヒトのような巨大な脳ではなくても）、だいたいのところは出来上がっていた。そんなふうに、海の中で出来上がったからだが、上陸し、そこで起こったからだの、最大の革命が呼吸器を作ることだった。

つまり、肺や気管という呼吸に関わる内臓は、生命進化の歴史では、後から「付け足された」ものなのだ。付け足しであるから、そもそも完璧に出来上がっているのかどうかも分からない。呼吸には、未だに進化・改良の余地があるのかもしれない。

そんなわけで、呼吸だけは、内臓の働きの中で、動きを止めたり動かしたりを、意思でコントロールできる。他の内臓とは違うのだ。

まずは、この呼吸器の構造について、解剖学的にみていこう（図21）。

呼吸の空気は、口または鼻から入る。入り口が二つあることは便利で、つまりものを食べていて口がふさがっている時は、鼻で息ができる。あるいは風邪などで鼻が詰まっている時は、口で息をすればいい。口でものを食べるのと違って、呼吸は、止めることができない。食べるのは、何時間でもしなくて済むが、息はそうはいかない。

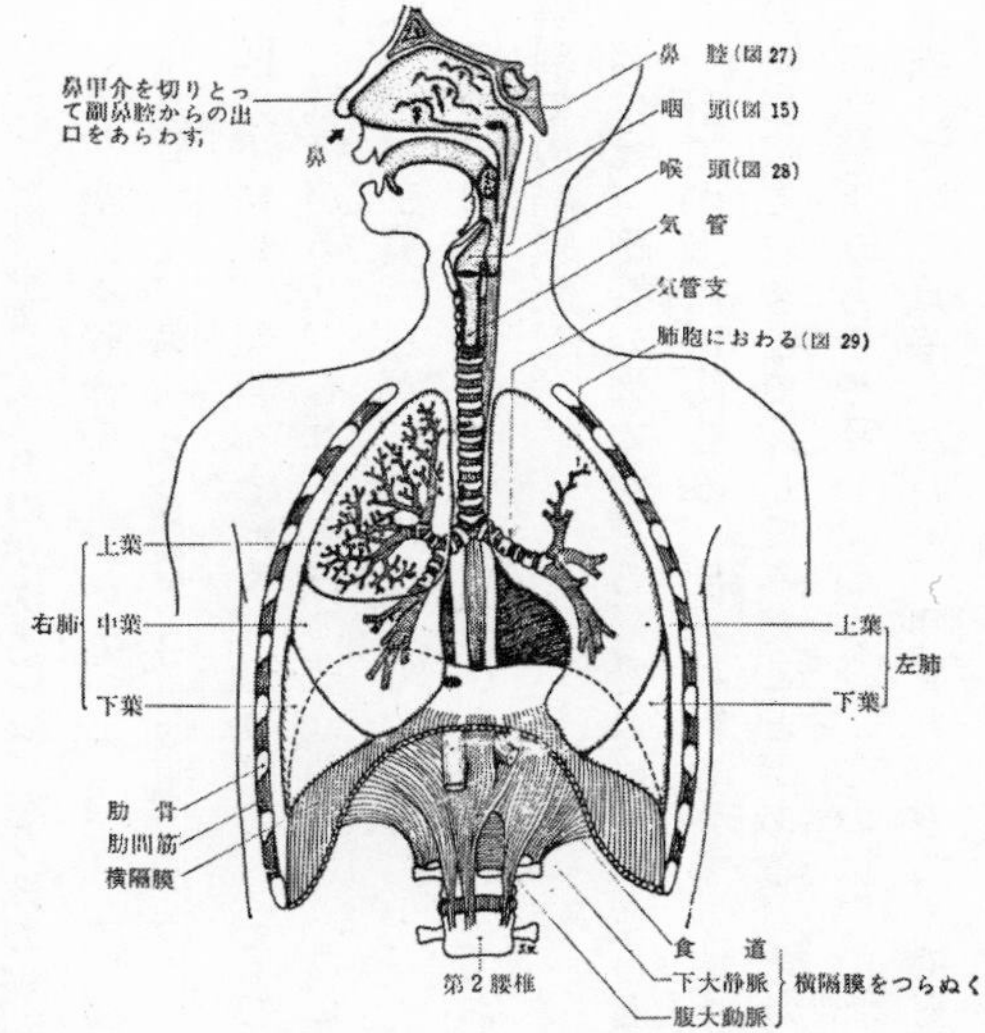

図21　呼吸器の全景（『生命形態学序説』121ページ）

そのためにも、入り口が二つあることは、生命の維持にとって便利だ。

さて、いちおう呼吸の空気は、鼻から入るとしよう。もし空気にホコリでもまじっていれば、鼻毛がそれをとらえる。また外気と体内の温度に大きな差があれば、鼻を通ることで、空気の温度を温めたり調整できる。鼻の中は、上・中・下鼻道と三つの小さなスペースに分かれ（それらの空間は一つにつながってはいるが、三つの棚のようなものがある)、つまり鼻の表面積は大きく、そこに血管の血が通っていて、空気を暖める。

鼻の奥には、喉へとつながる「咽頭」がある。これは口の奥ともつながっている。咽頭の下には、気官へと続く喉頭がある。ここで食べ物が通る食道と別れる。その先は、気管があり、それが左右に枝分かれし、さらに枝分かれする気管支へと続く。肺は、右が三葉、左が二葉になっている。

この肺の「弾力」について、ひとこと言っておきたい。これは私の医学部での人体解剖での経験談だ。

肺には、絶妙の弾力がある。それは硬すぎもしなければ、柔らかすぎもしない。肺は、空気が入れば膨らみ、出れば窪むから、もともと弾力があるものだが、解剖実習の時に、これを手で押してみたことがある。それはゴムよりもはるかに柔らかく、女性の乳房よりもやや硬い。つまり、この世界で肺にしかない絶妙な弾力なのだ。これが触れていて気持ちがいい。押すと、どこまでも吸い込むように窪み、適度の力で跳ね返ってくる。しかし解剖実習で、あまり肺に触れていたりすると「何をしているんですか?」と白い目で見られかねない。何しろ、解剖実習の教科書には、手で触れて弾力を味わいましょう、などとは書いてない。そこで腸あたりを観察しながら、さりげなく手を肺の上に置き、その弾力を味わったりしていた。

肺は、気管支が枝分かれして、肺胞という小さな小さな風船のようなものと接している。そこで心臓の肺動脈からきた、汚れた（つまりからだ中を巡り二酸化炭素が溶けた）血と接触し、新しい空気の酸素とガス交換で、酸素に満ちた鮮やかな色の血となって、肺静脈へと流れ、心臓に戻り、そこから全身の動脈へと、きれいな血が流れていく。

肺の気管支は、細かく枝分かれしている。それは植物の根の枝分かれと似ている。構造が似ているだけでなく、見た目もそっくりなのだ。やはり人体解剖の時に、肺をほぐして、この気管支の枝分かれをあらわにして観察してみたことがある。こちらは解剖実習の教科書にも書かれていて、その手引きに沿って行うので、公認の行為で、人目を気にせず、堂々とできる。ほぐした肺は、まるで土のように粉々になって、気管支の枝にまとわりつき、それはほとんど、土の中から掘り出した植物の根のような様相を呈している。

はじめて、解剖をしてそんな肺を見たとき、それは人体の中の内臓であるが「植物だ！」という印象だった。三木が、動物の体をひっくり返して、内側にある内臓を外側にすると、それが植物になると、授業で見せてくれたぬいぐるみと同じように、たしかに、からだの中には植物がある、と実感した。

「動物のからだから、その腸の管をずるずる引っぱり出し、片っ端から袖まくりするように、裏返しに引っくり返すと、そこには一面に絨毛の生い茂った、中空の肉柱が姿を現わす。これが、他ならぬ〝植物〟の形象である」（『海・呼吸・古代形象』〈うぶすな書院〉、152ページ）

三木は、そう書く。

安部公房の小説に「デンドロカカリヤ」という短編があって（『水中都市・デンドロカカリヤ』〈新潮文庫〉所収）、コモン君という男が、からだの端が何かにひっかかって、ぐいと力を入れると、体が裏返ってしまう。気がつくと植物になっていて、そしてまた何かの加減でひっくり返ると人に戻る、という話がある。安部公房は、医学部の卒業で、人体解剖の経験があるはずだが、誰でもヒトのからだの中を解剖してみると、そこに「植物」がある、と思ってしまうものなのではないか。安部公房も、そんなふうにして、この小説を書いたのに違いない。

ともかく肺には、そんな弾力があり、また植物のような様相も呈している。

呼吸のプロセスをまとめると、こうなる。

鼻（あるいは口）↓咽頭↓喉頭↓気管↓気管支↓肺胞

そこでガス交換をして、また同じ道を通って、空気は鼻（あるいは口）から出る。つまり呼吸は、物を食べるのと違って、入り口と出口が同じだ。消化器系は、口から、胃腸、そして肛門へと一直線に進み、そのままからだを突き抜ける。しかし呼吸は、マラソンコースの折り返し点のようなところに肺があって、また同じ経路を戻ってくる。

これは「時間の矢・時間の輪」ではないが、一つが、過去から未来へと一直線に流れる時間の矢のようなものであるのに対して、もう一つ（つまり呼吸）は、寄せては返す波のように、違った時間の流れをイメージさせもする。そもそも人間が、まっすぐに進む時間と、円環する時間を発想したのは、このような消化器系の経路と、呼吸器系（や後で述べる循環器系）の経路の二つが反映したものなのではないか、とすら思えてくる。

しかし、両者は、全く別のルーツから起こったものではないとも言える。つまり消化器系においても、原始的な無脊椎動物のからだにおいては、口と肛門は、同じだった。イソギンチャクやクラゲなどは、食べたところから食べカスを排泄する。それが進化して、口の先が別に開通した穴へと抜け（つまり肛門）、いまのような消化器系ができた。そのような進化の歴史からすれば、入り口と出口が同じ呼吸器系というのは「遅れていて」、やがてはここも別の出口のある、新しいからだへと進化する日が来るのかもしれない。

ともかく、鼻（あるいは口）から始まって、肺へと至り、鼻（あるいは口）で終わるのが、呼吸器系の解剖学的な構造、ということになる。

ところで、先に内臓の中で、肺だけは意識して止めたり動かしたりできる、と書いた。これはどういう仕組みによるのか。それには、肺はなぜ膨らんで空気を吸い込み、収縮して空気を吐き出すのか、その仕組みを知ればよい。

肺は、なぜ膨らんだり、縮んだりするのか。心臓も、拍動に際し、大きくなったり小さくなったりする。心臓は、心筋という心臓の筋肉の力で、そうなる。しかし肺には、自分で動く力はない。

呼吸には、胸式呼吸と腹式呼吸がある。どちらも、肺が入っている胸郭の容積を大きくするものだ。

腹式呼吸は、胸郭の下面を覆っている「横隔膜」の働きによる。横隔膜は「**パラシュートの傘の格好をした膜状の筋肉**」（同25ページ）で、「**胸郭の底をピッシリとふさいでいる。その両すそが縮むと、頂上が勢いよく沈んで、陰圧となった胸には空気が流れ込み、陽圧のおなかは前に突出する。これが、いわゆる腹式呼吸**」（同前）ということになる。

と三木が説明するように、腹式呼吸は、横隔膜が縮むことでおこなわれる。これは「吸う」ほうで、吐くときには、お腹を押す、お腹の筋肉（つまり腹直筋など）が働くことになる。

つまり息を吸ったり吐いたりというのは、肺が自分の力で大きくなったり小さくなったりするのでなく、肺が入っている胸の空間（＝胸郭）が大きくなったり小さくなったりすることで、その陰圧などで起こるのだ。注射器を水の中に入れて、注射筒の中を動く、可動式の押子（プランジャ）を引っ張ると、筒の中の空間の容量が増して、その陰圧で針の先の液体が吸引されるが、それと同じ原理で、肺に空気を吸い込むには、肺の入っている空間を大きくすれば、それにつられて肺が大きくなり、空気が肺に入ってくるのだ。そして胸郭の下のところ、横隔膜を下げることで胸郭が大きくなるのが、腹式呼吸ということになる。

もう一つの胸式呼吸は、肋骨によって、胸郭の容積を大きくするものだ。つまり筋肉で肋骨を引っ張って、胸郭の容積を大きくする。その動きに関わっている筋肉の図が、三木の著作に載っている。こうだ（図22）。

この図22では、腹式呼吸の腹直筋や外腹斜筋も描かれているが、肋骨を上に引っ張り上げるための幾つかの筋肉が、胸式呼吸に関する筋肉である。

しかし、肋骨を上に引っ張り上げて、それでどうして胸郭の容積が大きくなるのか？そもそも肋骨は骨だから、筋肉で引っ張っても、伸びたり曲がったりしない。それなのに、どうして肋骨が動くと、その肋骨の骨組みで囲まれた胸郭が大きくなるのか？

それは、こういう仕組みによる。

円の図を描くときの、その半径の線のことを考えていただきたい。その半径の線が、斜め下に向いている時と、真横に水平に向いている時、円の中心からの、その横幅は異なる。半径の線が真上、あるいは真下に向いていれば、円の中心と垂直方向には同じ位置になるから、その横幅はゼロになる。その原理だ。

つまり肋骨が斜めに下がっている時と、真横に水平になっている時では、胸の前後の幅が変わる。肋骨が水平になっている時、前後の幅は最大になり、胸郭の容積も最大になる。肋骨は、背骨の胸椎のところでは位置が固定されているから、その位置は動かない。その代わり、その位置を円の中心点のようにして、肋骨をそこから伸びる半径の線のようにすると、肋骨の前面が上がることで、胸郭は大きくなるのだ。

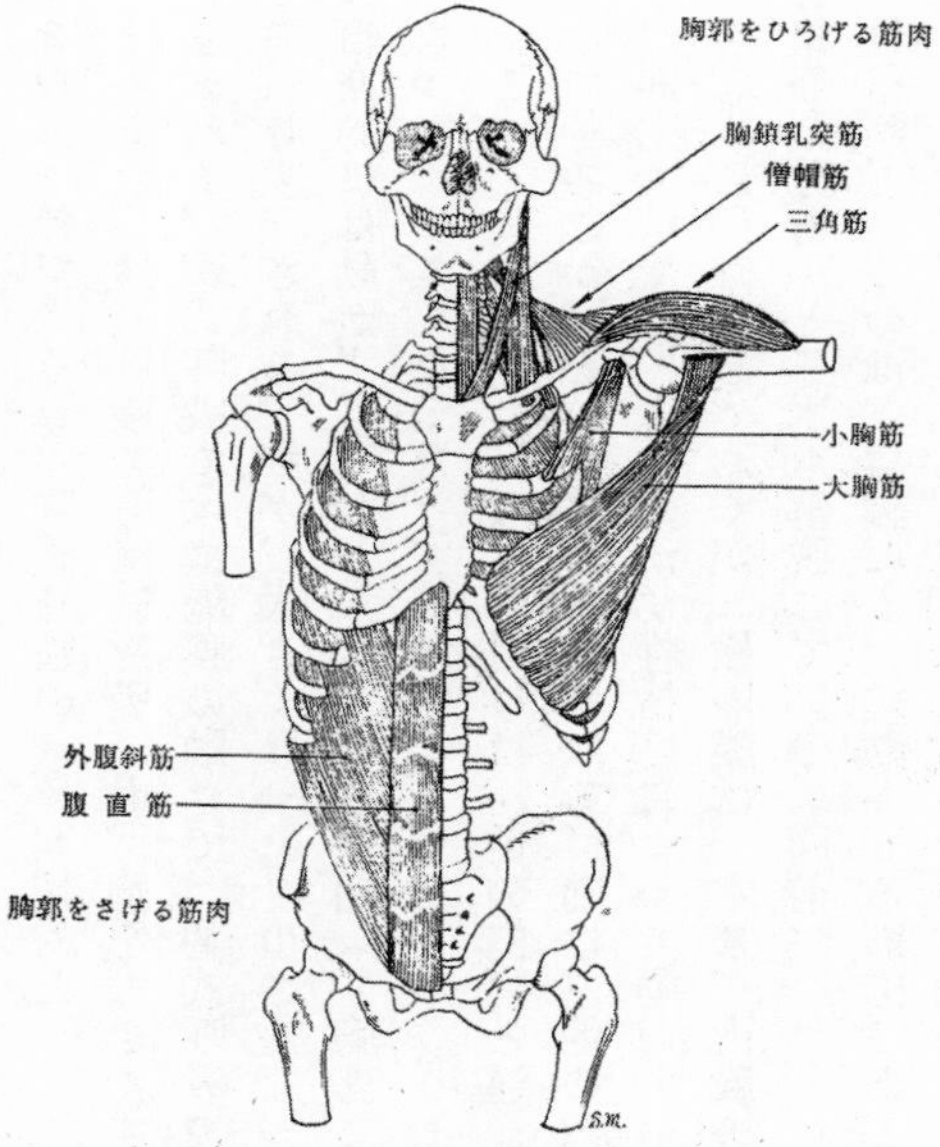

図22　呼吸の筋肉（『生命形態学序説』126ページ）

つまり、肋骨が上下すると、胸郭は大きくなったり小さくなったりし、それによって息が吸い込まれたり、吐き出されたりする。私たちの胸は（ここでは骨格の話）、息を吸うと大きくなり、息を吐くと小さくなる。それは胸に手を触れて呼吸をすれば分かることだ。

それは「息を吸うと

大きくなる」のではなく、話は逆で「胸が大きくなるから、その結果（陰圧によって）息を吸う」のだ。それが胸式呼吸のメカニズムだ。

ともあれ、腹式呼吸でも胸式呼吸でも、胸を大きくすることで、空気（吸気）が吸い込まれる。腹式呼吸では横隔膜の動きで、胸式呼吸では肋骨（を動かす筋肉）の動きで、呼吸がされる。肺が、大きくなったり小さくなったりする。肺は、心臓のように自発的には動かず、それが入っている空間（＝胸郭）の力によって、受身的に大きくなったり小さくなったりする。

そこで、先に述べた、なぜ肺だけは、他の内臓と違って、意識して止めたり動かしたりできるのか、という答えが導かれる。肺は、他の内臓と違って、内臓の筋肉（＝平滑筋）ではなく、骨を動かす骨格筋によって動いているから、ということになる。

ちなみに、確認しておくが「**横隔膜は、本来、内臓の平滑筋ではなく、体壁を造る骨格筋の分身**」と三木も解説している（同前）。

骨格筋というのは、意識によって動かせる筋肉である。腕を上げようと思えば腕は上がる。口を開こうと思えば（＝下顎を動かそうと思えば）口が開く。それは筋肉の動きというのは、意識でコントロールできるからだ。同じく、肺の呼吸をコントロールしているのは、その骨格筋なのだ。だから、他の内臓と違って、呼吸は、思うままに止めたり再開したりできる。

もちろん、腕を上げるとか口を開くのとかと違って、呼吸は生命に直結する大切な働きだ。そこのところは、延髄の指令によって、他の筋肉とは違い安定的に働くようにはなっている。しかし、ともあれ、呼吸は消化などとは全く違う原理で行われている。それは進化の歴史の中で、古生代の上陸後に、空気を吸うようになってできた「新しい器官」であるから、いわばからだへの「付け足し」のようなところがあり、だからその働きの原理が異なっている。

ここから、呼吸にまつわる、われわれ人間にとっての、様々な問題が生じる。三木は、他の解剖学者が踏み込むことのなかった、そのような問題にまで思索の対象を広げ、「人間の心にとって、呼吸とは何か」というテーマにまで切り込んだ。

意識と呼吸、ということについて考えてみよう。

私たちは、何かに集中している時、息を止めているのだろうか、それとも吐いているか、吸っているか。あるいは、集中している時の精神状態と、呼吸は無関係だろうか。

はっ！　と思う何かがあった時、人はふつう、一瞬、息を止める。そして考え、観察し、という「意識」に集中する。そういうものではないだろうか。つまり、呼吸の働きと、意識というのは、どうやら両立するものではなく、どちらか一方が顔を出すと、他方は止まってしまう。三木は書く。

「たとえば、道を歩いていていきなり車にぶつかりそうになったとき、だれしも一瞬ハッと息をのむ。水溜まりをよけるとき、ぬかるみを渡るときも結局これと同様で、一般にわれわれは一つの仕事をするときも（ものを考えるときもおなじであるが）、文字どおり息を凝らしてひたすらこれに打ち込む。

このことを逆にいえば、呼吸に専念しているときは、だれでも隙間だらけであるということであって、むかしから真剣勝負では息を読みとられたほうがすなわち負けといわれた。

つまり「動作」と「呼吸」はけっして両立しえないもの」（同20－1ページ）

ここで、三木は「**呼吸に専念しているときは、だれでも隙間だらけ**」「**「動作」と「呼吸」はけっして両立しえない**」という。

なぜ、そのようなことになるのか。その理由は、肺の解剖学的な仕組みによる。つまり肺の動きというのは、肺自体の力によってではなく、「骨格筋」の働きによって、受動的に起こる。肺を動かしているのは、骨格筋で、この筋肉というものは、意識の働きと関係している。腕を上げようと意識すれば、骨格筋はそのように働いて腕が上がるし、口を閉じよう（下顎を動かそう）と思えば、口は閉じる。つまり意識が忙しいと、からだの動き（骨格筋の働き）は止まる。意識と、からだの動きは両立しない。同じく、呼吸というのは、からだの動きと同様に、骨格筋によって、なされる。だから意識と呼吸は両立しないし、動作と呼吸も両立しない。どれか一つ、なのだ。

呼吸には、もう一つ、特徴がある。

三木はそれを「吸うは易く吐くは難し」と言った。呼吸というと、吸うことと吐くことの一連のプロセスをセットとして考えて終わり、としがちだが、呼吸には、吸うということと、吐くということの二つのものがあり、その違いを考えてみることも必要だ。

「**吸う方には横隔膜があるが、吐く方には、これに相当する専用筋のないことがわかる。〝吸うは易く、吐くは難し〟といわれるゆえんであろう**」（同26ページ）

ここで三木は、「**〝吸うは易く、吐くは難し〟といわれる**」と書いている。言うは易く行うは難し、とは聞くが、「**吸うは**」の方は三木の口以外から聞いたことはない（笑）。

それはともかく、呼吸には、腹式呼吸では腹直筋、胸式呼吸では肋間筋や、大・小胸筋などが（肋骨の上げ下げに）関与しているが、呼吸のために特化した専用の筋としては横隔膜しかない。つまり意識が忙しくなって骨格筋が働かなくなる（止まる）と、呼吸については、それとは無縁の横隔膜だけが働く（縮む）ということになる。すると、呼吸の働きは、「吸う」ことばかりになってしまう。三木はそれを「**吸うは易く、吐くは難し**」と言った。

筋肉の話を補足すると、緊張すると肩が凝るが、これは肩の筋肉（僧帽筋など）が縮む、ということである。そうすると鎖骨が上がり、肩が上がる。肩が上がると腕も上がる。すると、肩甲骨についている小胸筋や、上腕骨についている大胸筋が上がる。しかも、それらの筋肉も肩が凝るように縮むと、その筋肉がついている肋骨が上がる。すると胸郭が大きくなり、胸が陰圧となり、胸式呼吸で息が「吸われる」。風が吹けば桶屋が儲かるではないが、肩が凝れば、息が吸われる。横隔膜が縮むのと同じで、「吸ってばかり」となる。

意識が忙しくなる（あるいは、肩が凝る）というのは、考えごとがあったり、悩みがあったりと、あれこれ精神が動揺している状態、と言ってもよい。すると、横隔膜も他の筋肉も硬く縮み、**「吐くは難し」**で、吸ってばかりとなる。なので、肺に空気がたまる。

三木はこれを**「息詰まる」**と言った。息詰まれば、さらに心も息詰まり、悪循環になる。そのためには、詰まった息を吐かないといけない。三木はこれを**「息抜き」**と言った。

肺に充満した息を抜くには、深呼吸でゆっくりと大きく吐くのがよい。すると息詰まりも消えて、心も落ち着いてくる。テストの前とか、スポーツのレースとか、スタート前とかで緊張して、その緊張をほぐすために深呼吸をする。しかし「息詰まり」の話から分かるように、深呼吸で重要なのは、深く吸って深く吐くことではなく、何より深く「吐く」ことなのだ。

息詰まったところで、浅い呼吸をフハッ、フハッとしていても、肺に新たに入ってくる空気は少ない。まずは大きく吐いて、吐ききったところで、ゆっくり吸う。呼吸のリズムは落ち着くし、なにより新鮮な空気がたくさん肺に入ってくるから、酸素も十分に供給される。体はさらに落ち着く。ともあれ、なにより深く呼吸をすることだ。

しかし息を吐く方法は、深呼吸だけではない。お喋りをするのも、歌を歌うのも、それは息を吐くことである。吐く空気が、音となってお喋りや歌となる。だから行き詰まって緊張した時には、お喋り・歌も有効だ。笑う、というのも息を吐くことである。息を吸いながら笑う人はいない。笑いは、イコール息を吐くことである。
そんなふうにして、息を吐くことで、リラックスができる。呼吸は、このように意識や心と関係している。呼吸器は、決して、生きるために体内に酸素を取り込む、ガス交換だけのためにあるのではない。心とも関わっている。

さて呼吸については、最後の話になるが、三木は、呼吸のリズムと、海辺の波の関係を思考していた。とくに晩年、死の2週間ほど前だが、研究合宿で一緒に那須に行った時、夕食の席で、カリブ海の波のリズムと、千葉の波では、リズムがどう違うか、というようなことを熱心に話していた。三木は、海辺の波そのものに興味があったわけでなく、波のリズムというものを、ヒトのからだとの関係で考えていたのだ。
三木成夫は、昭和62年（1987年）8月の夏に没したが、昭和62年8月1日付で発表した「海と呼吸のリズム」というエッセイで、こう書いている。

「**波打ちのリズムにはどうやら生命の根源を支える何物かが秘められているようです**」（「海と呼吸のリズム」、『海・呼吸・古代形象』所収、42ページ）

また、その3年前、昭和59年に書いた「呼吸のリズム」というエッセイでは、この「何物か」について、具体的に以下のように書いていた。その文章が書かれた箇所には「呼吸のリズム――波打ちの生命記憶」という小タイトルが付いている。

「数百万年にもおよぶ水辺の生活の中で、いつしか刻みこまれたであろう波打ちのリズムが、私にはどうしても人間の呼吸のリズムに深いかかわりがあるように思えてならないのです。海水浴の砂浜で、波が打ち寄せた時にブクブクと息を吐き、波がサーッと引いた時に大きく息を吸う、あの呼吸と波打ちの関係を思い浮かべればいいでしょう。このことは解剖学の側からも考えられる。魚のエラの運動神経が「側線」という波のうねりをキャッチする感覚器にも同時に分布しているからです。それは魚のエラ呼吸と母なる海の波動が、互いに密接不可分の間柄にあることを物語るものです」(「呼吸のリズム――波打ちの生命記憶」、『海・呼吸・古代形象』所収、32－3ページ」

海辺というのは、海であって、また波が引けば陸になる。そういう曖昧な領域だ。海辺に佇《たたず》んでいる動物は、ある時は潮の引いた砂浜にいる。しかしそこに波がやってきて、海水に包まれると、「海の底」となる。そしてまた波が引いて、陸になる。地図を見ると海岸線というのがあって、あたかも海と陸の境界は判然とした線で世界が分けられているかと錯覚してしまうが、不動の、確固とした、海と陸の境の線などというものはない。ある時は陸で、ある時は海となる。それは呼吸ということで言えば（陸上動物の空気呼吸ということで言えば）、波が引いて陸上となった時は、空気を吸い込むことができるが、波が寄せてきて水の中となったら、息を止めるしかない。あるいは息を吐くしかない。

太古の昔、海の中の生き物が上陸し、海辺での長い暮らしを送っていた時、呼吸は、そういう波とともにあったに違いない。

水泳で、水から顔を出した時に息を吸い、水に顔をつけた時に息を吐くように、海辺での呼吸とは波のリズムとともにあった。ならば、波のリズムというものが、私たちの呼吸のリズムの奥底に、未だに生命の記憶として残っているとしても、ありえないことではない。だから呼吸を整えるには、ときに海辺に行って、その波に合わせて、自分の呼吸をしてみる。正しいリズムで吸って、正しいリズムで吐く。

真の「息抜き」というのは、そういう海辺での時間で体験できるものなのかもしれない。

(2)循環系(心臓と血管)

消化系で吸収された栄養分、それと呼吸系で吸収された酸素は、人が生きるための「薪と酸素」であると三木はいう。それがエネルギーとなって、体を作り、体を動かす。つまり人は生きていくことができる。

これらの栄養分や酸素は、体の隅々の細胞にまで行き渡らないといけない。その仕組みが「循環系」である。循環系は、経路である血管系と、そこを流れる血液系の二つからなる。

まずは、血管系からみていこう。血管系の中心にあるのは、心臓である(図23)。人の心臓は、四つの部屋からなる。まず壁によって左右に分けられ、この二つの空間は通じることがなく、完全に隔てられている。なぜ二つの空間があるかというと、それぞれが別の循環系を作っているからだ。その二つを「体循環」と「肺循環」という。つまり栄養分や酸素を体中に運搬するのが体循環で、これが循環系の基本ともなる構造体である。血管は、体中に張りめぐらされている。手にも足にも、頭部にも、もちろん体幹にも、細胞の枝は行き渡っている。どの部分にも、どの細胞にも、栄養分と酸素を運ばないといけないからだ。

しかし循環系には、この体循環以外に、もう一つの経路がある。それが肺循環で、これは心臓から出て肺に行き、また心臓に戻る。肺でガス交換された酸素を、血液に溶かして、また心臓へもどし、そこから体中にその血液が送られる。この、心臓→肺→心臓のところが、肺循環ということになる。

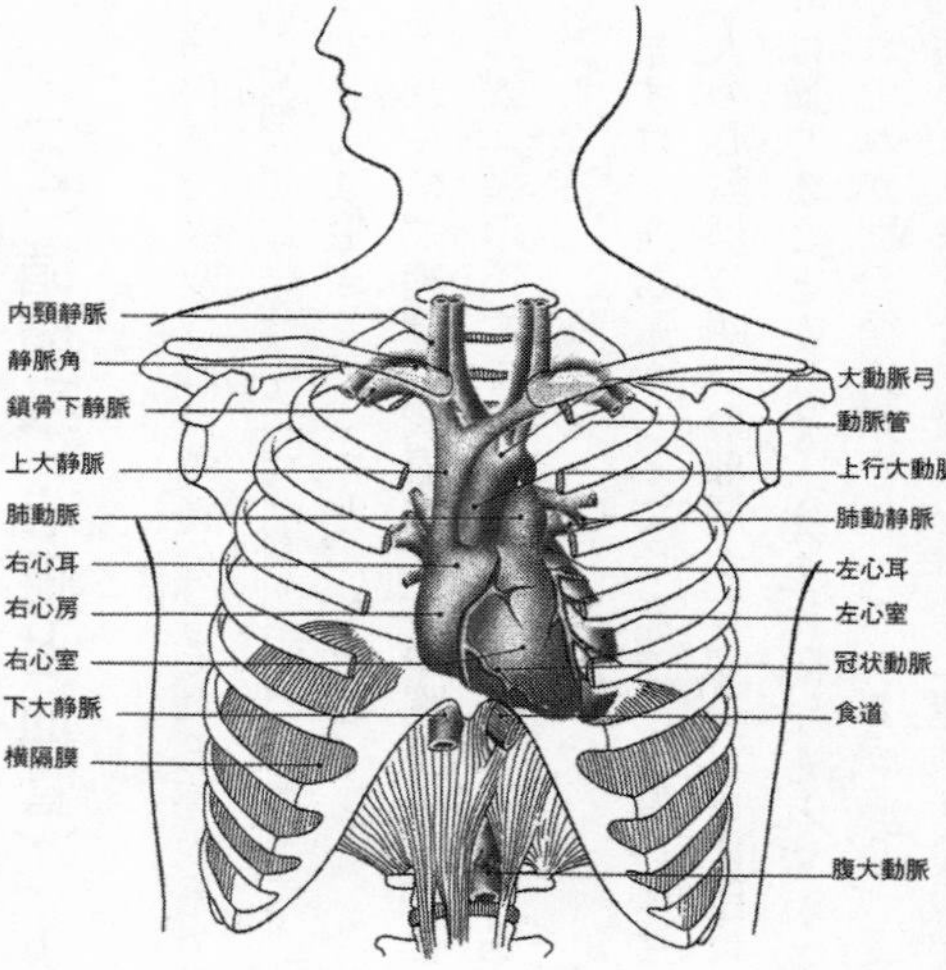

図23　心臓。心臓を見せるため、左右の肺はとりのぞいてある（『ヒトのからだ』85ページ）

つまり循環系には、心臓から出て体中をめぐる体循環と、心臓から出て肺をめぐる肺循環の二つがある。だから心臓から肺に行くためと、心臓から体中に行くための、二つの空間（＝出口）が、心臓にあることになる。それが心臓の左右の空間だ。

心臓の左右の空間は、さらに心房と心室の二つに分かれる。心房には、血管の血液が入ってくる入り口があり、心室はその血液が送り出される出口がある。入り口の方は、ただ流れてくる血液を受け入れればいいが、出口の方はポンプとして血液を勢いよく送り出さねばいけない。だから心室の筋肉は厚く丈夫で力強い。

ともあれ、これで心臓の空間は四つになる。つまり左右の空間と、そのそれぞれの心房と心室だ。右心房、右心室、左心房、左心室の四室となる。心臓から出る血管を「動脈」と呼び、心臓に入る血管を「静脈」というから、まとめると、こうなる。

静脈→**右心房**→**右心室**→肺動脈→（肺）→肺静脈→**左心房**→**左心室**→動脈

ここで太字の箇所が心臓ということになる。

では次に、血管をみてみよう。

ここでは心臓を出発点として、体をめぐって再び心臓に戻ってくる、その血液がめぐる流れに沿って、血管の構造をみていこう。まず心臓の血液は、左心室から出る。この時が血の流れの勢いは、もっとも強い。心臓のポンプから、全身に行き渡るだけの力が、この血液にかけられるわけだ。血管も、その圧に耐えられるだけの厚さと太さがある。この血管を上行大動脈という。名前の通り、血管は上に向かって流れていく。そしてこの「**巨大な動脈（上行大動脈《じょうこうだいどうみゃく》）は、ただちに左へ大きく一八〇度の弧を描いてまがり、背骨のすぐ左前を一直線に、横隔膜をつらぬいて骨盤《こつばん》の入り口まで急降下する（胸《きょう》および腹大動脈《ふくだいどうみゃく》）**」（『ヒトのからだ』、78ページ）。三木は、そう描写する。血管は、そこから左右に足に沿って、二つに分かれ、また心臓から出た大動脈は、途中、頭部や腕へ行く血管の枝を出す。もちろん、内臓に向かう動脈もある。そうやって、太く巨大な動脈が枝分かれをする中で、細く数を増やし、やがて動脈末端の毛細血管となる。このルートで、体中の細胞に、栄養と酸素が行き渡る。ここまでが心臓からの往復の「往」に当たるところで、これを動脈というわけだ。

　次に往復の「復」の、いわば心臓（＝右心房）への帰り道の血液の旅が始まる。これが静脈だ。心臓に帰る血液の、静脈の道は、大きく二つある。頭・手・胸腹壁からの静脈は一つにまとまり、上大静脈となる。いわば上半身からの静脈だ。そしてもう一つ、下半身方向からの静脈を、下大静脈という。こちらは、足および泌尿・生殖器からの血管だ。ここで重要なのだが、この下大静脈に、肝臓からやってきた肝静脈が、流れ込む。肝静脈というのは、「**肝臓の関所を通過してやってきた消化器官からの静脈**」（同79ページ）である。つまり、肝静脈というのは、消化系で吸収された栄養分をたっぷり含んだ血液なのだ。静脈というのは、単に動脈からの残りカスを運ぶだけの血管ではない。途中で、このような・いわば滋養に満ちた血液となる。その栄養分を運んで、静脈は心臓の右心房へと流れ込む。これで心臓から出て心臓へと至る血液の旅が一周し終えたわけだ。

しかし、血管の身体地図は、それだけで終わらない。先に述べたように、これは「体循環」の話であって、血管にはもう一つ「肺循環」というのがある。いわば長い旅を経て流れの動きが弱まった血液に、ラストスパートの喝《かつ》を入れるように、心臓の右心室から出た肺動脈が肺でガス交換をし、酸素をたっぷり含んだ、色も鮮やかに蘇った血液として、肺静脈から心臓の左心房へ帰ってくる。血液は、栄養分も酸素も満ちた、新しく蘇った血となっている。

これで、体循環、肺循環の両方の、血管を巡る血液の旅が終わる。

この血管に加え、液体が流れるリンパ管というのがある。「**リンパ管は心臓へかえるいわば第二の静脈**」（「解剖生理」、『生命形態学序説』所収、１４０ページ）と三木は書くが、体液をリンパ管に集め、それが心臓に運ばれる、そういう管だ。リンパ系には、管の途中に関所ともいうべきリンパ節があり、バイ菌が入るとここにたまり腫れる。このように、リンパ系は「**免疫機能をもっていて生体防御を行なっている**」（同141ページ）。

この血管とリンパ管が、脈管系と言えるものとなるが、循環系には、「血管系（＝脈管系）」と、もう一つ「血液系」がある。この血液系について、三木は、こう書く。

「**体内にとり入れられた食物や酸素は、血液中の主成分となり、脈管系の給水管を通って、全身のすみずみにまで運ばれる。**

ところで、このような運搬の方法ができたのは、比較的高等な動物になってからで、はじめ太古の海に発生した単細胞の生物は、その全身から海水中の養分を吸収していた」（『ヒトのからだ』、70ページ）

ヒトのからだは、みたところ固体で作られている。だからしゃきっと立っているわけだし、つまりは硬い。ある程度の硬さを持っている。しかし生命30数億年の歴史の中で、その30億年ほどの長い時間は、海の中で暮らしていた。つまり液体の中にあった。栄養も、酸素も、その液体とともに体にやってきた。

海は、体の外にある液体だが、陸に上がっても、その液体の便利なところは捨てられず、液体の特性は活用され、体の中には、血液などの形で、液体が残った。あるいは、液体が採用された。

何より、液体の便利なところは、何かを運搬しやすいことにある。液体に溶かして流せば、すぐにその先に運べる。つまりそれが血液であり、循環系ということになる。循環系というのは、何かが循環するから循環系というわけだが、何が循環するかというと血液だ。つまり液体である。

三木は、このような血液が体の中にあることについて、進化の歴史の観点から、こう書く。

「太古の海水の形象が「血液」となって、しだいにそれを包む新しい管、すなわち「血管」の中に閉じ込められてゆく」(『生命の形態学』、186ページ)

つまり、血液とは、進化の過程で、それまで体の外にあって、体を包み込んでいた海の水が、上陸して海から離れて暮らすようになったが、その海の水を体の中に取り込んだ、生命進化の名残りなのだ、というわけだ。

つまり海の水は、血液という形になり、しかも機能的にも優れた物質として体の中で、いまだ活用されている、そういうものだということになる。

そこで次は、血液そのものについて。血液の成分は、どうなっているのか？

血液は、大部分が水である「血漿《けっしょう》と、細胞成分である赤血球、白血球、血小板とからなる。血漿は液体なので「物質の運搬」を、赤血球は「ガスの運搬」を、白血球は「異物の処理」を行う。三木の言葉遣いによれば、血液の役割は二つあり、「**交易と警備**」つまり、運搬と生体防御だ。

血の流れということで、血液は栄養分や酸素を運ぶもの、とのみ考えかねないが、この異物の処理、警備というのも大切な役割だ。三木は、こう書く。

「**血液細胞は、酸素運搬という脇道の仕事をのぞけば、すべて異物との対決にあけくれるのであって、これは、いかに多くの外敵が、あるいは腸管の垣根を、あるいは皮膚のすきまを通って、人間のからだに侵入しているかということをわれわれに物語る**」

(『ヒトのからだ』、73－4ページ)

つまり血液はなぜからだを巡るかといえば、繰り返しになるが、それは単に栄養や酸素を運搬しているのではなく、体の隅々まで、いわばパトロールして回っているのだ。どこかに異物が入り込んでいないか、それを見つけ出すにはパトロールは必要で、そして異物を見つけた時には、白血球などによって、異物退治が行われる。

以上で、血液と、それが流れる血管の仕組みについての話が終わる。血管は、心臓に始まり、心臓を終着駅として終わり、またその心臓を出発点として、血液は、体を循環し続ける。以上は、心臓を循環系の中心とした身体地図であるが、ここで考えなければいけないのは、果たして心臓は、本当に「循環系」の中心なのか？ということだ。だいたい心臓は、血液の流れを推進するポンプであるに過ぎない。生命にとって大切なのは、栄養の吸収と、そのエネルギーを使った運動などであり、血液の流れというのは、そのための補助的な仕組みでしかない。

では心臓が循環系の中心でないとしたら、その中心はどこにあるのか？

「もともと血管系は、腸から吸収された栄養物を全身に運ぶための運河系として発生したものである。……つまり、われわれのからだのすべての血管系のうちで、腸の血管が歴史的にもっとも古い」（『ヒトのからだ』、80ページ）

つまり、血管系の中心を「心臓」にみないで、「腸」にみる、それが三木の見方である。「**血管系の第一の仕事は、腸管から吸収された栄養物を全身に運ぶこと**」（同81ページ）で、その点では血液循環の出発点を心臓とみないで、腸の血管、あるいはそれが集まる肝臓とみる、そういう「体の見方」があっていい。これはマラソンの周回コースでいえば、そのスタート地点がずれただけで、そのコースそのものには何の変化もない。しかし「血管とは何か？」「循環系とは何か？」という体の見方からすれば、そこには進化の歴史への観点も含まれており、なぜ血管が体に生まれたのか、ということを考えるヒントにもなる。

血管は「いつ誕生したか？」という進化の歴史への観点については、三木は、こう考える。つまり、初めは「くぼみ」に過ぎなかった食べ物の入り口と出口が、「腸腔の底が抜けて腸管が開通する」ことになった。血管系は、その時に誕生したというのだ。血管は、腸管と一心同体の関係にある。だから両者は同時に生まれた、というのが三木の見方だ。

話が、やや複雑になってきたかもしれない。そこで最後に、三木の言葉を引用して、循環系の発生についての見方を整理してみたい。こうだ。

「脊椎動物では、呼吸系は消化系とともに腸管に由来し「消化・呼吸系」として一括される。……循環系を眺める。それは本来、腸管に付属して発生し、従って上述の入出系とは不可分の聯関を持って形成されるのであるが、ここでは、こうした循環系の起源を……」（『生命の形態学』、184ページ）

これが循環系の起源についての見方、ということになる。話が起源まできたところで、循環系の話を終わりにして次に進めたい。

そう思うが、もう一つだけ、触れないでは済ませられない問題がある。三木成夫の世界を語ろうとしたら、こういう話題は避けられない、というものだ。つまり、心臓というのは、心の働きとどう関係しているのか。人間は、緊張すれば心臓がドキドキし、また心臓の鼓動は生きる力の源となるリズムの力を孕《はら》んでもいる。心臓は、単なる機械としてのポンプであるだけではない。

心臓と心は、どう関係しているのか？

その前に、「循環系の中心はどこか？」ということに話を戻したい。栄養分を吸収する消化系あたり、腸が、古来の消化系の中心だと書いた。心臓は、その途中にある単なるポンプであって、中心は心臓ではない、と。

たしかに、進化の歴史の観点から見ればそうであるし、また循環系の（栄養分の運搬という）役割から考えれば、その中心は腸、あるいはそこからの管が集まる肝臓と考えられる。三木もそう考えたが、しかし一方で三木は、循環系の（存在としての）中心は、心臓である、ということも書いている。

三木は、人の体を植物的な部分と、動物的な部分の二つに分けて考えるが、この両者の代表、それぞれの中心にあるのが、心臓と脳であるという。三木は、「**循環系の中心である「心臓」と伝達系の中心である「脳」**」（同217ページ）という言い方をしている。「**われわれはこれを「脳の血管分布」と「心臓の神経支配」という2項目として抽出した**」（同前）という言い方もしている。

ともあれ、心臓は、やはり循環系の重要な中心であるのだ。

では心臓と心は、どう関係しているのか？

三木は解剖学者なので、魂とかいうものが、脳や神経の働きと別にあって、それについて考えるということはしない。あくまで解剖学で存在が確認できる体のあれこれをもとに考える。つまり心臓と心、というテーマでいえば、心臓周辺の神経はどのように分布しているか、ということが、第一に、考えることの入り口となる。

心臓になぜ神経が分布しているかといえば、それは心臓の動きをコントロールするためだ。つまり心臓の血流調節のために心臓に神経が伸びているわけだが、ヒトの心臓には、それだけでないものがあると三木は言う。

魚類、両生類そして上陸後の爬虫類の心臓に伸びた神経の構造を見て、そこに迷走・交感神経が両方ともあると確認した三木は、ヒトの心臓の神経について、あることに気づく。

「はじめ迷走・交感の混成であった動脈門の神経が、時とともに、しだいに「交感優位」の一途を辿り、やがて人類の誕生とともに、これがひとつの頂点を極める……これを一言でいうなれば、脊椎動物は冷血から温血に移行するにつれて、しだいに〝交感的 sympathetic〟になり、それが人間でもっとも顕著に現われる、となろうか」（同222ページ）

これはどういうことか。迷走神経とか交感神経という用語を使わずに、三木は、さらにわかりやすく説明を続ける。

「本来、血流調節のために生れたこの神経系が、こうして循環系の全体を支配するまでになったその結果、例えば、どんな現象を目の前にしても、そこでは、それに相応しい血管反応が、その時のひとびとの感情の重要な「生物学的」基盤となって現われる。いわゆる〝心が動かされる〟」（同前）

このように心臓に「心」が宿るようになる。あるいは、心臓の働きが、心という名で呼ばれる何かと、なるようになる。心臓は、単に血流のためのポンプではなく、そこに神経が絡むことで、心を生み出す一つのものとなるのだ。

「そこでは、心の動きが、しだいに、心の〝動揺〟から、やがては〝動転〟となり、ついには過剰の血管反応を伴った、それは、もはや病理学の領域で扱われる、例えば、〝狭心症〟の発作から心筋梗塞の〝死の苦悶〟といったものにまで進展してゆく一連の過程が見られる」（同前）

また三木は、こんな言い方もする。

「血管系のさまざまの動揺が、人間の感情の最も端的な表現である」（「解剖生理」、『生命形態学序説』所収、139ページ）

というわけで、心とは、心臓にまつわる神経の、その働きの総体なのだ、ということができよう。

瀬戸内海の豊島《てしま》という島の海辺に、現代アートの巨匠、クリスチャン・ボルタンスキーの作品だけを収めた美術館がある。その美術館にあるのは、様々な人々の心臓音を集めたアーカイブで、暗闇の中で明滅する裸電球の部屋で、心臓音が鳴り響いている。その音を聞くと、心臓というのは、やはり単にポンプではなく、そのリズムや、響きの音質などから、それを聞いているこちらの心にも、心臓という臓器が持つ、命と心の力が伝わってくる。心臓というものには、やはり「何か」がある。そう思わせられる。

「心臓の拍動は血管系の大きなうねりとともに、植物器官系の持つ、あの「遠観得性」をみごとに象徴する」（『生命の形態学』、223ページ）

というふうに、三木は、心臓は単に心の表れであると考えるだけでなく、そこに「遠観得性」までも見る。しかし、そこには注釈があって、そのような見方をしたのは「**上古代人**」であって、われわれ現代人ではないと。「**上古代人は、それを、大宇宙のリズムの、小宇宙的、いわば〝生物個々〟の肉体的な表現として据えた**」（同前）、と。しかし現代人は、すでにその感覚を忘れてしまった。なぜなら、と三木は書く。

「**人類の循環系が、にわかに「近感覚性」を、それも、時とともに〝自我的に彩られた〟近感覚の性能を帯びるようになる**」（同前）

ここに、心臓や循環系というものの解剖学的な観察と思索を踏まえた、三木からの警告がある。われわれは、心臓のリズムと響きに、何を読み取ればいいのか？　たとえば瀬戸内海の小島にある、海辺の美術館に行って、「心臓音のアーカイブ」に耳を傾けながら、そのことに思いを馳せるのもいい。

偶然であるが、その島の対岸にある香川県は、三木成夫の生まれ故郷でもある。

（3）排出系（泌尿・生殖器）

さて、動物的な体、植物的な体について、知覚↓伝達↓運動、それに吸収↓循環↓、ということについてみてきた。いよいよ、最後に「循環↓」の後にくる、排出系となる。

排出には、大便、小便、出産、それに汗や呼吸の「呼」などいろいろあるが、ここではその代表的なもの、つまり大小の便と、出産について取り上げてみたい。つまり、泌尿・生殖系の話である。

まずは、泌尿系。

泌尿系は、その名前の通り、尿を作る器官だ。血液から有害物質が濾《こ》し取られ、それが小便として体外に排泄される。その働きをしているのが腎臓で、お腹の左右、背中近くにある。なので腎臓の痛みを感じる時は、お腹（つまり前）ではなく、背中（の下の方）で感じる。三木の説明文を引用すれば、こうだ。

「人間の腎臓は、……握りこぶしよりやや大きい「そら豆」のような形をした暗赤色の臓器で、背骨（第1腰椎《ようつい》）の両側の壁にくっつき、左右のものが互いに向かい合う」

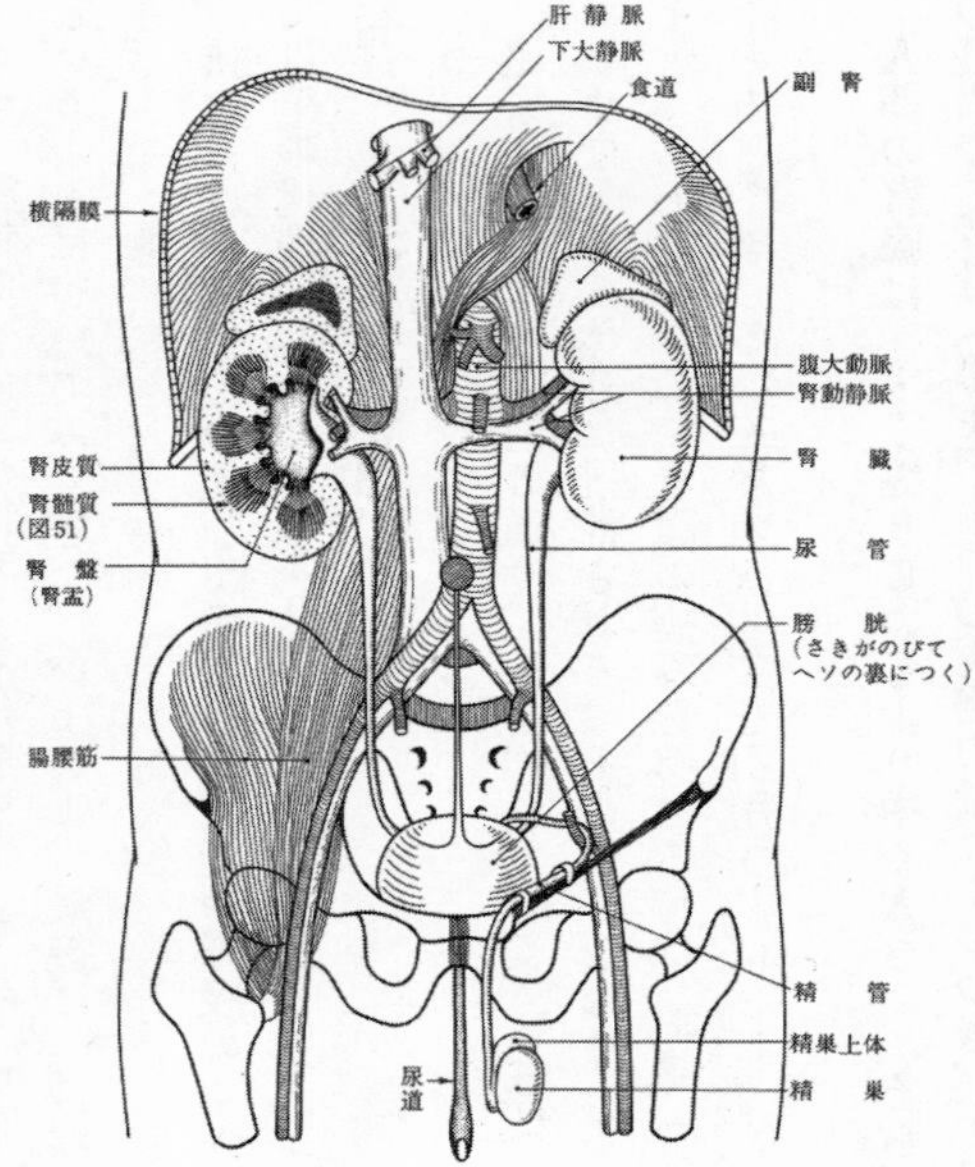

図 24　泌尿系の全景(『生命形態学序説』146 ページ)

(「解剖生理」、『生命形態学序説』所収、146-7ページ)

この腎臓を含めた泌尿系を三木の著書に載っている解剖図で示すと、こうなる(図24)。

ここに、腎臓から尿が排出されるまでの全体が示されている。つまり、腎臓から「尿管」という管が出て、それが「膀胱」へと入る。ここにしばらく尿がたまり、「尿道」から体外に出る。

腎臓↓尿管↓膀胱↓尿道↓（小便として出る）

という経路になるわけだ。

では、血液（＝有害物質を含んだ、汚れた血液）は、どのように腎臓に入ってきて、そして出て行くのか？　腎臓には内にくびれ込んだ「腎門」という出入り口がある。ここに動脈が入り、また静脈が出ていく。動脈は「腎動脈」、静脈は「腎静脈」という。

この経路をまとめると、こうなる。

心臓↓腹大動脈↓腎動脈↓腎臓↓腎静脈↓下大静脈↓心臓

生命の進化から見ると、これは「腎循環」といえるルートで、まだ肺循環ができていなかった、海の中での生き物の体に、すでにできていたものである。三木は、サメの循環系の図で、体壁循環、腸循環、それにリンパ管などとともに、図示する（図25）。

この三つの循環は、腸循環は栄養分の吸収、体壁循環は栄養分の運搬、そして腎循環は排出と、植物系器官の吸収・循環・排出の三つの世界をそこに示している。

この項は排出系の話なので、腎臓で濾し取られた有害物質が、どのように「出て」

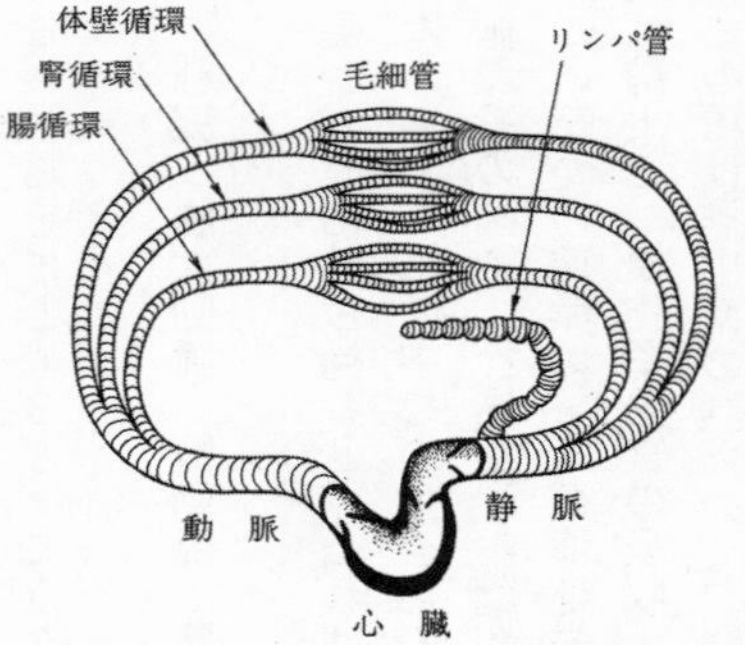

図25　体循環の模型（『生命形態学序説』128ページ）

いくのか、そのルートをみていくことにしよう。

左右の腎臓からは、それぞれ一本ずつの細い尿管が出ている。直径は5ミリほどの太さだ。たいへん細いので、尿管結石といって、ここに腎臓で作られた石が入ると、その管の壁をひっかいて激痛に襲われる。

そして尿管の次が、尿が溜まる膀胱である。この膀胱の、生物進化における、いわば膀胱の進化について三木は思いを馳せ、こんなふうに説明している。

「もともと膀胱は、直腸の一部が腹側にふくれ出してできたものである。したがって、これは消化系に属するものであるが、古生代の末期、石炭紀の古代陸地へ上陸した両生類においてはじめて現われたものとされている。これ以後、陸上での排尿は、いったんこの袋にたくわえられてから行なわれる」（『ヒトのからだ』、93ページ）

そんな経緯を経て、尿（おしっこ、小便）は、お腹の中の膀胱に溜められて、ある程度の量が溜まったところで、排出される。ちなみに、右記で「膀胱は消化器の一部」と説明されているが、この膀胱が直腸から独立したのは「卵生から胎生に移る」時であると三木は説明している。胎生、つまり哺乳類になって、膀胱はヒトの内臓にあるようなかたちになったというわけだ。

ともあれ、尿が膀胱に溜まる。膀胱がふくれる。それは単に生理的というか、物理的な状況に過ぎないが、三木はそこに内臓感覚という「こころ」をみてとる。そのあたりの見方は、三木が生前に出した2冊の著書のうちの一冊、講演録である『内臓のはたらきと子どものこころ』（後に河出文庫『内臓とこころ』）に、生き生きと語られている。読んでいこう。

講演は、その「膀胱感覚」の話から始まった。三木は、その講演でプリントを配布した。

「膀胱は直腸と共に、中身が詰まると収縮する。この感覚は、尿意・便意となって意識に上るが、おしめの取れた幼児たちは、それを自分で覚えるまでに失敗を積み重ね

てゆく。この中身の刺激による内臓筋の収縮は、内臓感覚の一方の柱をつくるが、これを素直に受けとめる感受性は、この時に養われる」(『内臓とこころ』、12ページ)

三木は、このプリントを読んだ後、自身の子育て体験の話などを交えながら、ヒトの「膀胱感覚」について話した。

自身の子どもが、「おしめが取れた」頃の話だ。子どもが一人で遊んでいる。しかしオシッコがたまってきたのか、腰をムズムズ動かし始める。隣の部屋にいる母親が「オシッコでしょう?」という。しかし子どもは、遊びを続けたいのか、あるいは尿意が意識に上っていないのか、トイレに行かない。しかし時とともに、状況が逼迫してくる。母と子は、トイレに「ハヤク行きなさイッ」「イヤ、イカナイ」のやり取りを繰り返す。

われわれ大人は、トイレ感覚については、豊富な経験者だから、あと30分は大丈夫とか、5分は持つとか、もう1分以内でないと無理とか、尿意も便意もだいたいのところは分かる。しかし、生まれた時から、その感覚が身についているわけではない。

「赤ん坊は、オシメが取れた当座は、膀胱が膨らんできても、ああ、たまったんだなァ

と、**感じることがない。ただ、イライラしてくるだけです**」（同18ページ）

三木は、そう言う。しかし、このイライラを何度も経験し、その後にトイレに行くことを繰り返すことで、尿意というものがわかってくる。膀胱の状態を、自分で知ることができるようになる。三木はこれを「内臓感覚」という。内臓には、膀胱以外にもいろいろあるが、その一つの代表として、膀胱の感覚を挙げる。私たち人間は、こういう膀胱の感覚を通したりして、自分の内臓感覚というものを知ることができるようになる。

三木は、この内臓感覚に「こころ」を読み取る。まずシンプルなこころの状態として「快」と「不快」を挙げる。オシッコで言えば「禁尿感」と「放尿感」だ。がまんする感覚と、そこから解放される感覚。三木は、こんな言い方をする。

「ふつう内臓は物が詰まってきて、それがあるところまでくると、グッと収縮する。たまればたまるほど、この〝内圧〟に対する〝逆圧〟が増してくるわけです。それでだんだんと充満して、だんだん逆圧が強くなる。このプロセスが、いわゆる「不快」といわれる状態です。これに輪をかけるのが括約筋ですね。この括約筋が収縮してい

るものですから、出ていかない。こうして、その極限にきた時に、括約筋がホッとゆるむ。この緊張が取れていくプロセスが「快」の状態です。ですから、まず不快となり、ついで快となるわけです」（同16ページ）

この放尿の感覚について、三木は具体的に生き生き（笑）と語っている。引用ばかりが続いてしまうが、三木成夫の真骨頂と言えるところでもあり、引用を続けたい。なおこれは講演録を元にした本だから、その元になっているのは三木の語りである。私は、この講演に立ち会ったわけではないので、その時の思い出というのがあるわけではないが、しかし三木の授業や講演は何度も聞いたので、こういう文章を読んでいるだけで、三木先生の声が耳の中に蘇ってくる。その話のリズムや間に、包まれている感じを思い出す。三木成夫は書いた文章も良いが、何より語りの天才だったと、しばしば言われる。その語りの雰囲気を留めているのが、このような講演録だ。その声を聞くように、読んでほしい。

「これでおわかりいただけたかと思いますが、放尿感と申しますのは「快」そのものです。括約筋がきれいにゆるんで一気に抜けてゆく、あの感覚です……。しかし、こ

れは、あくまでも目がさめている時で、夢のなかではまた格別です（笑声）。ちょうど、スローモーションの映画ですね……。ゆっくり、ゆっくり、ほんとうに際限なく続きます。その間、なにかうっとりした感じで……（笑声）。私など、かなり高学年までやっていましたが（笑声）」（同前）

この三木の話の合間に「笑声」という記録が挿入されているが、その声はきっと、大きなバカ笑いではなく、あたたかく静かに湧き上がる、そんな笑い声だったに違いない。その声そのものが、内臓感覚そのものの表れであり、人は三木の話とともに、自身の中にある感覚が共鳴し、それが笑声という呼吸となって現れたのだろう。

さて、ここでは膀胱を例にした「快」「不快」ということであったが、そのような内臓感覚が、私たちヒトのこころのスイッチとなる。これは胃や腸でも話は同じだ。

「**内臓不快**」――**これが人間苦の究極の〝引き金〟だ**」（同23ページ）

三木は、そう語る。

「膀胱の不快な感覚がひとつの回線を送って、大脳皮質に無事たどりつくまでに、これが引き金となって、いろいろの雑音が途中から割り込んでくる。……そちらのほうの「不快」が、肝心の正規の回路をいつのまにか塞いでしまう」（同26ページ）

その時だ。

「（それが）縁となって、それこそ百八煩悩が、夏雲のように湧き上がってくる」（同23ページ）

私たちのこころの迷い、悩みというのは、そんなふうに内臓不快を縁として、湧き上がってくる。

「私どもの人生というのは、いってしまえば、この煩悩・妄想との明日なき闘い」（同24ページ）

三木は、そう言う。ここでは、内臓というからだの臓器の話が、そのままヒトのこころの話になっている。それは、こころというのは、からだと表裏一体のものであるという三木の人間観に依っている。たかが糞尿の話であるが、三木は、そう言うからだの解剖学を、こころの哲学にまでも展開している。これこそが、三木成夫の世界だ。

さて、以上で大便・小便の、小便の話は終わる。次は、大便の話であるが、これについては本書の冒頭から、あれこれの箇所で言及してきた。そこで、ここでは補足として、うんちの色に言及し、あとは短い詩でも書いて、次に進むことにしたい。

うんちは、なぜあのような色をしているのか？　うんちは食べたものが消化され、栄養分が吸収された残りカスである。では食べ物の色をミキサーでこね合わせるようにして、その色を平均すると、あの色になるのか。たしかにイカ墨などを口に入れた翌日の大便などは、黒い色をしている（尾籠《びろう》な話で恐縮だが、これもまた体の世界であると納得していただきたい）。そもそも、枯れた落ち葉の色、土の色も、うんちと似た色をしている。

それには血の色が関係している。血液の中の、赤血球だ。この赤血球は、骨の中の骨髄で作られ、120日ほどの寿命で死ぬ。三木はこう書く。

「赤血球は120日、白血球は数日から数年で死ぬ。その墓場は脾臓や肝臓やリンパ

組織である。このとき、こわれた赤血球からでたヘモグロビンは肝臓で黄色の色素（ビリルビン）に変わり、胆汁に混じって腸の中に排泄される。便の色はだから赤血球の死骸によってできたものということになる」（「解剖生理」、『生命形態学序説』所収、132ページ）

だから、うんちは、ああいう色をしている。

ともあれ、これで、うんちというものに、よりリアリティを持っていただけただろうか（そんな必要ないかもしれないが）。

そんなふうにして、口から入った食べ物は、消化系の長い旅を経て、大便として排泄される。膀胱感覚と同じく、直腸や肛門にも、それを察知する感覚がある。三木は書く。

「このようにして直腸付近まで内容物がやってくると、われわれははじめてそれに気がつく（便意）。そして、意識して肛門の扉（肛門括約筋）をゆるめ、おなかや骨盤の筋肉を総動員してこれを外へ出そうとする」（同120ページ）

つまり口から入った食べ物は、糞（＝うんち）として出る。これが生命のいちばん基本といえる仕組みだ。いのちとは、そういうものだ。

糞《くそ》が出て　屁が出て生きる

ここで俳句でも詠みたいところだったが、その修練を積んできたわけではないので、12音の短い詩で、それを要約してみた。俳句は短歌の5・7・5・7・7を短縮した5・7・5だが、それをさらに短縮して、5・7の12音の詩だ。これを十二音詩とでも呼ばせてもらおう。

さて、うんち（＝大便）について、さらに十二音詩を詠む。うんちとは、こういうものだ。

宇宙《そら》からの　大きな便り

ところで三木は、消化系の出口である肛門を、その入り口である口と対比して、対等なものと捉えた。口というのは、顔があるところで、人は人を、それが誰であるか

を顔で見分ける。三木は、それと同じく、肛門にも様々な顔があり、専門家（？）に
なると、肛門で個人を識別できると言っていた。三木のある友人の、肛門科の医師は、患者の顔を覚えていなくても、診察をして肛門を見ると「あ、佐藤さん！」などと、それが誰であるかが分かった、というような話を楽しそうにしていた。

その肛門は、内臓の出口であり、つまりそこにも生命進化の記憶のようなものを垣間見ることができる。そもそも、内臓は、無脊椎動物に形が似ている。

肛門や　いそぎんちゃくか　肛門の　海のおもい出

下手な詩が続いて恐縮だが、最後にあと一つだけ詩を書いてみることをお許しいただきたい。これで終えますので。

内臓の感覚は微妙だ。その微妙な差異を味わってこその内臓感覚だ。例えば肛門のあたりがムズムズして、中身が出そうになる。それがガスなのか、実（！）なのか、お尻のあたりの感覚を澄ましてみると分かる。いや分からずに失敗（苦笑）することもあるかもしれない。しかし大切なのは、それが「分かる」という感覚を持っている

ことだ。それほどに内臓感覚は研ぎ澄まさなければいけない。尻は、宇宙へのアンテナなのだ。

屁とわかる　尻の感覚

それはオナラなのかうんちなのか。どっちだ？　尻の感覚で、肛門の感覚で、それが分からないといけない。さあ、内臓の出口に、感覚を澄ましてみよう。

生殖器系

次は、生殖器系だ。

三木が、ヒトの生殖器系の解剖学について、その形態と構造を語っているのは、「解剖生理」（昭和42年）と「ヒトのからだ」（昭和43年）だ。三木の執筆歴の中では初期に当たると言ってよい文章で、そこでの見解は解剖学一般の内容とほぼ同じで、三木のオリジナリティがある、というものではないが、まずはそれをまとめることから始めよう。そして次章で、その生殖の果てに登場する「胎児の世界」について、こんどは三木ならではのオリジナルな視点で、ヒトのからだを眺めていくことにしたい。泌尿器と生殖器は、からだの中でもっとも男女の違いが大きなものだが、三木もそのことに言及している。

排出系の出口だが、そもそもの進化の初めの動物、あるいは今でも下等動物では、その出口は一つである。つまり、消化系の出口も、泌尿系の出口も、生殖系の出口も、それらが合流し、一つの出口から体外に排出される。三木はそれを、文字どおり「みそもくそも一緒」と言った。

しかし、人では、その出口が複数になる。ただし男女で、その数が違っている。男は二つ、女には三つの出口がある。消化系・泌尿系・生殖系と、三つの排出系があるのだから、ヒトの女では、その出口が完備しているということになる（図26）。

男では、消化系は独立しているが、泌尿系と生殖系の出口が一つになっている。つまり大便は独立した出口（＝肛門）から出てくるが、小便と精子は、同じ外尿道口から出る。

女性では、前から後ろに、尿の出口、子どもの出口（＝膣口）、そして大便の出口（＝肛門）というふうに、三つの穴が並んでいる。

では、泌尿・生殖系について、ヒトでは女の方が、なんでも進化の順序からいって先に進んでいるかというと、そうでもない。卵巣と精巣の位置の違いがそれだ。男の精巣は、からだの外に飛び出した袋（＝陰嚢《いんのう》）に入っている。しかし女の卵巣は、骨盤の中にある。医学部での解剖実習で、男の精巣（いわゆる金たま）と、女の卵巣を取り出して比べてみたことがあるが、その大きさ、形といい、とても似ている。もちろん片や精子を作り、また他方は卵子を出すのであるから、その働きは全く違っている。しかし目で見た限り、この二つは、うずらの卵のような大きさと形でとても似ている。しかし精巣だけが、からだの外の位置にある。

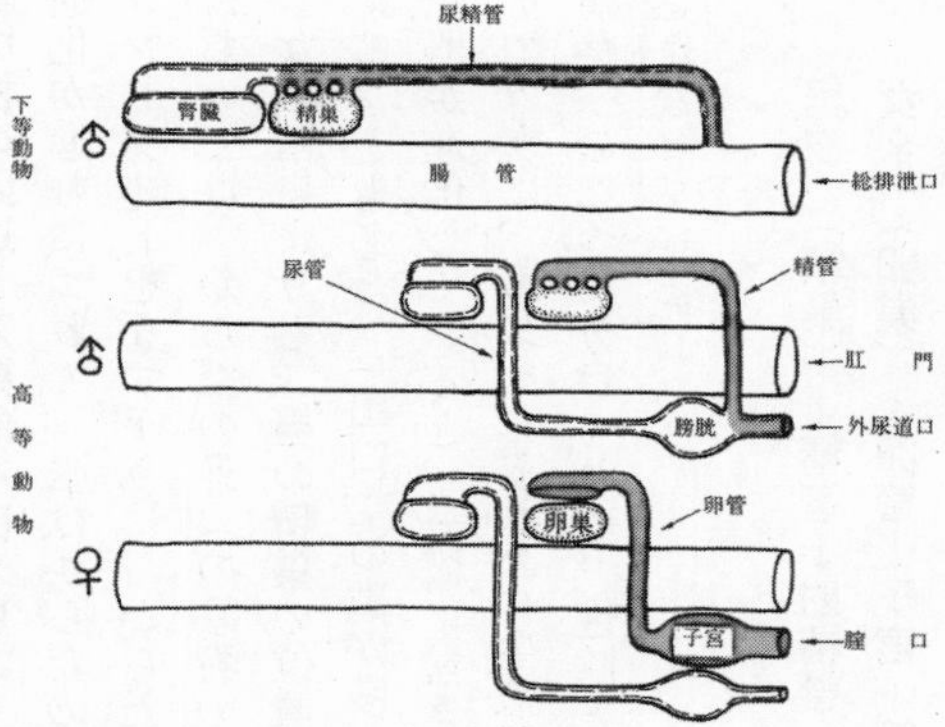

図 26　泌尿管と生殖管の分離。ヒトの女性では消化系・泌尿系・生殖系の三つの出口がある（『生命形態学序説』145 ページ）

三木は、この精巣の位置について「神

経中枢の頭進と対照的な出来事」と述べている（『ヒトのからだ』、90ページ）。つまり、進化が進むにつれて、脳はからだの上端へと移動していったが、オスの精巣はそれとコントラストをなすように、からだの下端へと移動していき、ついに哺乳動物の一部においては、からだの外（の陰嚢の中）に出てしまった。その点では、骨盤の中にある女の精巣よりも、男の精巣の位置の方が、進化の順序としては進んでいる、ともいえる。ともあれ、「出口」の数が多い女と、精巣が飛び出した男と、どちらの泌尿生殖器が進化していると、一概に言えるものではないが。

では次に、男女それぞれの、生殖器についてみていこう。生殖系は、「性腺」と「生殖路」の二つに分けられる。性腺とは、男では精巣、女では卵巣のことだ。生殖路は、こうなっている。

男♂　（精巣）↓精管↓射精管
女♀　（卵巣）↓卵管↓子宮↓膣

ここでは男女それぞれの特徴である、男の陰茎と、女の子宮について詳しく見ていくことにしよう。生物の進化の歴史の中で、交接（＝セックス）の仕方は、海の中の魚のような「体外受精」から、受精がメスの体内で行われる「体内受精」へとなってきた。陰茎は、そのために役立つ形であるし、子宮は体内で受精卵を育てるのに役立つものだ。その男女それぞれを象徴するともいえる、陰茎と子宮について、ここではみていきたい。

まずは陰茎、つまりペニス。

男の陰茎は、お腹の下にぶら下がっていることもあって、裸体ではよく目につく。加えて陰嚢も外に飛び出しているので、下着をはいてもその盛り上がりは目につくし、さらにその上に服を着ても目につくこともある。しかし、それほどまで目立つのはヒト（あるいは霊長類）ならではのことである。三木は書く。

「胎生動物において発達したこのような交接器のなかで、一般にオスの陰茎は、発情期以外は体内に格納されているのがふつうである。しかし、霊長類特に人類では、それが常時露出の状態となる。このことは……ヒトの男性で、その性周期が消失したことを意味するものではないか」（『ヒトのからだ』、97ページ）

いっぽう、子宮については、三木はどう言っているか。

「生殖系の歴史を通じて、交接器の発達は、外から見られるあきらかな事実であるが、メスの卵管におこった変化は、内部におけるもっともめざましい出来事といわねばならない。つまり、そこでは卵管の一部が、異常に発達して子宮ができるのである」(同98ページ)

三木は、子宮をそう評価する。

そもそも子宮は、どのような進化の道すじを辿って、こんにちのヒトの子宮ができたのか。もちろん初めは子宮などなく、「卵管」があるだけだった。それは水の中の魚類・両生類だけでなく、陸上の爬虫類・鳥類までがそうだった。**「そこには子宮は見られない」**(同前)、三木は、そう言う。

そして子宮そのものの「心地良さ」を、三木独特の文章で、このように描写する。

「霊長類では、……立派な一つの部屋すなわち〈子宮〉ができるのである。こうして、はじめは卵管の通路にゴロ寝をして育った受精卵も、時とともにその一個だけが、この豪華に改装された子宮の寝室にやすらかに憩《いこ》うこととなる」(同前)

ところで子宮は、三木成夫の世界に触れずとも、しばしば宇宙との響きあいが語られる臓器である。月経の周期に月のリズムとの関係が言われたりもして、からだの中に宿る「天体の観測所」ともいうべきイメージで見られる。たしかに、その通りではあるのだろうが、しかしこの本で見てきたように、子宮だけが、宇宙と響きあうヒトの臓器ではない。胃も腸も、あるいは肺も、星や海や様々な天体の現象と密接な関係にある。

三木は書く。

「内臓は、一見奇異な表現かも知れないが、本来、天体の運行に乗っかって、その機能を営む。……内臓系は、悠久の進化の流れの中で、ただひたすら宇宙空間の「遠」と共振し続けてきた」（『海・呼吸・古代形象』、１２８－９ページ）

また三木は、私たちの「**〝目先の動きに振り回される〟世界**」（同１３０ページ）の対比として、内臓の世界を、こう表現する。

「アンテナの届かぬ遠い宇宙空間の天体運行と、生まれながらに〝同調〟し〝共振〟する、さきの内臓の世界とはあまりにも対照的ではないか」（同130ページ）

ともあれ、子宮はからだの中の、宇宙へ向けられたアンテナ、いやアンテナも届かないものの一つであろう。そこから、出産という新しい命の誕生がなされる。陰茎と、子宮の入り口である膣とが交接し、そこから胎児が生まれていく。

この節は、排出系について扱っている。だから、大便や小便と同じく、新生児というものが、からだから排出される、そのドラマに目を向けてみよう。そして、摂食や呼吸で始まったからだへの「入」のプロセス、そこには陰茎による精子の、セックスによる女性のからだへの「入」も、その一つとして数えていいだろうが、その入の対極にある「出」の世界がある。

そして、話が出産へと至ったところで、この章は終わる。

5、ヒトのからだの5億年

(1)「胎児」と「3歳児」の個体発生

胎児

セックス↓受精↓出産のプロセスの中で、受精卵は、どのように胎児へと成長し、新生児となるのだろうか。

三木成夫には『胎児の世界』という著作がある。昭和58年(1983年)の出版であるが、その3年後の1986年7月25日(つまり死の一年前)に、行った講演がある。これは『人間生命の誕生』(1996年、築地書館、のちに河出文庫『生命とリズム』)に、その講演録が収められている。「胎児の世界と〈いのちの波〉」という演題で収録されている。この講演は、『胎児の世界』が出版されて、3年という時間の後に行われたもので、ある意味では『胎児の世界』での考察がより整理され、話の核心が明確になっているところもある。もちろん『胎児の世界』は、その記述も詳細に踏み込んでおり、三木成夫の世界を知る第一の文献であるが、この講演録も、いわば『胎児の世界』の補足として活用するとわかりやすい。そこでここでは『胎児の世界』を基本に、講演録「胎児の世界と〈いのちの波〉」で補いながら、三木の描く胎児の世界を眺めていくことにしたい。

いよいよ、この第一部のシメとなる最終の章で、この胎児の世界を覗いてみる。胎児とは、いったい、どのようなものなのか。

まず三木の研究の経緯だが、はじめ、つまり東京大学医学部に勤務の頃、そして東京医科歯科大学に勤務の頃は、ヒトではなくニワトリの卵（や胎児）、それにサンショウウオなどを使って研究していた。生きたニワトリの胎児に、その心臓をめがけて、注射針で墨を入れる。すると血管の流れに沿って、墨は体に行き渡る。胎児の成長とともに、体は、血管は、どのような変化を遂げていくのか、そのような研究をしていた。

しかし、三木の気持ちはやがて、あることに傾いていく。こうだ。

「こうした一つ一つの脊椎動物の幼生や胎児と日々向かい合いながら、しかし自分が、つねにある一点を目ざしていることを、もちろん見逃しはしなかった。それは申すまでもない、わたしたち人間ではこれがどうなっているかという問題である。これは、あるいは人間のいだく最も奥の深い問いかけかもしれない」（『胎児の世界』、100ページ）

そして三木は、このような思いに至る。

「やはりヒトの胎児を見ないことには……」（同前）

つまり、ニワトリやサンショウウオではなく、ヒトの、**「その胎児への墨の注入という問題にまで発展」**（同前）してくる。しかし、墨を注入して、それが血管に送られるということは、胎児の心臓はまだ動いている、ということである。もちろん妊娠4ヶ月にはるかに満たない、受胎1ヶ月後くらいの胎児だ。生きている（心臓が動いている）と言っても、法的には問題はない。しかし三木は悩み、こんな夢まで見る。

「この情景はよく夢に見た。ヒトの胎児の心臓に針を刺しているのだ。見物人がいて、「むごいことをする」という」（同前）

そして、医師仲間から、堕胎したヒトの胎児が提供され、研究室に運ばれてくる。三木は注入の実験を試みるが、要領を得ずに失敗する。その頃から、科学者としての三木の心境に変化が生じる。ちょうど妻の妊娠とも重なる。

「おのれの天職とまで思った注入の世界が確実に遠のいていくさまをジッと見つめている自分の姿がそこにあった」（同１０２ページ）

三木は、そう書く。しかし注入の実験は中断するが、仲間の医師たちの行為により、胎児の標本は集まっていく。三木は、それをホルマリンに漬け、保存する。

やがて三木の職場は、医学部から、上野にある東京芸術大学へと移る。そこでは保健センターの医師として働くが、また「保健」や「生物学」の講義も任される。そして三木は、これらの胎児の顔を写真に撮り、それを学生に見せることで、「いのち」を語り、「保健」の授業とすることにする。

その頃だ。私が、この大学に入学するのは。この本の冒頭でも書いたが、そんなふうにして、その時期に、私は三木成夫と出会った。

三木は、胎児の顔を写真に撮り、またそれをスケッチし、イラストとしても仕上げる。三木成夫の世界の、その研究成果の大きなクライマックスは、三木が描いた、この4点の胎児の顔のイラストである。

このイラストを詳細に見ていくことで、その「胎児の世界」に迫ってみることにしよう（図27）。

ここには、ヒトの胎児の顔が、そして脇にはその手が描かれている。受胎から、32日、35日、36日、38日のものだ。これら四つの顔（と手）を、じっくり見ていこうと思うが、その前に、これら胎児の顔を見る、一つの視点というか、ベースになる考え方を提示しておきたい。それはこれら顔の変化は、実は単に数日間における胎児の顔の変化（＝成長）ということでなく、それは同時に進化の歴史を、要約し、再現しているところがある、という見方だ。三木は、こんな言い方をする。

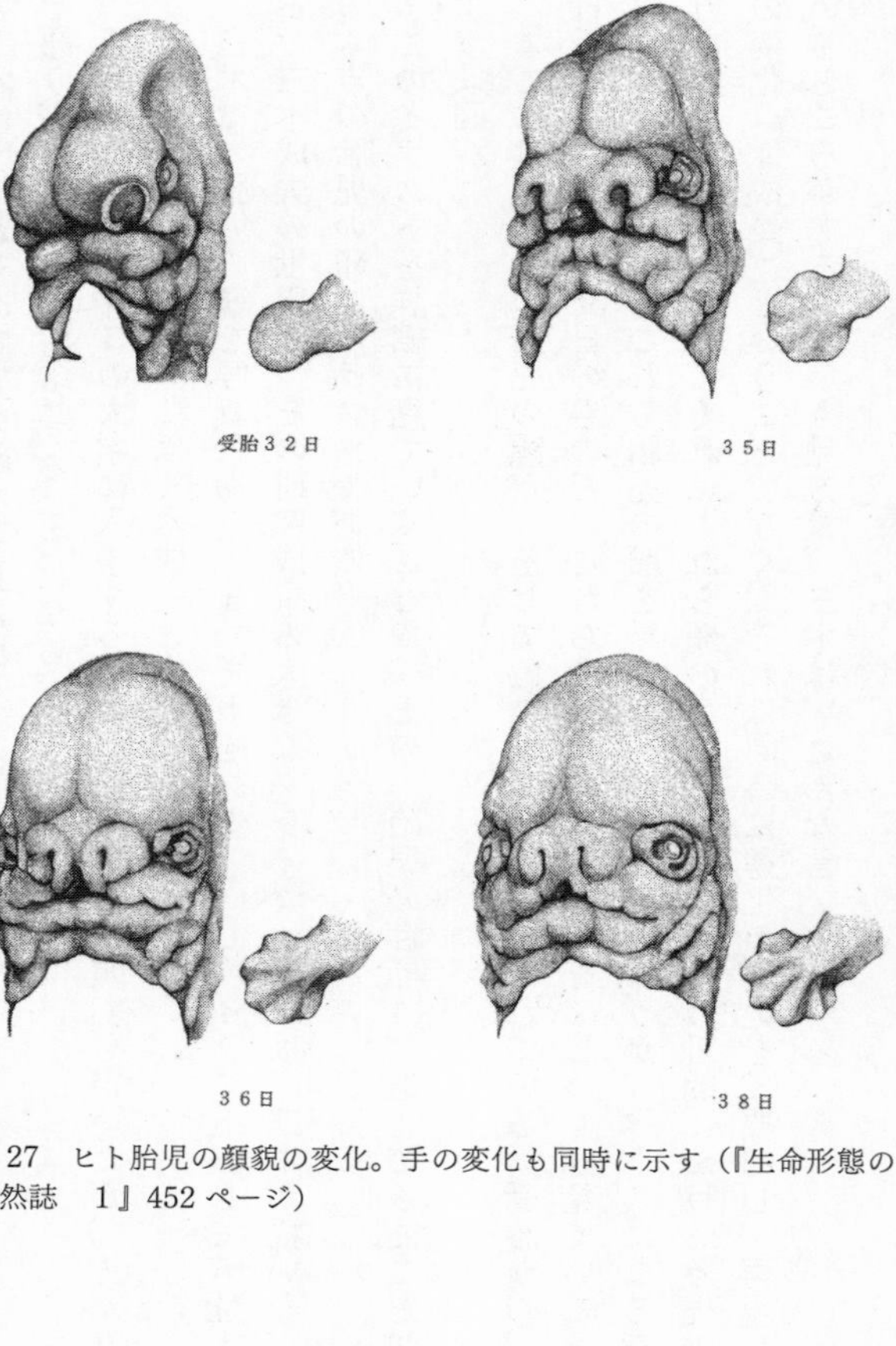

図27　ヒト胎児の顔貌の変化。手の変化も同時に示す（『生命形態の自然誌　1』452ページ）

「胎児は、受胎の日から指折り数えて三〇日を過ぎてから僅か一週間で、あの一億年を費やした脊椎動物の上陸誌を夢のごとくに再現する」（同107ページ）

つまり進化の歴史において、海の中で暮らしていた魚たちが、両生類・爬虫類へと進化して「上陸」していくが、その1億年にわたる生命のドラマと同じことが、胎児の顔の変化において、再現されているというのだ。胎児の世界とは、「三十数億年の生命進化の圧縮」なのだ。

「受精卵の発生にあたって、この生命進化のドラマを必ず走馬灯のごとく再現させていく……、いわば母親の胎内で十月十日、こうした遠い祖先の悠久の歩みを〝からだを張って〟なぞり、復習し続けてきた」（『生命とリズム』、62ページ）

胎児である10ヶ月間が、数億年の生命進化の再現、いったいそんなことがあるのか？三木は、胎児の顔の変化をビジュアルで提示することで、それを証明しようと思う。ともあれ、その胎児の顔を、じっくりと見てみよう。

まずは、受胎32日。

これについて三木は、ひとこと「**魚の面影**」と言っている。

この顔で、まず目に付くのは、ふつう目や鼻や耳もそうだが、ここでは「口」だけが、まず目に付く。「**真一文字に裂けた口**」と、三木は書いている。しかしそれ以上に重要なのが、「**首すじに深く刻まれたエラ孔の列**」だ。

「**そこには、まぎれもない「鰓裂《さいれつ》」の形象が鮮やかに浮かび上がっているではないか。横一文字に裂けた口につづいて右四条、左五条がそれぞれ識別される**」(『胎児の世界』、108ページ)

この本で、魚のえらが進化して、顔の表情筋ができたり、耳ができたりと書いてきたが、それは何億年も昔の、遠い祖先の話であるだけでなく、こうして今のヒトの胎児にも、ある時期に「えら」が現れるのだ。まさに進化の歴史の再現である。

「**おれたちの祖先は、見よ! このとおり鰓をもった魚だったのだ……と、胎児は、みずからのからだを張って、そのまぎれもない事実を、人々に訴えようとしている**」(同

109ページ）

三木は、そう書く。さらに手の形を見ると、そこに指はなく、まさに「**魚の鰭《ひれ》**」である。

続いて、受胎35日の胎児をみよう。

顔の幅は、1ミリ半から2ミリほどだが、この顔について三木は「**ここには魚からしだいに両生類カエルの面影が浮かび上がってくる**」（『生命とリズム』、51ページ）と言っている。つまり、35日の胎児は、両生類なのだ。

この顔には、鼻の穴や、顎の堤ができ始めている。手も、おや指と人さし指の間に「**ほんの僅かのくびれ**」が現れる。

さらに1日後の、受胎36日の胎児をみよう。そこには「**爬虫類の面影がある**」と三木は言う。進化の歴史でいうと、ここで起こったのが「上陸」だ。

「**魚から両生類を経て、胎児はどうやら上陸したようです。そうです。まさに、この**

三十六日にそれまで魚の心臓だったものが、その中に隔壁ができて、右と左に分かれるのです」（同前）

いよいよ海の中の暮らしから、陸への暮らしへと移る。つまり空気呼吸を始める。このころの胎児と同じく、ヒトの心臓も左右に分かれているが、それは右の心臓から出た動脈は肺につながる「肺循環」をし、左の心臓から出た動脈は全身へと体循環をする。つまり、心臓の真ん中に壁ができ、それが左右に分かれるということは、肺循環ができる、つまり空気を呼吸する、ということである。この「上陸」の痕跡は、その頃の胎児の心臓にも見ることができる、というわけだ。

三木はこの「上陸」を、生命進化の最もドラマチックなエポックメイキングと捉え、胎児の発生の段階でも、ここを一つのクライマックスとみる。それは三木が、駆け出しの研究者の頃、ニワトリの卵を使って、血管に墨を注入する実験をしている時、ちょうどこの「上陸」に当たる時期のニワトリが、体調不良というか元気がなく、死んでしまう可能性が高い、ということに気づいたことにもよるのだろう。

胎児の「この時期」は、ヒトの場合でも同じだ。

「ここで初めて、ドラマチックなつわりが起こる」（同前）

三木は、そう注意を喚起する。よくあるテレビドラマのシーンで、嫁とお姑さんがいて、嫁が台所でゲーゲー吐いている。それをドアの隙間から見たお姑が「この人、もしかして？」と妊娠に思いを馳せる。そんな場面があるが、その時にお嫁さん（＝母親）の胎内にいるのが、まさにこの上陸のドラマを繰り広げている胎児なのだ。胎児も、そのからだが、水中仕様から陸上仕様へと変貌し、必死でそのからだの変化を生き抜いている。その苦闘が「つわり」となって現れる。三木は、そんなふうに考えた。

もうこの頃の手は、5本の指の痕跡も現れ始めている。

そして4点の胎児のイラストの最後、受胎38日。三木は、こう書く。

「次は三十八日。さきの二日後の相貌だが、ここではもう、毛もののおもかげを見ずにすますことはできないだろう」（『胎児の世界』、114ページ）

この顔を見て、三木は「**まさに狛犬の鼻づらです。ここにはもう哺乳類の面影がそこはかとなく漂っています**」とも書いている（『生命とリズム』、52ページ）。魚から始まった、ヒトの胎児32日目からの顔の変化は、両生類、爬虫類とまさに「進化」して、とうとう38日目には哺乳類の顔となった。上陸という進化のクライマックスをまたいで、胎児は、そのように変貌して行ったのだ。

三木は、この変貌のプロセスを、このようにまとめている。

「**さて、これで三十二日から三十八日までの胎児の顔を見てきました。そこには、古生代デボン紀の魚の時代から、中生代初頭の獣形爬虫類の時代にいたる一億年を越す〝幻の上陸劇〟の再現が見られるのです。一億二千万年がそこでは一週間で経過しているわけです**」（『生命とリズム』、53ページ）

胎児の世界というのが、どういうものなのか、これでおわかりいただけただろうか。なおここでは、胎児の30日代の日々の例が挙げられているが、さらに60日から90日までの約1ヶ月の胎児の顔についても、三木は言及している。そちらの胎児は三木が独自に手に入れたものではなく、写真などの資料を使って、その世界を読み解いているようである。その頃の胎児の顔貌については「**秋霜烈日**《しゅうそうれつじつ》」と評している。つまり苦悩し、その苦しみが顔に表れているというのだ。三木は、この時期を生命の進化、あるいは地質年代でいうと中生代末期から新生代にかけてのアルプス造山運動の時代と重ね合わせる。

そもそも生物の上陸への進化についても、それをバリスカン造山運動と重ねる見方がある。大地の上昇・下降により、海が陸になり、陸が海になる。そのような大天変地異に対応して、海の生物が陸で暮らすようになったというのだ。何も生物は、新しいフロンティアを求めて、海から陸へ、さらには人類に見られるように、月へ、火星へと住む世界を広げようとしているわけではない。造山運動という止むに止まれぬ理由によって、生き延びるために進化をした、ということだってあるのだ。

ともあれ、アルプス造山運動という天変地異も、生物に苦難をもたらしたことだろう。ちょうどその頃に当たる胎児の顔に、苦行僧のような悩める顔を見て、三木がいう「**秋霜烈日**」が、そのような地質年代と合致することもなくはないであろう。

ともあれ、胎児は、そのようにして、受精卵から大きく変貌し、新生児として生まれてくる。

ところで、ここで三木の判断を支えている根拠は何かといえば、それは顔の相貌の印象である。三木はそれを「面影《おもかげ》」という言い方で説明している。これは主観とか客観ということではなく、三木にとってみれば万人が納得するはずの、一つの見方であった。『胎児の世界』の中では、「おもかげ——原形について」という項を設け、このことについて説明している。それは**「肌身にしみこんだ」**イメージであって、確固としたものであると三木は考える。これを**「形態学の世界では「根源の形象」、略して「原形」とよばれる」**とも言っている。詩人のゲーテは、「原形とメタモルフォーゼ」と言って、この原形とともに、それが変貌(=メタモルフォーゼ)したものが、植物や動物などいろいろな世界で見られるとしたが、三木も、この原形という見方を強く信じていた。

さて、この**「古生代の終わりの一億年を数日で復習する胎児の世界」**(三木)であるが、それを一枚の図にまとめたものがある。三木は、図を描くのを得意とし、また毎年の授業に合わせて、その図を微修正し、新たなものを新しい授業のために繰り返し描いた。授業の準備のために日曜は、その作業に充てられたようである。つまり似た図には、年ごとの版があるわけだが、ここでは『胎児の世界』に掲載のものをみてみよう(図28)。

「宗族発生と個体発生」と題された、三木が描いた図だ。

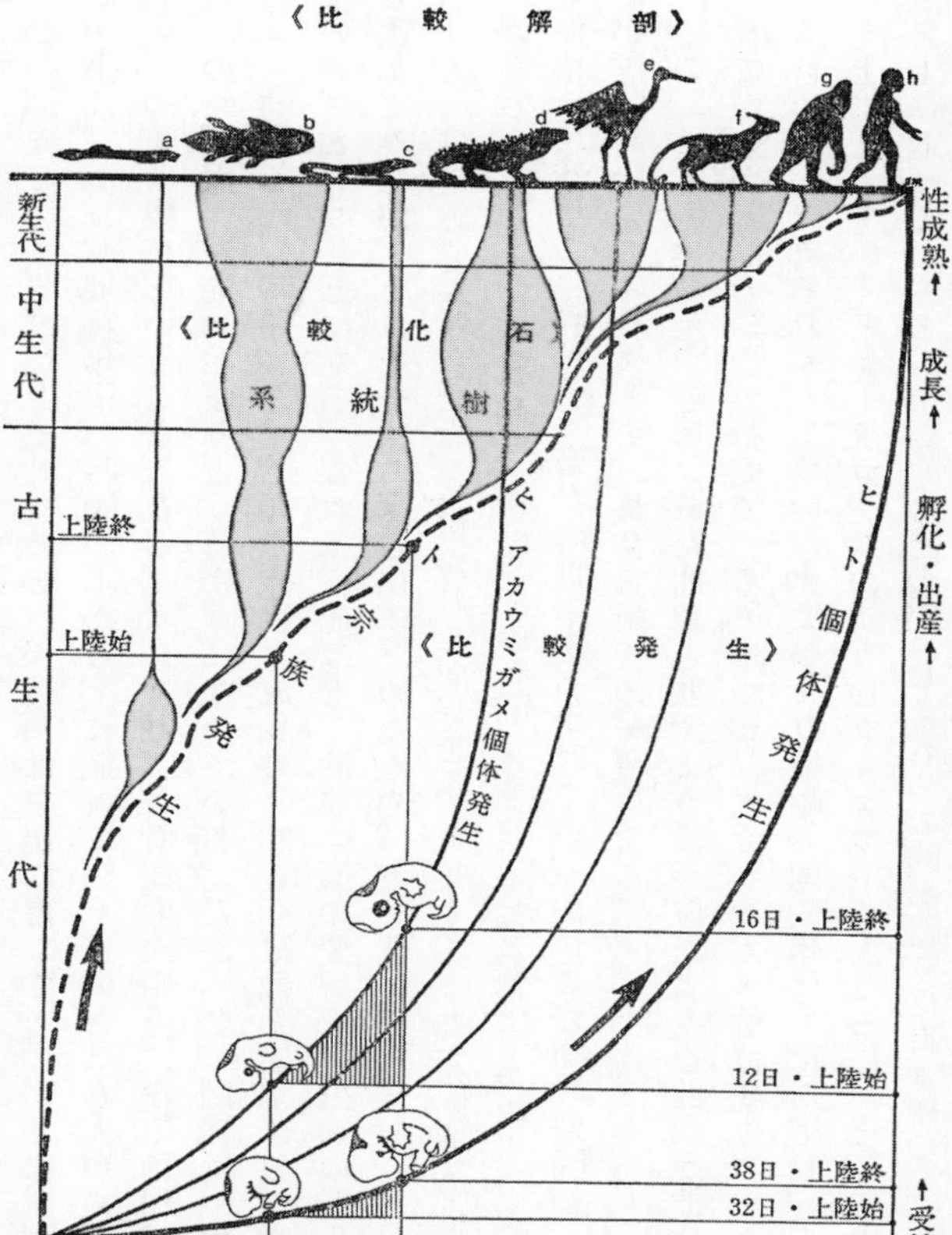

図 28　宗族発生と個体発生（『胎児の世界』129 ページ）

この図表で、まず縦軸と横軸であるが、縦軸は左端に書いてあるように、古生代とか中生代、つまり地質年代の時間が下から上に流れていく。いちばん上がいちばん新しい、つまり現在ということになる。次に横軸は、受精卵が胎児になる過程、つまり発生の時間が、左端を始まりとするようになっている。だからこの図表は、生物の進化(=地質年代の時間)と、胎児の発生・成長の時間を、縦軸と横軸にして対応させている、ということになる。これは、先ほど、胎児の顔の変貌を、生物の進化の歴史と重ねてみたが、それを一枚の図表にまとめたもの、というわけだ。

たとえば、「ヒト個体発生」と書かれた曲線をみてみよう。これが胎児の世界だが、左から右へ、初期発生から個体完成までの時間がある。この線に二つの水平線、「32日・上陸始」「38日・上陸終」と書かれた線が引かれているが、この間の期間が、先に三木が描いた胎児のイラストの、最初と最後の一枚になる。

この「ヒト個体発生」と書かれた曲線と並ぶように、似たような曲線が他に3本引かれているが、他の動物の胎児で、その一つが「アカウミガメ個体発生」となる。ヒトも含めて、それぞれが、生物の進化(つまり縦軸の地質年代)に対応し、上陸始の点を上に辿っていくとシーラカンスのようなシルエットのところに、そして上陸終の点を上に辿っていくと、両生類と爬虫類らしきものの間あたりに行き着く。これによって、胎児が、いかに進化の歴史を再現しているか、その対応関係がわかる。

さらに、縦軸の右端に、下から受精、孵化・出産、成長、性成熟と書いてある。ヒト個体発生は、この縦軸にも対応している。こちらは個体の成長の時間である。ここには「出産」以後も書かれているから、つまり胎児の発生は、受精で始まり出産で終わるのではなく、「その後」の時間も、ここには含まれている。これについては、次項の「3歳児」のところで、関連する説明をしたい。

それともう一つ、この図表を理解するのに必要なのは、破線で描かれている「ヒト宗族発生」というものだ。こちらは生物の進化の時間の中で、ヒトの祖先が辿ってきた道だ。つまり、ヒトの祖先はサルで、さらにその祖先は何で、どんどん遡っていくと、ヒトの祖先は、魚になる（さらには無脊椎動物、生命誕生の時にまで至るが）。この魚類↓爬虫類↓哺乳類↓ヒト、というようなヒトの祖先からの過程を表しているのが、この宗族発生となる。つまり宗族発生＝進化と、大雑把に考えてもいい。またこの宗族発生は「系統発生」ともいう。

そこで、いよいよ胎児の世界のまとめだが、そのまとめはこの図に示されているが、それを言葉によってまとめると、こうなる。

個体発生は、系統発生を繰り返す

これは19世紀ドイツの生物学者エルンスト・ヘッケルの言葉だが、三木の胎児の世界も、この言葉の中に含まれている。ただ三木は、解剖学教室で研究をすることで、ヒトの胎児を入手し、それを自分の手で写真に撮り、イラストに描いた。それを『胎児の世界』という本にまとめて、日本の我々に問うた。それは三木が、書物からではなく、実際の標本、つまり本物の「からだ」を目の当たりにし、そこから実感し見いだした世界だった。

日本の解剖学者で、ここまで胎児の世界に踏み込み、それを一つの思想にまで高めた者は、他にいない。三木成夫は、胎児の世界を極めた、不世出の天才だった。

しかし、三木は、この胎児の世界を語りながら、不気味な言葉を残している。それはこんな言葉だ。

「この世には見てはならぬものがある。……しかし、そこで見たもの――それは、かけてだに思わぬ、そしてことばにも筆にも堪えぬ、ひとつの世界であった」（『胎児の世界』、151ページ）

この世には見てはならぬものがある、……その意味を自分は分かったような気もするが、未だ分かっていないのかもしれない。それは三木だけが踏み込み、垣間見てしまった、闇なのかもしれない。

3歳児

「ヒトの個体発生と人類の宗族発生」と題した、三木が描いたこの図をみてほしい（図29）。

これは先にみた「宗族発生と個体発生」の図と似ている。くねくねした線が、図の左下から始まって、右上に上がっていく。ただこちらは左端の時間軸が、地質年代の百万年単位のレベルだ。先の図は、そこが数億年だった。つまりこちらは、先ほどの図の、最近数百万年のところを拡大したもの、ということになる。

これは人類進化の図である。人類の進化の数百万年を、子どもの成長の数十年と対比させている。先のものが『胎児の世界』だとしたら、こちらは「子どもの世界」だ。

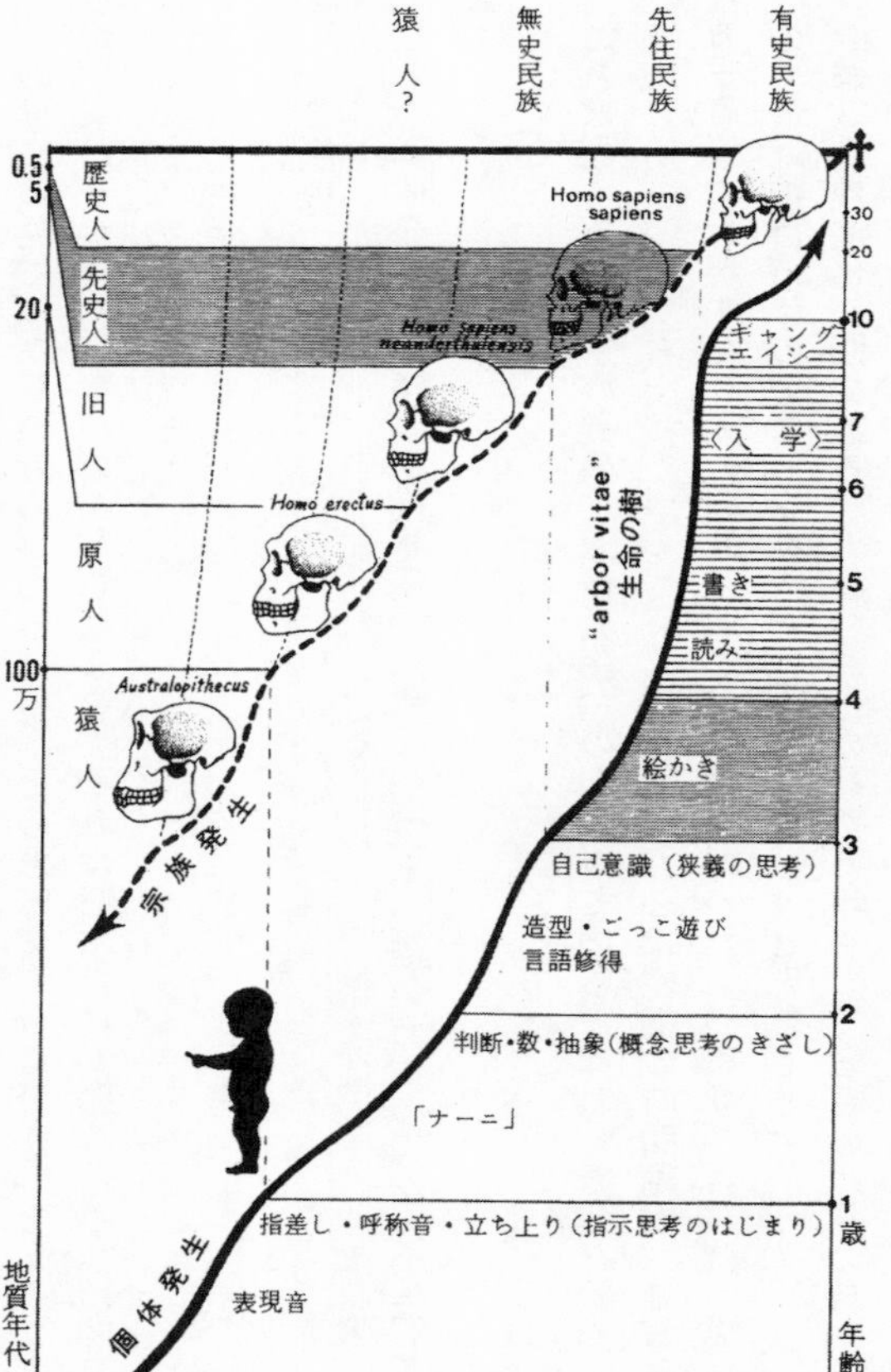

図 29　ヒトの個体発生と人類の宗族発生（『内臓とこころ』221 ページ）

出生後の子どもの辿る道を、個体発生は系統発生を繰り返す、の視点から見ている世界、ということになる。

ヒトは生まれた時から「ヒト」になるわけではない。言葉もしゃべれないし、何よりヒトのからだの特性である二足直立もできない。寝たきりの状態から、寝返りができるようになり、やがて四つん這いでハイハイする。ほぼ四足動物のからだである。そもそも生まれたばかりの赤ん坊の顔はサルに似たところがある。お尻の形、股関節や膝の曲げ方も、どこかサルに似ている。誕生後のヒトは、まだ十分に「ヒト」ではない。成長とともにヒトになっていく。その過程が人類の進化の過程と、どこか類似している。三木は、それをこの図にまとめた。

「宗族発生」と書かれた破線には、猿人→原人→旧人→先史人→歴史人、と書かれ、人類の進化そのものを示している。「個体発生」と書かれた太い実線は、右端の年齢と対応している。そこに子どもの成長過程のあれこれが書き込まれ、それが宗族発生の人類の進化と対比されている。例えば、3歳から4歳にかけて始まる「絵かき」は、「先史人」のところと対応している。ラスコーやアルタミラの洞窟にクロマニョン人が描いた洞窟壁画と、子どもの絵を対応させているわけだ。

三木成夫は二人の子どもを育て、その生誕から3歳、10歳へという成長を目の当たりにしてきた。その子育ての眼差しを、さらにその背後にある人類の進化と対応させ、そこに「はるかな思い出」のようなものを感じてきたのだ。三木は、そこに人間における「こころの形成」の過程をみた。

以下では、三木の記述にしたがって、1歳、2歳、3歳という、子どもの成長の過程をみていくことにしたい。三木は、この「人類誕生のドラマ」について、こう語る。

「そこでは数百万年そして数千万年の歳月が、わずか数カ月・数年の日々に、ものすごく濃縮される。いわば束の間の〝おもかげ〟として、それは走馬灯のように過ぎ去ってゆく」（『内臓とこころ』、112ページ）

子育ての喜びや感動は、そういう人類誕生のドラマを、自身の子育てとして起こっていることと重ね合わせてみることができることにある、と三木は考えた。もちろん、世のお母さんやお父さんは、自身の子育ての日々に、いちいち「人類誕生のドラマ」を意識したりはしないだろうが、ご本人も気づかないかもしれない、それらの日々の背後には、そういう大きな時間があると、三木は考えたのだ。

「もう皆さん方は、このあたりの感じを肌でもって吸収し尽くされているはずです。その小さな、ひとつひとつの挙措のなかに、人類の遠い祖先のおもかげを一瞬感じ取られた時など、おそらくこの世ならぬひとつの感動にひたられたことでしょう。これほど魅力的な、しかしまた、これほどつかみにくい世界も、めったにありません」（同前）

では、子どもは、どのように成長するのか、具体的に見てみよう。まずは1歳から。三木は、1歳の子どもの世界の要素として、指差し、呼称音、直立の三つを挙げる。指差しは呼称音を伴っているので、つまり「指差し・呼称音」と「直立」の二つになる。

しかし、その前に、「舐め回し」という時期があると、三木は指摘する。まず子どもは、なんでも舐めるのだ。たとえば、0歳の子どもにおもちゃを渡す。子どもはそれを手に持ち、まじまじと眺めるかと思いきや、いきなりそれを口に持っていって舐めはじめる。目や耳よりも、まず舌で、それを触覚と言ってもいいが、世界を把握しようとする。われわれ大人は、そんなふうに、なんでもやたらと舐めたりはしないが、しかしわれわれの感覚の奥には、この0歳児の頃の「舐めた」感覚が、そのベースにある。三木は、そう考えた。

「手が充分でないので、口のほうから先にもってゆく。手で持てても拇指《おやゆび》がきかないのでしっかり握れない。そんななかで舌の動きだけはみごとです。蛇と同じぐらいにすばやい。それでもって、ものの凹凸に沿ってなんども、なんども、微細になぞっている」（同118ページ）

そんな「舐め回し」の時期がある。

あとは「声」だ。この時期、赤ん坊は、はじめ意味もない声を出す。自分の子育ての経験で言うと、長男ははじめ特定の音ではない鳴き声などを出しているだけだが、ある時から、舌や唇や喉の感触を楽しむように「マー、マー」という声を出し始めた。そして、何日か経って、今度は「パー、パー」という声を出し始める。我が家は、母親は「おかあさん」、父親は「おとうさん」と呼んでいたので、ママ、パパの音は飛び交ってはいない。つまり、赤ん坊の長男は、出しやすい音を口にして、それがまず「マ」であり、次が「パ」であった。それから息子は「バー、バー」と言い始めた。次は「ジー」だと父は（つまり息子の祖父は）期待したが、マ、パ、バで息子の発音期は終わり、あとはいろいろな音を自由に発するようになった。父（つまり祖父）はがっかりしたようだった。

そのような0歳児の時期があるが、それに続く1歳児の世界で、三木は「指差し・呼称音」と「直立」の二つを挙げた。まずは、「指差し・呼称音」から。

「上の子どもが、初めて窓辺で雀を見た時、抱かれたまま、さっそくちっちゃな人差指を伸ばしました。そしてすぐに部屋のなかへ向きなおって、こんどは、いつも見ているガラガラを指差すのです。そこには小鳥の飾りが付いている。あれと〝おなじ〟だというのでしょう」（同120ページ）

三木は、このような上の子どもさんの子育て体験に続き、下の子どもさんの、こんな出来事も紹介する。

「そして、こんどは下の子どもの時です。団地の庭にツツジの花を指差すのです。とっさに、その〝指差し〟の指を、少しずつ対象に近付けて、花びらに触れるようにしてやると、そこでは、まず、握るということはしない。なんと、その人差指の尖端で輪

郭をなぞっているのです。あの舌の先でやっているのと、まったく同じように……」（同前）

そして、この指差しについて、三木は、このように考える。

「この「指示」という行為は、……「把握」という行為と、なにかこう本質的に違ったものがあるようですね……。なにがなんでも自分のものにする、というのではなく、あの「一歩退いて……」の心境に通う」（同前）

このような文章に（これは講演録なので、文章でなく「話」に、というべきかもしれないが）合わせて、三木は、息子さんが鳥かごの小鳥にかわいい人差し指をまっすぐに伸ばしている写真を載せるが、その写真の下にもう一枚、ミケランジェロのシスティナ礼拝堂の壁画「アダムの創造」の図版を載せている（図30）。

指差しという姿がもっている、何かヒトのこころを捉える、不思議な力、三木はそれをミケランジェロの絵にも見ていた。

三木成夫の発想の、基本的なスタンスは「個体発生は系統発生を繰り返す」だ。子

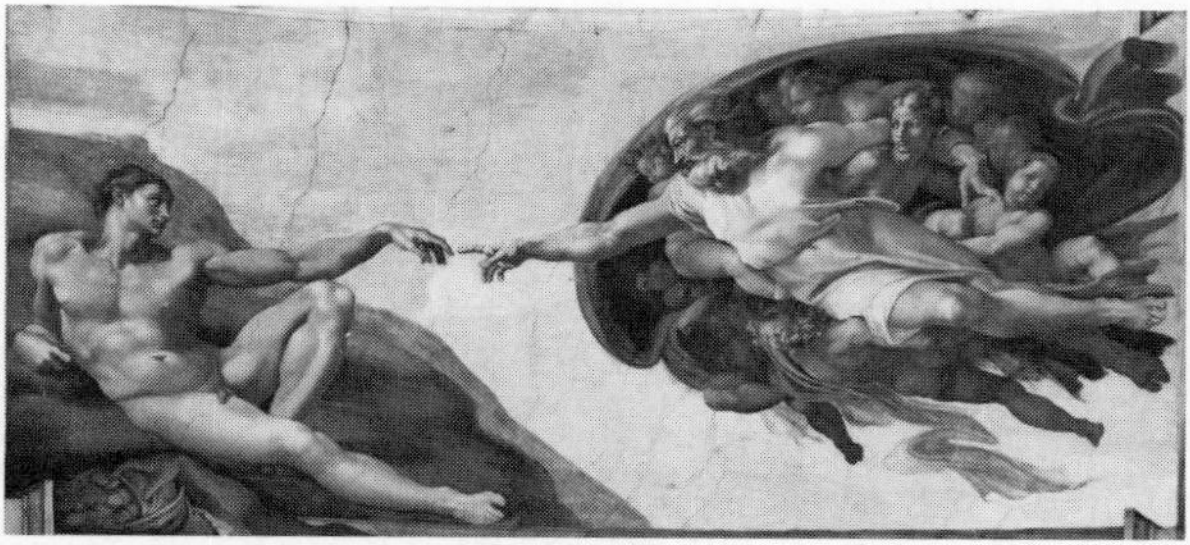

図30　ミケランジェロ「アダムの創造」（バチカン・システィナ礼拝堂の壁画）

どもの成長ということでいうと、そこに人類の進化の姿を重ねてみる。だとしたら、この「指差し」は、かつてわれわれの祖先も、どこかで行っていたのだろうか。しかもそれは「把握」というギラギラの自我もなく、ただ無心でその指の先にあるものと向かい合う世界だ。

人類の遠い祖先は、どんなところで、どんなふうに「指差し」をしたのだろうか。たとえば、地平線の向こうに赤い夕日が沈みゆく風景を眺めて、その夕日に向かって指先を向けた？　そんな光景もあったかもしれない。それははるかなる「遠」の世界を眺めるこころの表れでもあるのだろう。

ここで、もう一度、十二音詩を書いてみたい。先史人が、指で、夕日を差している光景だ。その、こころの世界。その光景を詩で要約してみよう。こんな詩だ。

指でさす　沈む夕日を

ということで、「指差し」についての話は、これくらいにして次は「直立」だ。

ヒトのからだの、それが「ヒトのからだ」であることの第一に重要な特徴は、二足直立、ということだ。ヒトは、2本の足で真っ直ぐに立つために、脊柱は柱のように胴体を支え、大腿骨は強靭な股関節を作り、また足の裏はアーチ状にカーブして土踏まずとなる。そのような骨格の構造に加え、お尻の筋肉（＝大殿筋）が大きいのは、ヒトならではの特徴であるし、ともかくヒトのからだは直立できるように進化した。

そのおかげで、手が自由になり、細かい動きが可能となり、また大きくなった脳（これも直立姿勢のおかげによる）と共同して、道具作りの技術が進化し、こんにちの文明を築きあげた。そのいちばんの理由が、ヒトのからだが直立したことに始まる。

そして四つん這いでハイハイしていた赤ん坊も、やがて立ち上がる。はじめはものにつかまって立つ姿勢を支えるが、やがてフラフラしながら、何の助けもなしに、自分のからだの力だけで立つ。親にとっては、その瞬間は、子育てのクライマックスと言えるほどに感動的な喜びを与えてくれる。

三木は、この赤ん坊が直立する時を、人類が二足直立した時と重ね合わせる。

ヒトはなぜ、2本の足で直立するようになったのか。それにはいろいろな説がある。ブラキエーションといって、サルが枝にぶら下がりながら移動することを繰り返していて、その垂直の姿勢が直立につながったとか、あるいはライアル・ワトソンという博物学者は、サルからヒトへと進化するある時期、人類の祖先は水辺で暮らしていて、下半身を水に浸けると、重力の制約がなく、それで直立の時間が長くなり、やがて二足直立に適したからだに進化した、というやや「とんでもない」説もある。「水生のサル」説だ。

ところで三木は、ヒトが直立するようになった原因には「視野拡大」への衝動があったと考える。それを「「遠」に対するどうしようもない憧れ」という。

「直立を産むのは、……遠くを眺めようとする衝動です。この「遠《エン》」に対する強烈な憧れ——これこそ人間だけのものです」（『内臓とこころ』、124ページ）

三木は、やや卑近で俗な例であるが、以下のようなヒトの行動に、それが直立への衝動につながるものがあると考える。

「皆さん、子どもの頃、縁日の人だかりのうしろから覗き込む時の、あの爪先立ちを思い出してください。もうふくらはぎの筋肉がフラフラです。それと闘いながら爪先立ちです。これを支えているのは、先ほどからいっている熱烈な好奇心——これです」

（同123ページ）

人類への進化の過程において、何が原因となって、ヒトは直立できるようになったのか、その理由はいろいろ考えられるが、しかし分からない。だが、ともかく進化のある時点で、ヒトは直立を始めた。それはまぎれもない事実だ。そして赤ん坊の成長においても、ある時期に、立ち上がる姿勢ができるようになる。このプロセスもまた、まぎれもない事実だ。そしてこの二つに、「個体発生は系統発生を繰り返す」の符合を見るのも、無理のある発想とはいえない。

ともあれ、0歳児は1歳児となり、そして2歳児へと成長していく。それは単に身長が伸びたり、体重が増えたりという「大きく」なる変化ではなく、あたかも進化が再現されているような光景が、そこにはある。

ということで次は、2歳児だ。

三木は『内臓とこころ』に収めた講演で、プリントを使って話を進めたりもするが、ここでは2歳児についての三木のプリント文を引用してみよう。

「太古の直立人にとって、森羅万象の一々は、それぞれの〝顔つき〟で語りかけるものであった。その語りかけに対する心の応答が、原初の芸術と「言葉」になって表われるが、言葉はその生きた記念碑として、先祖代々、日々の生活のなかに受け継がれて今日にいたったものである。言語修得の本格化する、二－三歳は、だから心情涵養の黄金の日々である」（同131ページ）

つまり2歳児の世界にとっての最大の出来事は、「言語の獲得」である。言葉とは、何か？　三木は、それを2歳児の成長を通して考える。

言葉とは、声に出すものであり、つまり音だ。一方、言葉は文字でもある。つまりビジュアルだ。しかし2歳児は、もちろん文字は読めない。つまり幼児にとっての言葉とは、声に他ならない。

声は、喉で出す。そこで解剖学の出番がくる。喉は、いったいどんな構造をしていて、音は、そして言葉に連なる母音や子音は、どのように発声されるのか。この発音は、喉の奥の喉頭が長い、ヒトだけに可能なものだと言われる。もしサルの脳が高度で、言葉を理解できていたとしても、サルは喋ることはできない。なぜなら、喉の構造が、母音や子音をいくつも発声し分けられるほどに、複雑な構造になっていないからだ。つまりヒトはなぜ喋れるかといえば、それは喉の解剖学的な構造のゆえに、ということになる。言葉とは、まず肉声なのだ。肉声で、世界を捉え、肉声で世界を実感する。

三木は、書く。

「幼児たちは……肉声の織りなす、そうした文様でもって、それを実感しようとしている」（同133ページ）

2歳児は、自身の進化した喉で、空気を震わせ、様々な音を出すようになる。それが、先に取り上げた「指差し」と結びついて、言葉（＝声）が誕生する。鳥を指差し「とり」という声が出た時、それが言葉の生まれる瞬間なのだ。

三木は、この「声が出る」ことについて、進化の観点から、そこがかつての「鰓《えら》」であったことを重視する。

「喉頭から咽頭を経て口にいたる部分――これが問題の領域です。本日の話の初めに「鰓腸」だと申しましたが、要するに、腸管の最前端部です。……この口の奥に開かれた、鰓の大広間こそはらわたと呼ばれているものの代表です。……咽頭から口腔にかけての複雑きわまりない筋肉も、すべて鰓の筋肉が衣がえしたものであることが示されている。要するに〝はらわたの筋肉〟なのです」（同139－42ページ）

つまり、声というのは「はらわた」から出されるものだと、三木は考えるわけだ。では、それはどういうことになるのか。言葉とは、いったい、どういうものなのか。三木は言う。

「人間の言葉というものは、こうしてみますと、なんと、あの魚の鰓呼吸の筋肉で生み出されたものだ、ということがわかる。……人間の言葉が、どれほど〝はらわた〟に近縁なものであるか……それは、露出した腸管の蠕動運動というより、もはや〝響きと化した内臓表情〟といったほうがいい。なんのことはない――〝はらわたの声〟そのものだったのです」（同142ページ）

ということで、三木は、ヒトの声というのは、はるか何億年も進化の歴史を遡る、内臓感覚と通じたものだ、と考える。2歳の子どもは、そのような進化の暦を踏まえて、声で言語を獲得していく。私たち大人は、やがてこの言語に文字を当てはめ、文字を通してコミュニケーションをするようにもなるが、その根底にあるのは、三木がいう「はらわたの声」であり、つまりヒトとヒトとが言語を通じて「こころが通じた」となるのは、そのベースに「はらわたの声」の響きがある、ということになる。

「**すぐれた言葉の形成は、豊かな内臓の感受性から生まれる**」（同144ページ）

三木は、そう言う。なぜなら、「『内臓の感受性』が『言葉の形成』と、切っても切れない間柄にある」からだ。内臓の感受性とは何かといえば、本書でも「植物的器官」として、詳しく述べてきた。声は「そこ」から来ているというのだ。ヒトのこころに届く声とは、そう言うものなのだ。

「『**心で感じること**』と『**ものを話すこと**』の両者が、まさに双極の関係にある」（同

前)

ともあれ、1歳児の指差しから、2歳児の言葉の発生まで、ヒトはそのようにして成長する。そして、その後に「3歳児の世界」がやってくる。まだ2歳の時の「言葉の獲得」の感触も生々しい、3歳の子ども、三木はそこに、いわば「人間の理想世界」をみる。

その3歳児の世界を、三木の言葉に導かれて覗いてみよう。

2歳から3歳にかけて、幼児の言葉を使った概念に、ある変化が見られると三木は考える。指差し、それに名前をつける、そのような思考を三木は「指示思考」と呼ぶ。それに対して、概念思考というものがある。3歳頃に、ヒトが獲得する言語にまつわる能力だ。

たとえば、海辺に波が寄せる光景がある。それを見ていて、波がいちばん高まった頂点に対して、心の中でタクトを打つ。また次の波がやってきて、それがいちばん高まった時に、またタクトを打つ。それを続けることで、あるリズムが生まれる。ここから、波という概念も生まれる。海の波は、天候によって、また海岸の地形によって、さまざまで、地球の海辺には、さまざまな波がある。しかし、そのどの波も、「波」

という言葉で、波という概念でとらえることもできる。抽象概念となる。これを三木は、指示思考に対して「概念思考」といった。

「つまり私たちの頭の働きには二種の異なったかたちが識別される。そのひとつは素朴な指差し、他のひとつは意欲的な把握——この二つですが、後者のつまり概念思考が、ここからやがて新しい世界を生み落とすのです」（同153ページ）

この概念思考の先にあるのは、「自然科学を支えている、あの「数」の世界」だと三木はいう。つまり、この3歳を境にして、この3歳を出発点にして、ヒトは科学へと至る理性の世界、こんにちの現代文明を築いていく。つまり、そのベースにあるからだは、脳ということなのだろう。大きく発達したヒトの大脳が、それまでの「こころ」の世界を凌駕するようになった。

そこで二つの価値観に分かれる。一つは、現代の文明へと至った、3歳児以降にヒトが獲得した能力は喜ばしきもので、そのお陰で現代の物質文明が築かれた。そしてもう一つは、あの「3歳児」以前に、私たちが見ていた世界、内臓のこころの世界は、どこに失われてしまったのだろうか、という「こころ」に価値を置く考え方だ。もちろん、三木は後者に重きを置く。「エデンの東」という、アメリカのノーベル賞作家ジョン・スタインベック原作の映画がある。三木は、生前、この「エデンの東」という言葉を、何度も口にしていた。つまり失われた理想郷だ。あるいは東洋的に「桃源郷」という言い方もした。「3歳児のこころ」には桃源郷の世界がある、と。三木は、3歳児の世界は「人類誕生の曙」に相当する時期と考えた。

私たちは、もう一度、3歳児以前の、あのこころを思い出さなければいけないのか。それには、どうしたらいいのか。生命進化の5億年の歴史に思いを馳せ、それが（かすかに）残っている私たちヒトのからだに、それを探せばいいのか。ともあれ、3歳児は、ヒトの大きな曲がり角だ。

この項の最後に、三木が講演のプリントに書いた、3歳児の世界に対する言葉を引用して終わりとしたい。

「〝あたま〟は〝こころ〟の目ざめを助ける。それは遠く指差しに源を発し、ついで言語修得の覚束《おぼつか》ない舵を取りながら、やがて独り言が無声化してゆく三歳児の世界でついに一人立ちし、ここに『自己』が産声を上げる。後年『自我』の跳梁に虐使され

る歴史人が、深い郷愁の念をもって振り返るのが、あの先史時代であるが、三歳児の世界は当時のおもかげを再現するのではないかと思う」(同146ページ)

(2)ヒトのからだには5億年の生命記憶がある

いよいよ、最後だ。つまり、三木成夫の世界のまとめとなる。

ところでこの本は、解剖学的な人体の見方をベースに、美術の新しい見方を提示しようとするものである。しかしここでは、まだ具体的な美術の見方には言及せず、「人体とはどういうものか」という結論だけを書くに留めたい。芸術というのは、具体的な作品として存在するものだが、ここでは、まず、人体の見方そのものを受け止めてほしいからだ。

ともあれ、最後の話である。人体とは、結局、何なのか?

ヒトのからだには、どんな特徴があるか。三木成夫に導かれて、ここまで書いてきたように、人体を生命進化の観点と重ねれば、まずその第一は「一本の管」である、となる。消化管がそれで、無脊椎動物のからだの構造と重なる。

さらに次に「背骨」がある。これは脊椎動物の始まりであり、魚のからだの構造と重なる。そして次に、えらがなくなり、チューブで前に押し出されるように、元・えらがいろいろな形で進化する。「耳」もそうであるし、えらが消えて、そこが細くなり「首」ができ、そこに「喉」ができ、呼吸でいえば「肺」ができたのも、その一つだ。えらの筋肉は、顔をおおい「表情筋」となり、また哺乳のための「唇」ともなる。

サルからの進化では、直立するようになった「下肢」の進化もそうだし、自由になった「上肢」は、道具を作る細かい作業が可能になる。また脳は、まっすぐに立ったからだの上に乗るので「大きな脳」として、その重さに体が耐えられるようになる。

そんなふうに、ヒトのからだには、進化の5億年の歴史が刻まれている。つまりからだの声に耳をすますことは、5億年の「はるかな思い出」の声を聞くことであり、三木はそれを「こころ」の世界の本質と考えた。

ヒトのからだとは、どういうものか。三木が考える「5億年の進化」の視点に立って、その解剖学的な説明をすれば、そういうことになる。

この生命記憶について表現している、印象的な三木の文章を引用したい。生命記憶は、私たちの日常にも、かいま見える。それを三木は、こう書く。

「わたしたちは、あの昆虫網を斜めに構えて赤トンボを追う男児のまなざしに、遠い狩猟時代のおもかげを見はしないか。当時の感覚は、たとえば釣竿を伝わる、獲物の筋肉攣縮《れんしゅく》のなかにも息づいているはずだ。わたしたちはまた、初雪のなかを生き返ったようにイヌと戯れる幼児の姿に、あの大氷河時代の郷愁をおぼえるのではないか。その抗し難い魔力は大人までも冬山登山に駆り立てるのだ。それは、何が目的で？」
(『胎児の世界』、143－4ページ)

生命記憶の再現は、なにも胎児の時だけにされるのではない。進化の歴史では最近の、といえる新生代の記憶は、誕生後の子どもの中にも、見いだすことができるのだ。三木は、先の文に、こう続ける。そこも引用しよう。

「幼稚園のジャングルジムに群がる園児たち。鉄棒、吊り橋、あん馬、平行棒に見せる体操選手の見事な「腕技」などなど。これらは第三紀の樹上時代に鍛えぬかれた「腕わたり brachiation」のやむにやまれぬ復活といったところか」(同144ページ)

ところで、この生命記憶だが、「記憶」という文字があるので、つい脳に刻まれた記憶というようなイメージで捉えてしまうところもあるかもしれない。しかし生命記憶というのは、からだに刻まれた記憶であり、たとえば腕わたりの記憶は、肩や腕の、骨格や筋肉の形態や構造の中にある。ヒトの腕が、ああいう形態と構造をしているから、子どもはジャングルジムに群がり、大人の世界でも体操などという競技が生まれる。生命記憶は、脳に刻まれている場合もあるだろうが（脳もからだの一部であり、そこには形態や構造もある）、しかし生命の記憶というのは、からだのあちこちに刻印されているものなのだ。三木は、そのからだの声に耳を傾け、そこからいろいろな生命記憶を手繰り出してくる。

さて、いよいよ三木成夫の話も終わりにしたいが、最後にもう一つのテーマに言及したい。

食と性のリズム、ということについてだ。

「すべての生物は太陽系の諸周期と歩調を合わせて『食と性』の位相を交代させる。動物では、この主役を演ずる内臓諸器官のなかに、宇宙リズムと呼応して波を打つ植物の機能が宿されている。原初の生命球が〝生きた衛星〟といわれ、内臓が体内に封入された〝小宇宙〟と呼びならわせるゆえんである」（『内臓とこころ』、65ページ）

ここで三木は、食と性の位相交代、ということをいっている。生き物には、ほんらい「食」の時期と、「性」の時期がある。食とは、ものを食べてからだを養い、つまり個体を成長させることである。性とは、子孫を残すことで、こちらは個体でなく、種の存続ということになる。生き物は、食によって個体を養い、性によって、種としての生き残りを図る。

この食と性は、季節も時期もなく、四六時中に行われるが、ほんらい生き物は、これを宇宙のリズム、つまり一年の四季のリズムと共に位相交代させた。三木は、鮭が成長するために北太平洋に出かけ（＝食の相）、そして産卵のために、例えば生まれ故郷の北海道の川に帰ってくる（＝性の相）を例に挙げ、その海と川の回遊の繰り返しの中に、宇宙のリズムと共に生きる生命のリズムをみた。

三木はその「食と性のリズム」を、植物の場合は成長繁茂・開花結実といい、それを山並みが続くような形の図に描き、そこに生命が奏でるリズムを熱く語ったりしていた。

また先のプリント文では、三木は〝**生きた衛星**〟という言葉を使い、生物が星である、と言っている。これは、この本の冒頭に述べた、「**人間は星だ！**」という三木の言葉と同じ意味の言葉だ。この本の冒頭で初めて「人間は星だ!」を目にした時は、その意味を理解しかねたかもしれない。しかし、ひとわたり三木成夫の世界に触れた今となっては、この「人間は星だ!」の言わんとすることも理解いただけるかとも思う。

私たちは、この自分のからだに刻まれた、その生命記憶を読み解くことで、私たち自身は、いったい、どんな存在であるのかを知り、それによって、自分がこの世界に存在している喜びを味わう。三木成夫は、そのために生涯をかけて、解剖学の研究に身を捧げた。三木が一生をかけて明らかにしたのは、こういうことだ。

ヒトのからだの5億年。

この短い言葉にリアリティを注ぐため、私はここまでの文を書いた。

三木成夫の略歴と著作物一覧（2024年2月末日現在）

三木成夫（みきしげお）解剖学者。1925年香川県丸亀市生まれ。51年東京大学医学部卒業。同解剖学教室助手。東京医科歯科大学解剖学教室助教授などを経て、東京芸術大学保健センター所長、東京芸術大学教授。87年8月逝去。

『内臓のはたらきと子どものこころ』築地書館、1982年（改題『内臓とこころ』河出文庫、2013年）
『胎児の世界』中公新書、1983年
『生命形態の自然誌　第一巻 解剖学論集』うぶすな書院、1989年
『海・呼吸・古代形象』うぶすな書院、1992年
『生命形態学序説』うぶすな書院、1992年
『人間生命の誕生』築地書館、1996年（改題増補『生命とリズム』河出文庫、2013年）
『ヒトのからだ』うぶすな書院、1997年
『生命の形態学』うぶすな書院、2013年
『三木成夫　いのちの波』平凡社、2019年
『三木成夫とクラーゲス』うぶすな書院、2021年

第二部

からだの中の美術館

さて、ここからは第一部に続いて、その「美術」への応用である。

ここまで書いたように、私は、若い時に解剖学者・三木成夫と出会い、それを人の見方、世界の見方として自分の思索の基礎とした。一方で私は、美術の研究と取り組み、その三木成夫的な世界と、美術の見方を統合しようと試みてきた。

以下では、その美術と人体の統合、「からだの中の美術館」ということについて書きたい。

1、目

①中世フランスの光

フランスを旅して、美しい光に出会った。

中世の聖堂建築にあるステンドグラスだ。石の静かな聖堂。そこに足を踏み入れ、壁に目をやる。窓にステンドグラスがある。さまざまな光と色がある。

たとえば、プロバンス地方のル・トロネ修道院。ロマネスク建築の聖堂だ。石を積み上げてつくられた建物である。柱も石、壁も石。外から見ても、重い。そして中に入っても、暗い。なにしろ石の重みに耐えるには、太い柱と厚い壁、それに窓として開けられるのは、小さな穴でしかない。まるで洞窟に入って、出入り口の狭い穴から光がさしこんでくるだけの空間みたいなところだ。

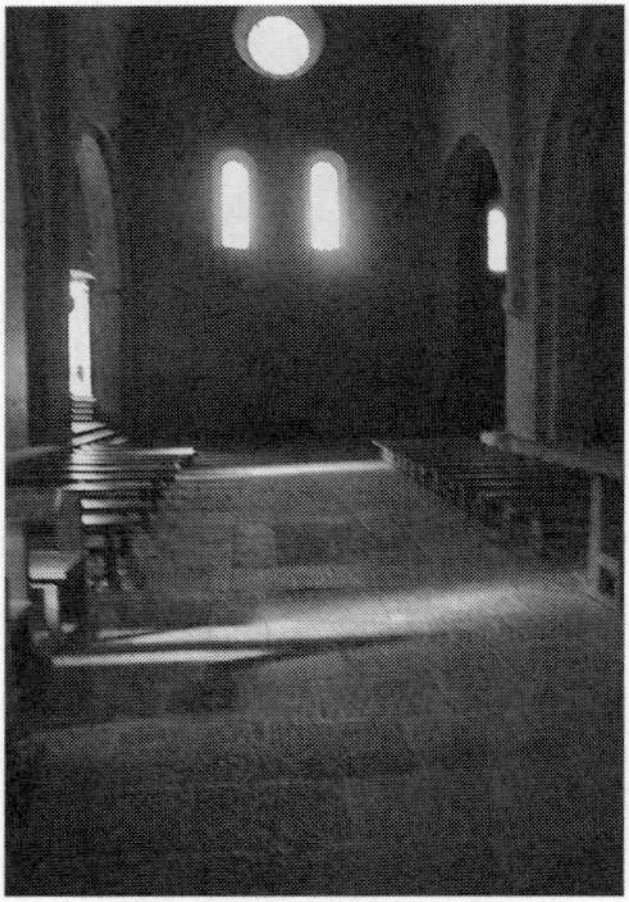
ル・トロネ修道院の内観

この建物の、小さな窓にステンドグラスがある。横に狭く、縦には長い。壁に開いたひび割れの隙間のような窓である。聖堂内は暗く、ステンドグラスの窓だけが輝いている。その輝きが、目に強くさしこんでくる。聖堂内部の暗さが、そのコントラストで光をよりいっそう明るくみせる。

ステンドグラスには色がついている。紫や、黄色、それに青など。でもル・トロネ修道院のステンドグラスは、とても淡い色で、窓の近くをほわっと、かすかに染めているくらいだ。ある窓は紫で、別の窓は青い。だからそれぞれの窓の近くだけ、違った色の光がひろがっている。

ここで大切なのは、ステンドグラスの模様や色だけではない。その窓の近くに広がっている、光だ。その光には淡い色が付いて、空間に広がっている。闇にみちた空間を照らすロウソクの小さな炎のように、ステンドグラスの光は聖堂に光の音楽を奏でる。

ヨーロッパの中世は、ロマネスクとゴシックの二つの時代に分けられる。それ以前にも、初期キリスト教美術やビザンティン美術もあった。それら初期中世の美術は、ステンドグラスではなく、多くがモザイク壁画である。

モザイク壁画とは、石、ガラス、貝殻などをちりばめて描かれた絵画だ。テレビやビデオで、人の顔に個人が特定できないように「モザイクをかける」ことがあるが、本来はそういう映像処理ではなく、1センチ四方程度の石や色ガラスを並べて、それで描く壁画のことである。

モザイクというと、ピントがぼけたというか、対象の形がバラバラになっているみたいなニュアンスで考えてしまうかもしれない。しかし壁画のモザイクは、この技法の特性によってしか生まれない美を見せてくれるものでもある。

モザイク壁画は、石や色ガラスのバラバラな組み合わせだ。でも離れてみれば、そこに「何が」描いてあるかわかる。逆に絵画だって、画面に顔を近づけてみ

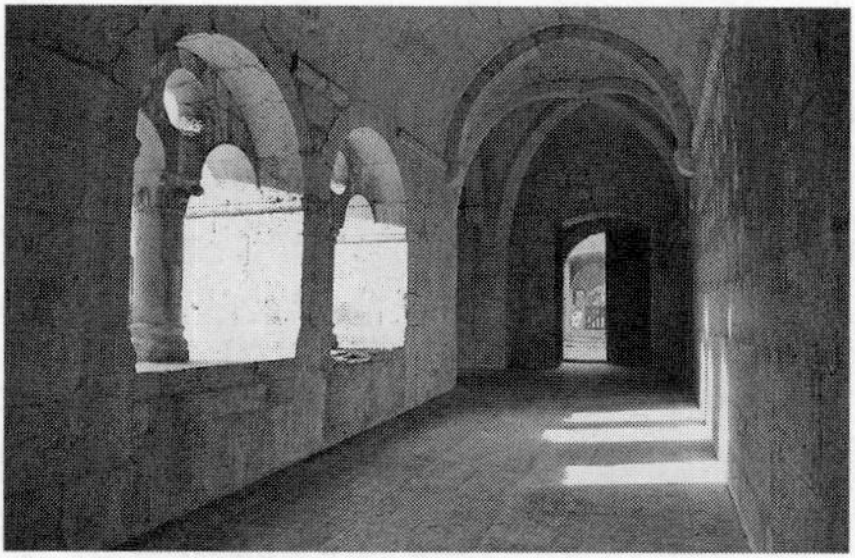

ル・トロネ修道院の回廊

れば筆の跡や絵具の粒子ばかりがみえて、何が描いてあるのかわからない。モザイクは、いわばその筆の「タッチ」がふつうの絵画より大きい。しかも石や色ガラスを並べるから、筆やペンで描いたように、滑らかな線も描けないし、形も自由に描けない。では、モザイクならではの美とは、どういうものか？

モザイクは、石やガラスの破片、つまり「小さな面」の集合でできているから、光の当たり方によって、きらきらと輝いて見える。モザイクの小さな面は、それぞれが微妙に違う方向を向いている。だからある角度から光を当てると、そのいくつかが光を反射してきらめく。また別の角度から光をあてると、別のところがきらめく。そこで、モザイクの前で動いてみる。すると動きにしたがって、ある石やガラスが輝き、また別のところが輝く。それはさざ波に揺れる水面の、日光の反射のようでもある。美しい。

モザイク壁画に、そのように「反射する光」があるとすると、ステンドグラスの光は、それ自身が輝く光である。窓にある色ガラスは、建物の外にある日光が、その窓を通って輝く。だからステンドグラスの光は、色鮮やかで、輝きに満ちている。

フランスには、そんな美しいステンドグラスがある。ル・トロネ修道院など、ロマネスクのステンドグラスの光が、控えめで静かであるのに対し、ゴシック大聖堂のステンドグラスは、ダイナミックでドラマチックだ。

　フランスのゴシック建築の大聖堂の二大王者は、パリの北にあるアミアン大聖堂とシャルトル大聖堂だろう。どちらも、その聖堂がある町の名が、そのまま大聖堂の名称になっている。アミアンへはパリの北駅から、シャルトルにはパリの南にあるモンパルナス駅から行く。どちらもパリから2時間くらいの距離にある。

　建築の造形性、構造美ということではアミアンに軍配が上がる。柱と柱がつくりだす空間、とくに太い柱と細い柱のバランスの妙、またタンパンという門の上の浮き彫りの精緻《せいち》さ、聖堂内部の床の、白黒の格子模様。そして明るく豪華なステンドグラス。ゴシックの正統な美に包まれたかったら、アミアンに行くのがよい。

　しかし、どこより聖なる光、色彩、そして闇を見たかったら、シャルトルに行くしかない。ほんとうに、世界中でこれほど美しい光が見られる

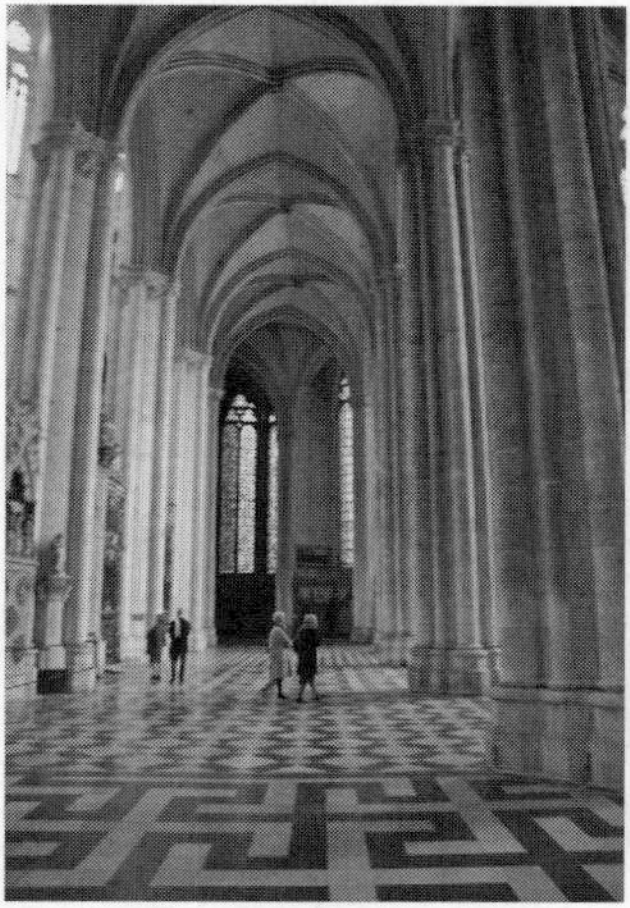
アミアン大聖堂の内部

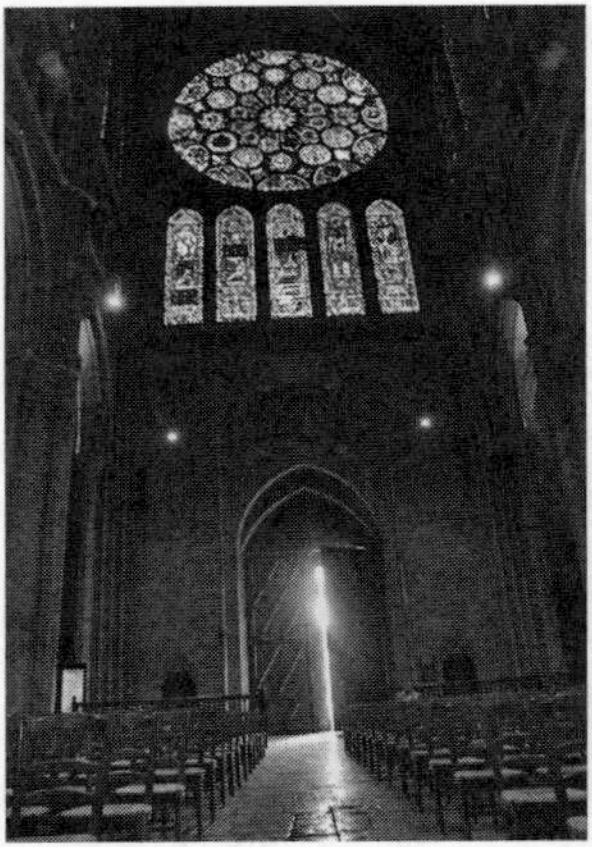

内部のステンドグラス

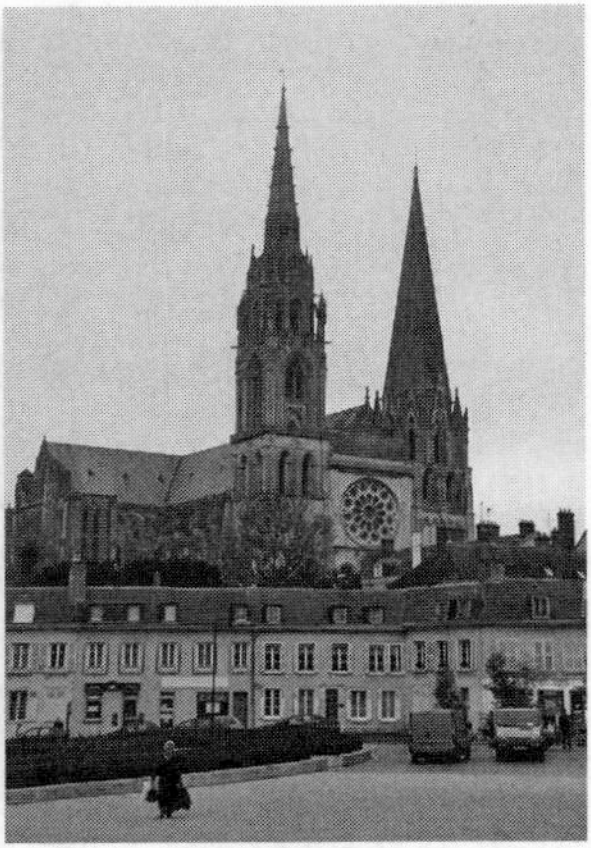

シャルトル大聖堂の外観

ところはない。

パリから列車に乗って、波打つような大地の田園地帯を過ぎていく。いくつかの小さな駅に停まり、ときに学校帰りの小学生が乗り込んできたり、また降りてがらんとなったりをして、しばらくすると車窓に町が見えてくる。家が増えてきて、遠くに高い尖塔が見える。それがシャルトル大聖堂だ。

ゴシック建築は、ロマネスク建築と違って、建物を支える新しい技法が使われている。フライング・バットレスという補強の柱のようなもので、建物を壁の外から、まるで蟹の足かなにかのように、がっしりと支えている。このフライング・バットレスの発明で、ゴシック建築は、天へ天へと伸びる高層化が可能になった。また建物を構造的に支えていた壁も、その役割が減って、そこに大きな窓をはめ込むことが可能になった。ロマネスク時代が、壁のひび割れか穴程度の窓であるのに比べて、ゴシック建築では大きくダイナミックな窓で、建物の内部に明るい光を注ぎ込むことができるようになった。

しかしゴシック建築の大聖堂の中に入ると、意外に暗い。とくにシャルトル大聖堂の暗さは強烈だ。聖堂のあちこちに闇が息づいている。まるで夜の世界に迷い込んだかのような、薄暗い場所だ。アミアン大聖堂はまだ明るい方だ。パリのノートルダム寺院のステンドグラスも明るい室内にある。シャルトル大聖堂の内部だけが、闇に包まれている。

シャルトル大聖堂は、中に余計な光が入らないようにドアが二重になっている。入り口の、大きな木製のドアを開ける。すると中にもう一つのドアがある。外のドアを閉めて、中のドアを開ける。だから聖堂を訪れる人が中に入ってきても、そのたびに外の光が漏れ入る、ということもない。それに大聖堂の天井は高い。あまりに高くて遠く、その細部は見えない。屋根は天へと尖っているが、それは内側から見れば、闇の空間が天へ天へと伸びている、ということでもある。

そんな闇があちこちに息づいている聖堂の壁に、大きなステンドグラスがある。それは夜空に光る太陽のようでもある。闇が深い分、光は明るい。しかも、その光には色がついている。夜空に花火が上がって、そのまま凍りついたようでもある。太陽のかけらが、赤や青に染まって、天から降り注いでくる。そんな感じでもある。

目は、光と色のシャワーを浴びて、何も考えられない。すげえ、そんな言葉が浮かぶだけで、背中はぞくぞくする。ただ光が見えるだけで、人はこんなにも圧倒されることがあるのか。世界でいちばん美しく、ドラマチックな光がシャルトルにはある。目は、その美を目撃し、人を芯から揺さぶる。

中世の　目の中の色

②目の誕生

それは海の中だった。

生物の歴史で、目が誕生したのは、いまから5億4300万年も前の、海の中だった。それはカンブリア紀とよばれる頃のこと。音や匂いや触感や、そういう視覚以外の感覚は、目が誕生する前からあった。でも目は、ある日、突然に現れた。もちろん、ある朝に目が覚めたら、目ができていたというわけではない。目が進化して完成するには、50万年はかかったといわれる。でも5億4300万年前の「50万年」なんて、ほとんど「ある日、突然」といっていいことだ。

『目の誕生』（草思社）の著者アンドリュー・パーカーは、地球の歴史を、「目・以前」と「目・以後」に分けて考えている。生物にとって目の誕生は、それほどの大事件だった。なぜなら、目の誕生をきっかけに、生物は大進化を始めたのだ。

カンブリア紀には、それ以前と比べていろんな生き物がいた。サイエンス・ライターのスティーブン・ジェイ・グールドが書いた『ワンダフル・ライフ』（早川書房）という本があり、この時代の生物はいかに驚きにあふれた形をしていたかを教えてくれる。

カンブリア紀の生き物たちは、そのほとんどが絶滅してしまった。それから地球には、恐竜が現れて、また絶滅したが、このカンブリア紀の多様な生き物の絶滅は、進化の歴史の中で大事件だった。

それにしてもカンブリア紀の生き物は、どうしてあんなに多様で驚きに満ちていたのか。その理由が「目の誕生」にある、という。5億4300万年前に、目が誕生した。それは三葉虫などの生き物だったらしい。目が誕生して、それから「殺戮」が始まった。いや餌の捕獲だ。目は、餌を発見し、そして捕まえて食べる。餌となる生き物は、その目から逃れるため、隠れる、消える、そしてときには警告するというふうに体の形や色を進化させ、目という「感知器」に対応していった。目ができたから、いろんな生き物が生まれた。目は、大進化への引き金となった。

ワンダフル・アートの世界

『目の誕生』という本で、アンドリュー・パーカーの、そんな説明を読んでいて、私は自分が海でダイビングをしているときに見たもののことを思った。5億4300万年前の話だけではない。今でも、海の中は驚くべき形と色に満ちている。海の中には、赤や黄色や青や紫や、あるいは銀色や虹色や、色だけを見ても多彩だ。なぜか。それは「目の誕生」のせいだ。目というものができたので、それを欺いたり、威嚇したり、そしてときには魅了するために、生物の色や形は多様になった。

美術も同じだ。ヒトの目があるから、それに対応して、さまざまな美術が創られた。パリのルーブル美術館でも、ニューヨークの近代美術館でも、京都のお寺でもいい。

そこにはいろんな美術品がある。ワンダフル・アートの世界だ。なぜ美術は、それほどに多様で驚きに満ちているのか。それは「目のせい」なのだ。

光と色の歴史

目が、生物の多様性を生んだ。また美術のいろんなスタイルを生んだ。そこで、「ヒトの目」についての説明をしよう。

目は、顔の中央にある。目を外から覗くと、白い目の真ん中に、黒い丸がある。それはこげ茶色だったり、青だったりもする。そこを「虹彩」という。目は光をキャッチして知覚するが、それはこの黒目の部分でではない。黒目をよく見ると、その中にもう一つ、小さくてもっと黒い丸がある。これが「瞳孔」だ。瞳孔は明るいところでは小さく、暗いところでは大きくなる。ここから眼球に光が入るのだが、その光の量を、瞳孔の大きさで調節する。瞳孔の奥には「水晶体」がある。レンズである。ここでピントを合わせ、眼球の奥にある網膜に、像を結ぶ。そこから視神経を通って、視覚情報は、脳に送られる。

色というのは「明るさ」でも見え方がちがう。夕暮れの風景を思い出してほしい。

庭に赤い花が咲いているとする。ところが、この赤、ちょっと色褪《あ》せて暗くみえないか。夕暮れだから暗いのではない。その周辺の暗さ以上に、色は鮮やかさを失っている。これには生理学的な理由がある。つまりヒトの目の不思議だ。どういうことかというと、目の網膜には二つのタイプがある。光を感じる錘状体という細胞と、色を感じる杆状体という細胞がある。つまり光と色は別々の細胞で感知している。昼の明るいところでは、このどちらの細胞も働く。ところが薄暗くなると、色を感じる細胞のほうは働かなくなってしまう。そこで色の鮮やかさが欠けた、モノクロに近い光景になる。ぜひ一度、夕暮れの暗いとき「色」に注目して見てほしい。ヒトの目の不思議を実感できるだろう。

色彩学にはニュートンとゲーテという二人の天才がいた。ニュートンは、色を物理学的に解明しようとし、ゲーテは、それを「見る人」と結びつけて、生理学的・心理学的に知ろうとした。色が見るヒトに及ぼす心の印象までも、色彩の学問にした。

ゲーテのやり方を応用するとこうなる。たとえば赤い色は、手前に飛び出して見える。いっぽう青い色は、奥に引っ込んで見える。ヒトの目には、そのように「見える」のだ。だからたとえば顔の化粧をするとき、この色彩理論を使えば、凹凸のある顔を演出（？）することができる。ようするに、化粧で誤魔化せる。つまり目の周りを青みがかるようにし、眉や鼻に赤みがかかれば、西洋人の顔みたいな「彫りの深さ」に近づける。あるいは「卵に目鼻」という言い方があるが、平安美人みたいな平面的な顔にしたければ、色味を逆にすればいい。色は、物理的に色として存在しているだけでなく、見る人の目（と脳）と、密接に関わっているのだ。

こういう色の理論は、「色彩遠近法」として美術の中にも活用されている。画家のレオナルド・ダ・ヴィンチは、この理論で風景を描いたし、京都の龍安寺の枯山水の石も、庭の距離感を出すために色味のある石が使われた。

そもそも色というのは、赤とか、黄色とか、そういうものではない。画家のバルチュスは、『芸術と脳科学の対話』（青土社）という本の中で、「色というのは他の色との関係においてのみ存在」すると言っている。赤の横にどんな色があるか。その横にどの色を置くか。そういう組み合わせによって、物理的には同じ色でも、目には違う色に見える。ゲーテ的な見方であり、画家ならではの見方でもある。色は、色と色との関係の中で、ヒトに何かを語る。

海の中で「目」が誕生して、5億4300万年。ともあれ、光と色を見る目には、長い歴史がある。

③科学の目

ハワイ島マウナケア山頂に、すばる望遠鏡がある。

ハワイつまりアメリカにあるが、すばるは世界最大級の鏡面を持つ、日本の望遠鏡だ。その直径は8メートル。宇宙からやってきた微かな光が、この鏡にキャッチされる。

望遠鏡には、光をみる光学望遠鏡と、電磁波などをキャッチする電波望遠鏡がある。日本の天文台でいうと、電波望遠鏡は、長野県の野辺山《のべやま》天文台にある。直径が45メートルの大きなレーダーが、高原で空に向かっている。宇宙からやってくる情報を、拾い集めて、その姿を見せてくれる。

電磁波は光ではないから、昼でも観測できる。野辺山天文台では、日中も観測が続けられる。しかし光学望遠鏡は、星や月という「光」をキャッチする。肉眼でも、星は夜空でしか見えないように、光学望遠鏡は夜の星をみる。どんな精度でみるか。たとえばすばる望遠鏡が東京にあったとしたら、富士山頂にあるテニスボールも見分けられるという。そのくらいの精度で、宇宙の星をみている。ヒトの顔に目があるように、天体望遠鏡は、地球という顔にある目のようだ。

もっとも東京にすばる望遠鏡があっても、富士山頂はクリアには見えない。空気は汚れ、周囲も明るいからだ。遠くの星の光を見るには、澄んだ空気と深い闇が必要だ。光を見るには闇が不可欠。まるでシャルトル大聖堂のステンドグラスみたいでもある。

だから、すばる望遠鏡は太平洋の真ん中、ハワイ島の高い山の上にある。そこは地球でもっとも暗く、そしてもっとも宇宙に近い場所だからだ。なにしろハワイ諸島の周囲は、地球でいちばん広い海、太平洋だ。そこにはロサンゼルスの夜景も空を照らしていないし、東京の光も届かない。真っ暗闇の世界だ。しかも、そんなハワイの島の、高い山の上にある。すばる望遠鏡があるマウナケア山頂は、標高が4200メートル。富士山よりも高いのだ。

すばる望遠鏡へは、車で行く。ある年、そこに行ったことがある。私は四駆のレンタカーで山頂を目指した。途中、高度に慣れるために、標高2800メートルのところにあるオニヅカ・ビジター・センターで休憩を取る。駐車場に車をとめて、トイレに直行。厚着に着替えるのだ。なにしろハワイである。海岸近くは常夏の熱帯だ。半そでのTシャツでいい。しかし気温というのは、標高が100メートル上がるごとに、

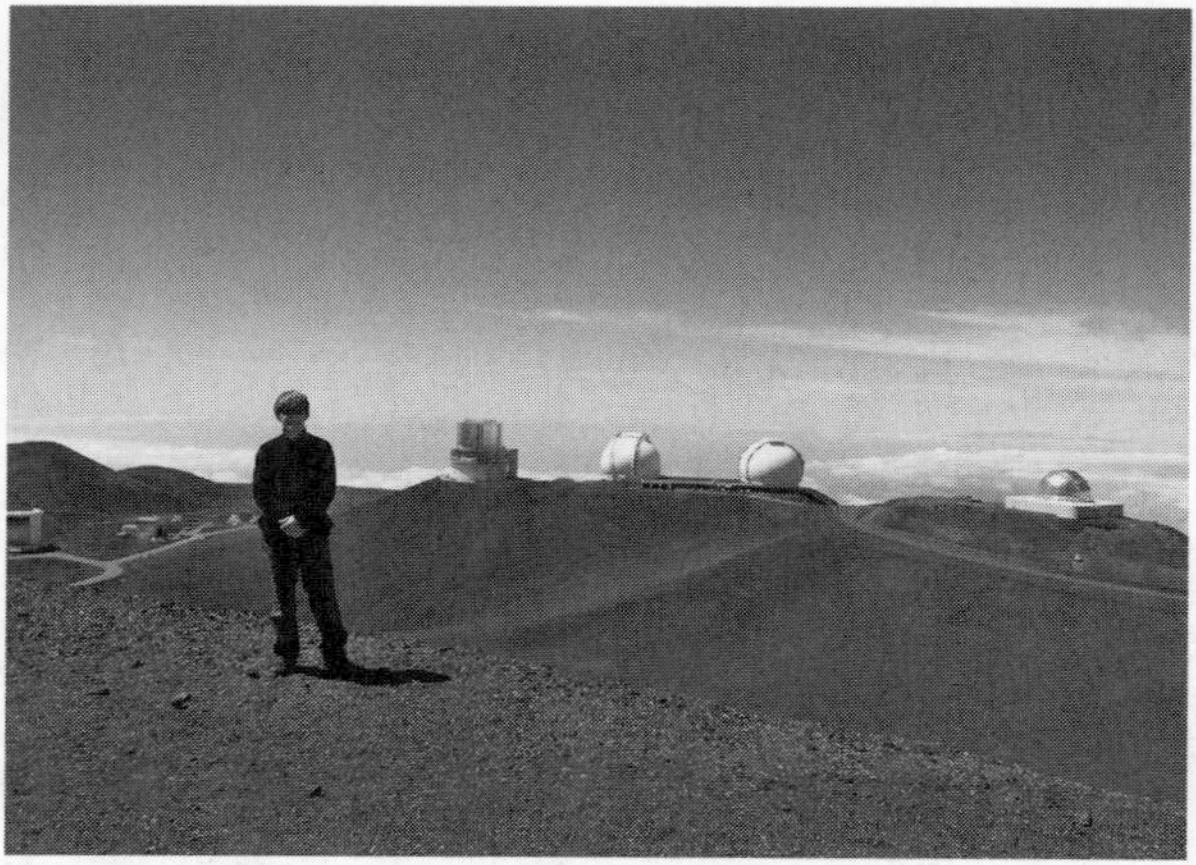
マウナケア山頂にあるすばる望遠鏡ドーム群。左は筆者

0・6度下がる。標高4200メートルまで行くと、気温差はなんと25度くらいもある。真夏から、いきなり真冬の世界である。

オニヅカ・ビジター・センターの脇には、庭があり、サボテンが植えられている。その光景を眺めたりして、気温にも空気の薄さにも慣れる。そして、あとは山頂の天文台である。歩いて登山をするのとは違う。車で山頂に行くというのは、ほとんど「一気に」登るという感じである。私は以前、同じく熱帯にある高山に登ったことがある。ボルネオ島にあるキナバル山で、こちらも富士山より高い。歩いて登ったが、山頂近くの山小屋に着いたときには、頭が痛かった。空気が薄いというのは、ふつうの世界ではない。

しかしマウナケア山頂に着き、すばる望遠鏡の建物が見えると、なにもかも忘れている。うれしいのだ。車から飛び出して、望遠鏡をバックに記念撮影をする。そのときだ。視覚がくらりと歪む。あれ？と思う。体が変な動きをする。思い通りに動かない。そうだ、ここは宇宙に近い、高度4200メートルの場所だ。あらためて、そのことを思い出す。体の動きをゆっくりにして、なるべく無駄な急激な動きは避けるようにする。私は海でのダイビングをするのが好きだが、そんな水の中での動きを思い出す。なるべく酸素の消費量を少なくするように。深呼吸をくりかえしながら、やっと視覚がふつうに戻るのを感じる。

すばる望遠鏡は、青く塗られたボディで、まるで近未来の工場のような空間にある。スタッフの先生に案内をしていただくと、『鉄腕アトム』のお茶の水博士に説明を受けているような気分になる。

この望遠鏡は、光学式とはいっても、肉眼で直接に覗いて宇宙がみられるわけではない。「覗く」ところにカメラが設置されていて、それを別室のモニターで見る。

光学式望遠鏡には、屈折式と反射式がある。前者をガリレオ式、後者をニュートン式ともいう。屈折式は、レンズが拡大した光景をそのまま覗き見るが、反射式は、鏡が光を集めて、その「反射した光」をレンズで見る。すばる望遠鏡は屈折式だ。その本体の中心には巨大な鏡がある。

私も安物の屈折式天体望遠鏡をもっているが、かねてより疑問だったのが、鏡の前にある枠のような障害物である。それに鏡で反射した光を、さらにレンズに向けて反射するもう一つの鏡が、鏡の前にもある。こんな障害物があって、正確に見えるのか。すばる望遠鏡の見学の場で質問するようなことではない、あまりに望遠鏡のイロハだが、恥をしのんで聞いてみた。研究員の布施先生は(なんと私と同姓だが親戚ではない)は、そんな初歩的な質問をする私を軽蔑するでもなく、丁寧に答えてくれた。たとえばメガネのレンズに疵があったとしても、視野にさしたる影響はない。望遠鏡の前にちょっとした障害物があっても、宇宙の星にピントを合わせるには、ほとんど影響はないという。

そして、ふと思った。自分は太平洋の真ん中の、高い山の頂上にある天文台の中にいる。目の前に、巨大な望遠鏡がある。それは100億光年も果ての宇宙の姿を見られる。この百億光年というのは、「距離」の単位だが、同時に「時間」の単位でもある。それだけの距離を、光はそれだけの時間をかけて移動する。地球の上にいては、光は一瞬で届くが、宇宙というスケールの中では、光も自転車や車のように、移動に時間がかかる。だから、すばる望遠鏡を通して見られるのは、はるかかなたの宇宙の光景だが、その「はるかかなた」というのは、同時に時間の単位でもある。まるでタイムマシンを覗き込むように、望遠鏡の向こうにある「はるかな過去」を見る。地球の歴史は40数億年くらいである。望遠鏡を通してみえるのは、その「はるか昔」である。そんな装置が目の前にある。すばる望遠鏡は、地球の目玉でもある。ヒトの体にある眼球が、外の世界を見るように、望遠鏡は、地球という体から外の世界をみる。天文台の中に佇んで、まるで自分は解剖している眼球の中にいるような気持ちになった。

はるかを覗く　科学の目

④芸術の目

ハワイ島ですばる望遠鏡を観察した後、アリゾナ州の砂漠に行った。世界の主要な天文台は、ハワイ島の山頂と、アメリカの西、砂漠の近くにあるからだ。パロマ山のヘール望遠鏡、グラハム山のＬＢＴ、それに惑星の観測で有名なローエル天文台。私は、アリゾナ州のフラッグスタッフにあるローエル天文台に行き、望遠鏡で金星を見たりして、また、レトロな雰囲気もある古い望遠鏡のあれこれを見学した。

しかしアリゾナ州まで行ったのは、別の目的があった。現代美術家ジェームズ・タレルの作品をみるためだ。

アリゾナの砂漠にあるローデン・クレーターに、ジェームズ・タレルが「空を見る」ための作品をつくっている。そして、同じアリゾナ州のフェニックスにあるスコッツデール美術館に、タレルの作品がある。

アリゾナの砂漠の空。そこは雨が少なく、雲のない、つまり青く澄んだ空だ。だから星も、より輝きを増す。天文台が多く作られるゆえんだ。砂漠は、高い山と並んで、もっとも「宇宙に近い」ところの一つである。「地球の目」をつくるのに、もっとも適した場所。

ジェームズ・タレルは、そんな砂漠の空をみるための美術作品をつくった。天文台の望遠鏡は、いわば「科学の目」だ。しかし宇宙や空をみるのは、科学の専売特許ではない。芸術も、空を見る。夕焼け、星空。この世界でもっとも美しい光は、空からやってくる。芸術家は、空の光をもっとも美しく見せる装置をつくった。科学とは別の、芸術の目が見た空だ。

それは、スコッツデール美術館の建物の一部として組み込まれている。絵というのは、美術館の壁に掛けられる。それは壁に開けられた「絵という窓」のようなものでもある。しかしジェームズ・タレルの作品は、天井に開けられた窓だ。「Knight Rise」というタイトルのその作品の部屋に入ると、天井に楕円の穴が開いている。壁沿いにベンチがあり、そこに腰をおろし見上げると、空が見える。

ただの空だ。ステンドグラスがはめ込まれているわけではない。画家の一筆が加えられているのでもない。天井に穴が開き、そこから空が見える。しかし、その空は青い。日本のかすんだ空を見るのに慣れたせいなのだろうか。でもこの美術館に入る前、砂漠の空を肉眼で見てきた。アリゾナ州に来る前は、ハワイ島の山頂で空を見た。本当に澄んだ空は、十分に見たはずだった。しかしタレルが切り取った空は、そのどれよりも青かった。まるで現実の空に画像処理をほどこしたみたいな、「作られた」空のような、深い青をしている。

じつは、これは「作られた」空である。単に天井の穴越しに見える空ではない。それでは「窓を開けた」のと同じではないか。そうではない。これは「作品」なのだ。つまり、この空の色には、アーチストが仕掛けたトリックがある。芸術なのだ。では、どんな仕掛けか。

ジェームズ・タレルは、かつて知覚心理学を学んでいた。だから目の生理や色彩学についての造詣《ぞうけい》が深い。それを作品の中に使っている。「Ｋｎｉｇｈｔ　Ｒｉｓｅ」では、天井に開いた楕円の穴の輪郭のあたりに、オレンジ色の光がある。天井の裏側に、色のついた照明があるのだ。しかし、それはわずかなオレンジ光なので、誰にも気づかれない。しかし目は、その微妙なオレンジ色も見る。すると、どういう効果が出るか。色彩学では、青の補色はオレンジ色である。補色とは、色の性質がいちばん正反対の組み合わせのことで、その色を並べると、お互いが引きたち、それぞれの色がより鮮やかに見える。

青の補色はオレンジ色だ。だから青の横にオレンジ色があると、青はより青らしく、強く見える。「Ｋｎｉｇｈｔ　Ｒｉｓｅ」では、空の青をオレンジ色の光で縁取ることで、砂漠の青く澄んだ色が、より深く、濃く見える。空の色自体が、それほど青いのではない。それを見るヒトの目が、オレンジ色とのコントラストで、深い青色を作り出すのだ。

それは空の色である。でもそれは、芸術の色でもある。どんな精緻な望遠鏡でもとらえることのできない光。ヒトの目があって、はじめて見えてくる光の色。科学がとらえることのできない、芸術の光。アリゾナの砂漠に、そんな光が作られた。それはフランスの中世の聖堂のような、現代の芸術の聖堂である。

アリゾナ州のスコッツデール美術館にある、この「Ｋｎｉｇｈｔ　Ｒｉｓｅ」。夕暮れ時にみると、その楽しみは倍増する。午後の空が、夕暮れの空に、そして夜の空へと変わっていくのだ。

太陽は、東の空からのぼり、南の空へ、そして西の地平線へと沈んでいく。毎日、決して一日の休みも例外もなく、同じことが繰り返される。光は、朝は西へと伸びる影をつくり、夕方には反対に影ができる。もちろん雨の日や曇りの日もある。ときに影は薄く、ときには影はほとんど見えない。しかし「見えない」ことのたいていの原因は、私たちがそれを見ていないからである。見ても、気がつかない。「影があるな」と思いもしない。そうやって毎日が過ぎていく。

しかし、ときには太陽を、空を、影をじっくりと眺める時間があってもいい。私は、アリゾナの空の下、ジェームズ・タレルの作品を通して、午後から夜までの空の光を、ずっと凝視していた。

空の色は、徐々に暗くなる。淡い青から、濃い青へと変わっていく。じっと見ていても、その変化にはなかなか気づかない。しかしハッとして改めて空を見ると、以前よりずいぶん暗くなっていることを知る。空の色が変わっていく。たったそれだけのことなのに、飽きない。映画だって、作品によっては1時間も見ていれば飽きてくることもある。ましてや、なんのドラマもストーリー展開も、派手なビジュアルもない空を1時間、2時間、3時間と眺めているなんて考えられない。しかしタレルの空は、そんな長時間の佇みに耐える。ただの光なのに、色なのに、どうして目は釘づけになるのか。これこそが目というものの本来の機能、生物の進化の中で誕生した目というものの目的にぴったり合っているからではないか。私は、空を眺めていた。それなのに、空のことではなく「目」について考えていた。

気がつくと、空は漆黒の闇だった。天井や壁には照明が当てられ、白く輝いている。そこに真っ黒な穴がある。夜空の黒だ。もう色もない。白と黒だけの世界。私は、極限の水墨画をみているような気がしてきた。水墨画にとっていちばん大切なのは、「闇」を見せることなのではないか。光がある分だけ、紙が白いだけ、そのコントラストで闇は深い。これも目がつくる、芸術のフィクションだ。

すっかり夜になったので、私は美術館を出た。道を歩きながら空を見た。「黒く」はなかった。同じ空なのに、タレルの天井の穴を通して見た夜空とは、まったく別の空だった。本当の闇は、芸術を通して、はじめて見える。改めて、そう気づく。

科学における光、つまり天文学では、遠い宇宙の姿を、星から送られてくるわずかの光の情報を元に探る。つまり科学では、光は、真理の発見のための「一情報」として扱われている。

いっぽう芸術における光は、その光を目にし、脳に送られたときに認識される「ヒト」が重要なターゲットとなる。つまり、芸術における光は、目や脳である世界を喚起させるための媒体である。そこで現れる世界は、人の内面世界である。ということは、芸術とは人の脳や身体を刺激する装置であり、あるいは人の脳や身体の中にある何かを垣間見る仕掛けであるといえる。

ジェームズ・タレルの作品とすばる望遠鏡は、空からやってくる星や太陽の光という、同じ光をとらえる装置であるが、それが明らかにし、見せてくれるのは、宇宙の果ての姿つまり人の「外」の世界と、一方は、人の「内」の世界と、正反対である。科学における光は、人の外の世界を探究し、また人が不在の「客観的な」世界のありようを明らかにする。いっぽう芸術における光は、人と関わることで、人の内の世界とはどのようなものかを探究する。

そして始まる　アートの目

2、内臓

①一本の管

目を持った無脊椎動物へと進化の時間を遡りながら、目について考えてみた。しかし、もっと進化の歴史の先にある、目さえもない「最初の生き物」はどういうものだったのか？　それは「生物の体の基本とはどういうものか」ということでもある。

最初の生命体は、バクテリアだ。地球の始まりの頃、最初の生物は生きるために酸素を作り出し、それが鉄鉱石を赤く染めた。そんな赤い石が、今でも残っている。ラン藻類の光合成で、地球に最初の酸素がもたらされた。その酸素が、水に溶けている鉄を酸化させて、そんな赤い縞状の鉄鉱石をつくった。その頃の海は、真っ赤に染まっていたと想像できる。

次に現れたのが、ストロマトライト。成長しながら石灰質を固め、岩のような形になっていく。これが後のあらゆる生物の源になった。ストロマトライトは、今でも西オーストラリアの海などに、その子孫が生きている。

進化の歴史の中で、体の起源をどこに置くかだが、生命の誕生がそれだといってもいいし、あるいは「細胞」の登場を、一つの区切りと考えてもいい。一つの細胞からなる生き物、単細胞生物が生まれたのだ。ヒトの体も、細胞からできている。細胞が集まって、体は複雑になった。それがヒトだ。この「複雑に」が、どのような複雑かということで、あれこれ書いているのが本書でもある。骨もあれば脳もあり、内臓もある。細胞は、いろんな臓器に分化していった。

細胞の登場は、進化の歴史で重要なできごとだった。でも、

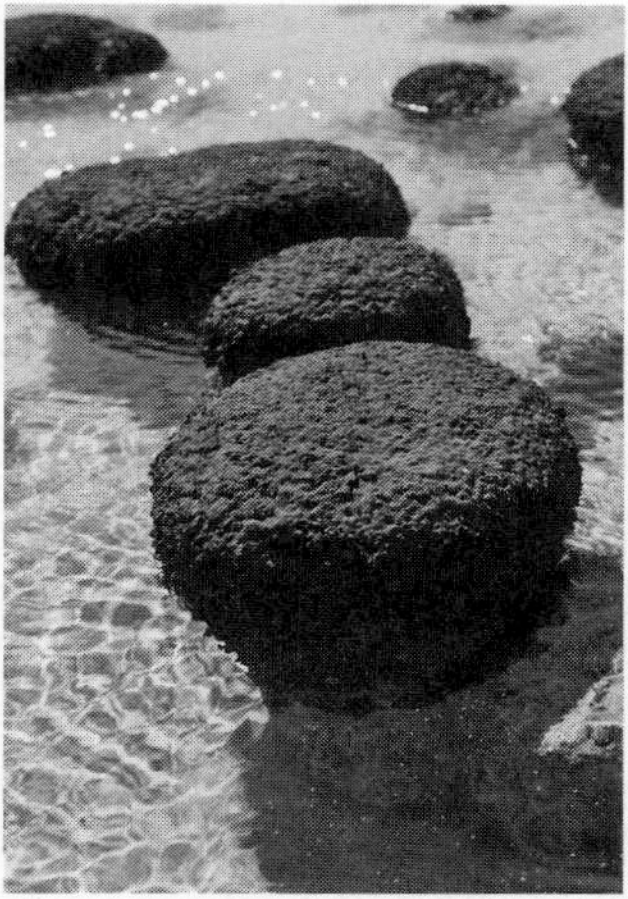
ストロマトライト。西オーストラリア、シャーク湾で撮影（Science Photo Library/ アフロ）

ここでは、もう少し後の時代から始めることにしたい。つまり単細胞生物が、多細胞になって、いったいどういう「形」になっていったかだ。はじめは細胞が集まっただけのボールのような生き物だった。そこにくぼみができ、そのくぼみが閉じて、管になった。そんな「管」としての体を見てみたい。

先にも書いたが、人間の体も、基本は「一本の管」である。口から始まって、胃や腸を通って、肛門から出る管である。解剖学では「消化器系」という。ヒトの体から、脳を取り去り、手足を取り、肺を取り、背骨を取りと、どんどん原始的な生き物に近づけていくと、最後は一本の管になる。この消化器系は、栄養を摂取しエネルギーにするという、まさに生きることの基本を担うところでもある。

つまり人間の体というのは、基本は「一本の管」で、それに背骨がついて、肺がついて、手足がついて、脳がついて、ついでにいえば目玉もついて、そうやって他ならぬ「ヒト」の体になった。しかし、いろいろ複雑な作りであっても、その基本が一本の管であることに変わりはない。ヒトの体の基本である、この「管」について考えたい。

内臓と進化

管というのは、つまり内臓である。消化器系とその付属品といえばいいか。

管のはじまりは、口だ。口はいろいろなものの入り口である。食べ物の入り口であり、空気の入り口でもあり、またときに接吻という性への入り口ともなる。

口の奥には、咽頭がある。その先は食道と肺へと続く気管に分かれる。食道は、胃に至るまで、およそ25センチの長さがある。管ではあるが、食物が通っていないときは、前後におしつぶされた形をしている。そして胃に続く。胃は、食べ物が蓄えられる倉庫のようなところだ。口から入ってくる食べ物は、無防備に胃へと送り込まれる。これはドアが開いたままのセキュリティのない部屋のようなものである。誰が入ってくるか分からない。胃にも、どんな毒が入ってくるかも分からない。だから胃は、まずは消化や吸収よりも、解毒の働きをするところでもある。

そして十二指腸を通って、空腸と回腸へといく。つまり小腸である。小腸は、太さが3～4センチ、長さが6～7メートルある。うねうねと、くねっている。その先は大腸だ。こちらは長さ1・5メートルくらいで、小腸よりずっと短い。大腸は、順に上行結腸、横行結腸、下行結腸と、カタカナの「ロ」のような形でお腹の中に位置し、その先に蛇行して走るS状結腸に続き、最後に直腸を通って肛門から出る。食べ物が消化・分解され、栄養が吸収され、残りが排泄される。最後に出てくるのが「うんち」である。

口からはじまる一本の管を通ってだが、その管は、生命進化の始まりの「体の原型」でもある。だとしたら、この大きな便りは、はるか何億年も昔の、海の中の生き物から続く、生命の長い歴史を綴ったものでもある。トイレで一人、ときに、まじまじと、この便りを見つめる時間があっても、良いのかもしれない。

体とは　一本の管

②無脊椎動物

生命は、海で誕生した。

そしてしばらくは、その海で進化した。そんな海に潜る。自分はダイビングを愛好している。海に潜る楽しみ方はいろいろだ。水に浮遊する感触を味わう。つまり重力から自由になる。海底の地形、トンネルやそこに差し込む光を見る。また群れをなして泳ぐ魚のダイナミックな動きに驚く。そして地味ではあるが、無脊椎動物のいろいろな形態を眺める。イソギンチャクは、砂の海底でまるでドレスのような触手を流れに任せてなびいている。ソフトコーラルがお花畑のようにカラフルに広がっている。そしてUFOが襲来したかのような、謎めいた姿のイカたちのホバリング。

そういう海の中の世界は、人体を解剖したときに見える、内臓の姿とどこか似ている。体の中は、じつは「海の中」ではないかと、考えている。

胃や腸、そういう一本の管である内臓は、ヒトの体の一部だが、お腹を切って解剖をしていると、ときにそれが一つの独立した生き物に見えてくることがある。海にいる無脊椎動物と、その形が似ているように思え、両者には関連する何かがあるにちがいない。

それを結びつけたのは「色」だった。解剖をしていて、内臓が現れる。その色がカラフルなのだ。とくに死んだばかりの小動物を解剖したときがそうだ。もちろん、ヒトの内臓でも同じだろう。しかし私がやってきた人体解剖は、長い時間をかけてじっくりとするタイプのものだった。そのため、腐らないようにホルマリンをしみ込ませ、それをアルコールに置き換えるという「固定」の処置がされている。おかげで何ヶ月も、ときにはしっかり管理すれば半永久に腐らずに、その姿を止めていられる。しかしほんらいの色は褪せてしまうのだ。形は変わらない。だから腸を見て、海の無脊椎動物に似ているな、などと思う。ナマコやイソギンチャクがお腹の中に閉じ込められたふうにすらみえる。でもホルマリン漬けの死体は、色が落ちている。

人体ばかりでなく、ときおりネズミやカエルの解剖をする。こちらは死んだばかりなので、内臓は生きていたときと同じ、鮮やかな色を失っていない。そこには赤や黄色、紫や緑、青までもある。

お腹の中の、内臓の色である。それは生まれてから死ぬまで、腹の中に隠れていて、誰の目に触れることもない。生涯、闇の中にあって、死んだらそのまま朽ちていくものだ。だから、そこに色があっても、何の意味もない。でも内臓にはカラフルな色がある。ヒトでも同じだ。いったいなぜ、内臓に色があるのだろう。

その答えを教えてくれたのが、「海の中」だった。ダイビングで、海底にいるいろいろな無脊椎動物を見る。熱帯のサンゴ礁の海でも、温帯の伊豆あたりの海でも、潜ってみれば、そこは原色の世界である。海の生き物には、カラフルな色がある。

そして海の中で、それが「ヒトの内臓とも結びついている」ことに気づいた。そうヒトは、海底に横たわっているこんな生き物に、背骨ができて、肺ができて、手足がついて、脳が大きくなって、そんなふうに進化して「ヒト」になったのだ。ヒトの内臓は、そんな無脊椎動物の進化の名残りの姿である。だとしたら、海の無脊椎動物にさまざまな色があるように、内臓に色があってもいい。内臓には、そういう進化の痕跡が残されている。でも、どうして海の生き物は、あんなにも色鮮やかなのか。これは先に書いた。今から5億年以上も前の、海の中で起こった、目の誕生だ。

光は、地球が誕生したときからあった。いや地球ができる前、太陽が輝き始めたとき、太陽系は光にあふれる空間となった。地球に生命が誕生して、光はラン藻類の光合成にエネルギー源として使われるようになった。しかし、そんなふうに地球に満ちていた光を、「視覚情報」として使うようになったのは5億4300万年前に、目が誕生したときからだ。それ以来、光や色は、そして「見ることのできる」形などの視覚情報は、生物の生存にとっても深く関わるものになった。どうしたら捕食者に襲われずに生き延びることができるか。海の中の生物は、あらゆる色や模様を進化させ、ときに保護色で見えにくく、またときには、捕食者に警告色で威嚇すべく、それぞれの体色を身につけていった。

目の誕生が、海の生き物に色彩をほどこすという、爆発的な進化をうながした。その進化の名残りが、ヒトの内臓にも色として刻まれている。

今でも、海の中は、光と色にあふれている。試しに、水中メガネをつけて、海の中を覗いて見てほしい。浅い海底では、水面の揺らめきが、そのまま海底でのちらちら揺れる光の揺らめきになっている。そこを縞模様の魚が横切る。魚の輪郭は、揺らめきに紛れて、見えにくい。また青に黄色のまだら模様がついたウミウシがいる。よく目立つが、あまりのどぎつさに食べようという気も失せる。

5億4300万年前の、目の誕生は、そんなふうに、いろいろな生き物を爆発的に生みだした。そして同時に、目はそういう色彩の乱舞を認知し、より精緻に見分けるために、さらに進化してきたことだろう。色彩の氾濫《はんらん》を見極める目。それは5億年以上の時を経て、生物が磨き上げてきた能力でもあるのだ。

カラフルな内臓の色!

③30億年のかたち

イギリスの西の端に、セント・アイブスという町がある。陶芸家のバーナード・リーチャ画家のベン・ニコルソンが暮らし、テート美術館の分館もある。海に面した、芸術の匂いがする田舎だ。

この町に、彫刻家バーバラ・ヘップワースの美術館がある。20世紀を代表する女性彫刻家のバーバラ・ヘップワースであるが、彼女は人生の後半生をこの町で暮らした。美術館は、彼女のアトリエ兼住居である家を、そのまま公開したものだ。庭には石の彫刻が置かれ、アトリエには彫刻の道具やつくりかけの作品がある。

バーバラ・ヘップワースといえば、現代彫刻の巨匠ヘンリー・ムーアの陰で、ムーアと似たような彫刻をつくる女性というくらいの印象しかなかった。ロンドンや東京の美術館で、彼女の作品をみても、とくにピンとは来なかった。

しかし、せっかくセント・アイブスまで来たのだ。行ってみることにした。その旅の目的は忘れた。たしかコーンウォール地方に住む作家コリン・ウィルソンにインタビューをしに行き、そのついでになぜかセント・アイブスに足を運んだのだ。たぶん、テート・ギャラリーの分館とかに行こうとしたのだろうが、そちらの詳細はもう忘れてしまった。

あれから何年も経った。それなのに、バーバラ・ヘップワースのアトリエや庭のことは今でもありありと覚えている。

バーバラ・ヘップワースの彫刻といえば、卵のような抽象形の、立体の中がくりぬかれて空洞になって、そこに紐が張ってある。そんな作品が多い。都会の美術館や、作品集の写真でみると、観念が先行の説明的な彫刻に見える。しかしイギリスの田舎の、海辺の町にある小さな庭に置かれた彫刻の前に立ったとき、まずそれがとても「愛《いと》しい」ものに見えた。この庭で呼吸し、横のアトリエで働き、そんな彫刻家の肉体労働による作業で、それらの作品はできあがった。アトリエに行って、はじめて彫刻が人間的なものとして受け入れられた。空洞に張られた紐にも、バーバラ・ヘップワースの目が、私の横にあるような気がして、その彫刻がまるで自分のものであるかのような愛しさが湧いてきた。

美術に触れるには、こういう個人美術館がいい。それからパリのロダン美術館やブールデル美術館、四国やニューヨークのイサム・ノグチ庭園美術館など、画家が暮らした家や庭にある個人美術館を愛するようになった。とくに「彫刻」は、それが置かれた場ととても密接な関係がある。

自分は、バーバラ・ヘップワースをまるで「自分のこと」として理解し、おかげで同時代のヘンリー・ムーアの彫刻なども、より親しみが湧くようになった。

2004年、箱根・彫刻の森美術館で、展覧会「ヘンリー・ムーア　自然の気配人のかたち」が開かれた。この展覧会では、ムーアのアトリエ「マケット・スタジオ」が再現されていた。マケットとは小さい習作である。ムーアは、この部屋で彫刻のマケットをつくり、手を動かし、あれこれ思索した。そういうアトリエの空間には、彫刻家の息づかいが今でも残り、ただの美術館のスペースに作品だけが展示されたのとは別の雰囲気をかもし出している。

ムーアのマケット・スタジオには、貝や骨や、いろいろな自然のものが置かれている。箱根の美術館に再現されたスタジオの机には、貝が置かれ、作りかけの小さな彫刻もあった。ムーアは、ときにこの貝殻の形態を元に、あるいは貝殻そのものに粘土をつけて、彫刻の形態を探究したりもしたという。たとえば、それが人体の彫刻に発展したりする。

自分は、彼の「自然から学ぶ」という態度に惹かれた。その「自然から学ぶ」ということに、他の彫刻家、たとえば近代のブールデルやマイヨールらと一線を画す、造形の世界があると思った。

箱根・彫刻の森美術館には、ブールデルやマイヨールの作品も展示されている。もちろん近代彫刻史にその名を刻んだ名作だ。悪くはない。しかし、同じ庭に並んでいるヘンリー・ムーアの彫刻と比べると、「浅い」と思えてしかたがなかった。空に向かって屹立する人体像は、ムーアの彫刻に比べると、どこかうら寂しくもある。なぜか。

結論をいってしまえば、ブールデルやマイヨールが見つめているのは「人体」でしかない。もちろん、ブールデルもマイヨールも、すばらしい彫刻をつくっている。構築性、曲線の美、人間を凝視する眼差し。そこには一流の彫刻にしかないものがある。しかしムーアと並べると、どこか浅い。もちろんマイヨールの彫刻には「地中海」とか「河」というタイトルがあり、単なる人体像ではない意味が込められている。しかしそれも、擬人化でしかない。あくまで人間なのだ。

ヘンリー・ムーアも人体像を作った。いっけん、どこが人間か分からないほどに抽象化されているものもある。しかしいい加減に形を歪めているわけではない。ムーアは、自然の中に深く分け入り、そこから人体のさらに奥にあるものを抉り出す。それが、たとえば「貝殻」の形だ。

人体というのは、生命進化の歴史からみれば、30数億年をかけて海の生物から進化してきた。その果てに、この人体という形ができあがった。いわば、貝や魚や、いろんな生き物の形が進化して完成した形だ。ムーアは、動物の骨や貝を眺めながら、そんな人体の歴史に秘められた形を探し出す。別に、貝と人体をミックスした、仮想の動物を造形しようというのではない。

人体だけを見ていては見えない、本当の人体の形を、貝や骨から探すのだ。人体の中にも秘められている貝の形。それは、遠い生命の記憶を、私たちに見せてくれるような作業だ。

それに比べると、近代の彫刻家がみていたのは、人体でしかない。

しかし人体をみているだけでは人体はみえない。ヘンリー・ムーアの彫刻はそう語る。

私は野外に置かれた、ムーアの大作を眺めていた。夕日を浴びて、彫刻の表面のあちこちが光っている。その光の散り具合が美しい。自然の中に置いても、負けない形。そこに生命進化の深い形を見た。

彫刻の　いのちの形

3、脊柱

①バッター・ボックス

大リーグのオープン戦を見たことがある。

アメリカを旅していて、レンタカーでアリゾナ州フェニックスの美術館に向かうとき、球場を見つけた。とくに野球好きというわけでもない。グローブを持って球場に向かって歩くファンの姿を目にして、ふと試合を見ようか、と思ったのだ。駐車場に車を入れ、チケットを買ってスタジアムに入った。メンバーをみて、両チームの選手で名前を知っているのは、サミー・ソーサくらいだった。フェニックスは、3月というのに真夏のようだった。芝は青々として、レフトスタンドの向こうには赤い岩山があった。ディズニーランドのビッグサンダー・マウンテンみたいだった。

日本人選手はいないかと探したら、ブルペンにいた。その日本人の横顔に見覚えがある気がした。横浜ベイスターズにいた斎藤隆投手ではないか。思い切って声をかけてみた。近いので、小声で「さいとう、さん」といった。その日本人選手は振り返って、ぼくと目が合う。そして前をみて、手でボールを弄《もてあそ》んでいる。試合中だし、いちいちファンに応えないものなのかと思った。横にいた巨体の選手が、貧乏ゆすりをしながら、ぼくと、その日本人投手を見ている。

確認したら、その日本人選手は「TADANO」だという。只野？　多田野？　聞いた名前のような気もする。ともかく斎藤投手ではなかった。間違えて名前を呼ばれたら、たしかに答えないだろう。「斎藤さん」と呼ばれて、皮肉か野次かと思ったかもしれない。「お前なんか無名選手だよ」とでも言われているように。

その後、もう一度「ただの、さん」と声をかけた。今度は帽子をとって挨拶してくれた。それにしても失礼なことをした。やばいと思った。取り返しがつかない。

しかし球場を後にして、ぼくはなぜか彼のことを「うらやましい」と思った。こんなふうに異国の地で働きながら、好きな野球をやっている。悪くない人生だな、と思った。うらやましかった。アリゾナの球場での、日焼けした横顔と、ユニホーム姿の躍動感は今も忘れない。

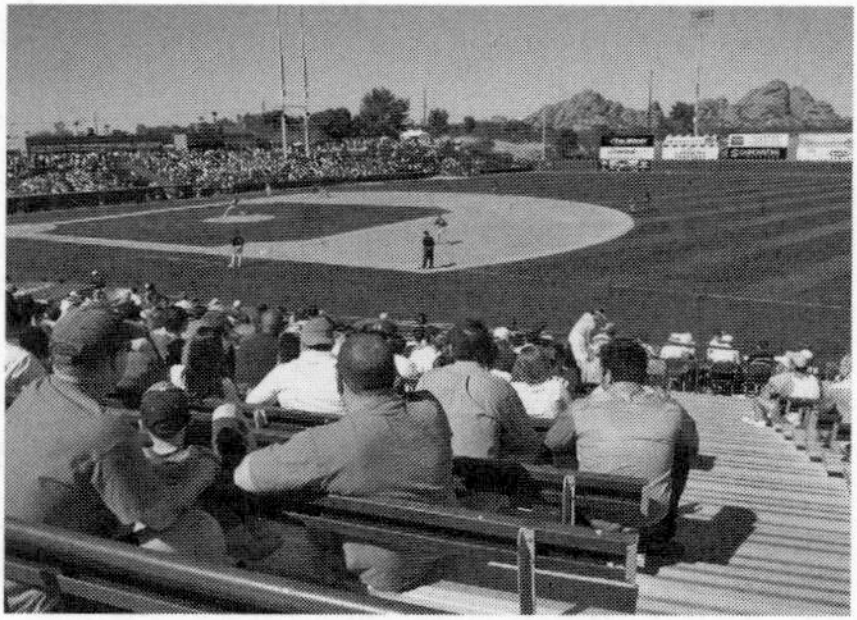

メジャーリーグのオープン戦の様子

しばしば海外旅行では、日本人と会うことを嫌うという。目が合っても、無視する。たしかに外国まで行って日本人と会いたくない。海外で見る日本人は醜い、ともいわれる。もちろん、それは自分自身の姿でもある。しかし青い芝の球場にいた多田野数人は美しかった。こういう日本人もいるのだ。

外国で出会って「美しい」日本人こそ本物ではないか。きっと、まっすぐに生きているからなのだろう。自分もそうありたい。斎藤さんと間違う失礼をしたが、多田野から大切な何かを学んだ(多田野選手は、その後、日本ハムファイターズでも活躍した)。

大リーグで、以前テレビでみた印象深い話があった。サンフランシスコ・ジャイアンツにいたバリー・ボンズが、自身のバッティング理論について語っていたのだ。その頃チームメートだった新庄剛志選手のバッティング・フォームについて「動きが複雑過ぎる」というのだ。新庄といったら、「複雑」とは正反対のタイプで、それこそ「イッチ、ニ、サンッ」でバットを振っているバッターにみえる。しかしバリー・ボンズから見たら、それでも「動きが複雑過ぎる」ということになる。

ボンズの理論はこうだ。体の中心になる「軸」を意識して、そこを中心に体を回す。腕を回す。バットを回す。それだけだ、というのだ。シンプルだ。それに加えて、右手でボールをキャッチするように意識する。そうすればボールはバットの芯に当たる。

軸を中心に、回転する。

この単純な理論は、野球のバッティングだけでなく、すべてに応用が利くようにも思える。軸を中心に回せば、無駄なく、力を最大に活用できる。そのためには、まず「軸」を意識することだ。体の軸、そして世界の軸を。

サボテンと脊柱

さてフェニックスで大リーグのオープン戦をみた翌日、私は車で郊外に行った。

アリゾナのハイウエイを走っていると、道の両側の山に、緑の柱がみえる。高さも太さも、日本の電信柱くらいなサイズだ。山は荒野で、赤茶けた土がむき出しになっている。そこにたくさんの緑の柱がある。

サボテンだった。

それは、柱サボテンだった。山一面が、その緑の柱でおおわれている。森のようだった。ただし普通の樹木には、枝があり葉が茂っている。しかしサボテンの森では、緑の太い幹だけが、何本も、垂直に天に伸びている。

雨の少ない砂漠地帯で、植物は生きるために、その姿を変えて進化した。サボテンは体内に、たっぷりと水分を湛えていることだろう。砂漠の水は、そのほとんどが柱サボテンの体となって、結晶しているようだった。

サボテンの森は、州都フェニックスから北へ向かうと現れる。サボテンも、街にはない、自然の光景なのだと思う。しかし標高が徐々に上がり、しかも北だから、気候が涼しくなりサボテンの森は、やがて消える。

しかしフェニックスから南に向かうと、その密度は増える一方である。メキシコ国境に近い、ツーソンの西の郊外には、柱サボテンの密集地帯があり、国立公園になっている。Ｓａｇａｒｏという名のその土地は砂漠のサボテンの聖地、といっていいような奇妙な「柱の森」となっている。この公園内を車でまわった。道は舗装もされておらず、土ぼこりを上げながら車は進む。空には雲がない。道の両側には、電信柱のような緑のサボテンが立っている。ときに枝分かれして、それが人の腕のようにもみえる。力瘤をみせびらかすように、両腕をあげている人の姿にも見える。その姿は、擬人化しやすい。しかも陽気でユーモラスな姿をしたサボテンだ。

水が少なく、ふつうの植物は生きられない。そんな過酷な環境である。サボテンだって、生き延びるためのギリギリの状態のはずである。しかし柱サボテンの姿は、人が陽気に踊っているようにしかみえない。ドンタコス、ドンタコスというリズムがバック・ミュージックとして響いてきそうである。

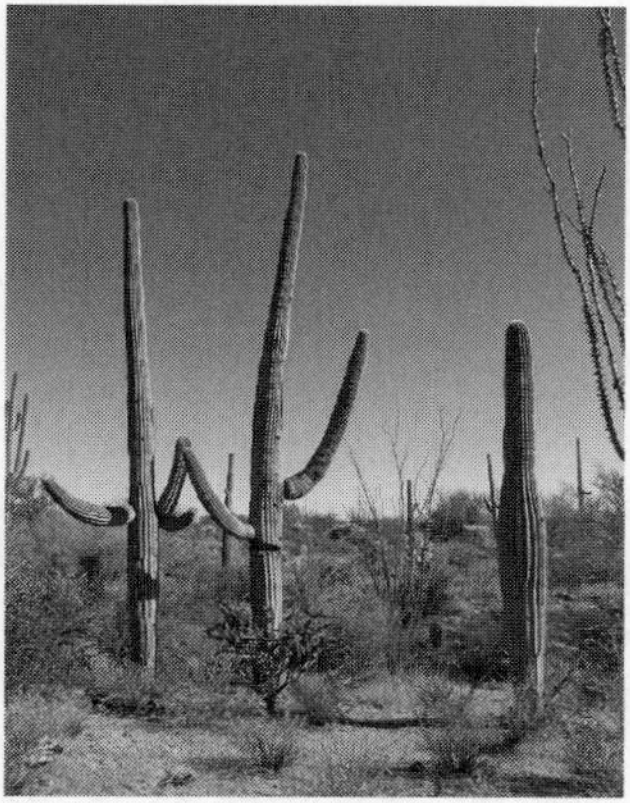

アリゾナのサボテン

サボテンが、こんな楽天的な雰囲気で、しかも人の姿にこれほど似ているとは思わなかった。その柱の形が、人の体の背骨あたりを連想させるからか。砂漠には、緑の陽気な人たちが踊っている。

その近くには、アリゾナ・ソノラ砂漠博物館という施設がある。サボテンを植えた植物園で、ついでに砂漠の動物も飼育されている。ハチドリという、空中でホバリングしながら花の蜜を吸う、小さな鳥もいた。網で仕切られた小屋の中を飛んでいるが、ふつうに荒野のあちこちで出会うこともある。

この博物館の庭に植えられているサボテンの種類は豊富だ。ただし、そのまま大自然のサボテンの荒野に続いているので、どこまでが植えたもので、どこからが野生なのか、よく分からない。

砂漠で注意しないといけないのが、水分の補給だ。気温は40度近くあるのに、まったく汗をかかない。汗になる前に、そのまま蒸発してしまうのだ。だからうっかりしていると、脱水症状になる。ソノラ砂漠博物館では、沿路のあちこちに水飲み場がある。まさに命の水である。園内を歩いていて、水飲み場に出会ったら、ともかく一口、水を飲む。まるでガソリンスタンドで給油している車みたいだが、砂漠とはそういう場所なのだと、気持ちを引き締める。

それにしても、このあたり、サボテンの生えている密度が高い。砂漠というと死の大地というイメージがあるが、ここは生命のオアシスのようである。ツーソンの西のこのあたり一帯だけが、そんなサボテンの聖地になっている。降水量、地質、その他の自然環境が奇跡的な好条件を生み、そこで柱サボテンが楽しそうにドンタコス、ドンタコスと踊っている。遠くに見える山は、メキシコだという。私は、そんなアメリカの南の果ての砂漠で、彫刻のような、トーテムポールのような自然の造形物に出会ったのだった。

柱は、人体に似ている。これは柱サボテンだけでなく、樹木の幹でもいえることだろう。地球の重力に垂直に立っている。それだけで、人のように見える。つまり人体というのは、その基本的な姿は、垂直に立った柱だ、ということにもなる。

そもそも、人体には「柱」がある。解剖学用語に、「柱」という文字を含んだ骨格があるのだ。「脊柱」だ。いわゆる背骨のことである。

砂漠に立つ、緑の柱サボテンは、そんな背骨だけになった人体に見えた。

バットを持って素振りをする。体の「軸」をみつけ、正確に狂いなく、その軸を中心に回転するように、練習する。

砂漠の柱サボテンは、そんなバッティング練習の精みたいにみえた。その幻影が、緑の柱になって砂漠に立っている。軸、軸、軸ばかりである。

「軸」は、どんな存在にとっても、いちばん大切な軸なのだ。

体の柱　忘れずに

②脊椎動物

生物は、脊椎動物と無脊椎動物に分けられる。背骨があるか、ないかだ。

ヒトは、もちろん脊椎動物だ。背骨は、体の軸になっている。この背骨、解剖学的には「脊柱」という。連なって柱のようになって脊柱。そして個々の骨は「脊椎」だ。

生物の進化のなかで、背骨の歴史は古い。手や足は、海の生物が、陸に上がってからできた。しかし背骨は、水の中の魚の段階ですでにある。とても古くからあるのだ。

手の進化は、100万年単位の昔に過ぎなかった。足も「ヒトの足」という二足直立にこだわれば、同程度だ。しかし背骨の歴史は、億単位の昔に遡る。5億年くらい昔、海の生き物に背骨ができた。

最初に背骨（の元になる構造）をもった動物は、ピカイアという、細長いだけの地味な生き物だった。その頃、海の中はカンブリア紀の大爆発といわれるほどに、多種多様な生き物が登場した。そんな中で、見栄えもしないピカイアが、背骨をもったということで、その後の地球の生物のもっとも重要な祖先となった。すべての脊椎動物の歴史は、そこから始まったのだ。

学校のクラスで、地味で目立たない奴が、後に大成したり、ほとんど注目を浴びなかった画家が、死後に巨匠になったりするのに似ている。人生も、進化の歴史も、何が起こるか分からない。

背骨を持つことが、なぜそんなに重要だったのか？　背骨は体の軸である。一本の軸が体を貫く。するとそれを軸に、体の前と後ができる。頭と尾ができる。また軸には上と下のベクトルも生まれる。右と左もできる。そういう基本形が、進化してヒトの体になった。

ヒトの体にも、首から腰まで、背骨がある。脊柱である。そこに柱という文字が含まれているとおりで、背骨は体の柱である。

ただしヒトの脊柱は、まっすぐな一本の棒ではない。

まず背骨というのは、骨の積み重なりである。ヒトの体は直立した姿勢が基本だから、背骨は下から上に重なった積み木のような構造になっている。その一つ一つの骨を「椎骨」という。

それが首と胸と腰の三つに分けられる。でもひと連なりの背骨が、どうして三つの部位に分けられるか。その首と胸と腰の、その境には、いったい何があるというのか。

答えは、肋骨である。ヒトの背骨には12本の肋骨がついている（左右で24本）。この肋骨がついている部分が胸で、その上が首、下が腰となる。ヒトの場合、首の骨（＝

頸椎）は7個、胸の骨（＝胸椎）は12個、腰の骨（＝腰椎）は5個ある。その下には仙骨、尾骨もある。

動物の体で、脊柱（＝脊椎）と肋骨の基本構造は、すべての椎骨に肋骨が付いている。魚の骨格がそれだ。しかしヒトは、首と腰には肋骨がない。だから首と肋骨が細くくびれた体になる。魚には首がないから、首のところは曲がらない。上を向こうとしても、首に当たるところの肋骨が邪魔をして、首は曲がらない。ヒトは、首と腰に肋骨がないので、首と腰が曲がる。猫など、他の哺乳動物でも、首は同様に肋骨がなく曲がる。しかし腰のところの肋骨がなく、腰が自由に曲がるのはヒトだけだ。これは、ヒトが二足直立の姿勢になったことと関係している。

ともあれ、ヒトの体には、その中心に脊柱という柱が、しっかりと貫いている。

この背骨、柱のようだが、まっすぐな柱ではない。前に、後ろに曲がっている。横から見ると、S字のようなカーブをしている。バネのように、曲がって体のバランスを取っているのだ。自分の体で試して分かるように、首と腰のところではよく曲がる。しかし胸には肋骨がついていて、半ば固定されている。だから動くのは、首と腰なのだ。

この背骨には、「脊柱起立筋」という筋肉がついている。背骨が崩れないように固定し、かつ背骨を動かす働きをする。

背骨は、S状に曲がっていると書いたが、これはヒトの特徴である。魚の背骨はほぼまっすぐだし、ヒトの胎児でも単純なカーブを描いているだけだ。トカゲや猫や、つまり首のある動物が出て、首のところが曲がるようになる。そして立ち上がることで、今度は腰も後ろにカーブする。ヒトの背骨は、足と協力して、二足直立の姿勢を支える。まるでバネのようだ。

背骨は、体の柱である。しかし同時に「バネ」でもある。

柱でバネが背骨です

③柱で支える

それは、紙の上でふいに起こったことだという。

建築史を研究する学者だった藤森照信が、郷里の資料館を設計する仕事を請け負った。設計図を描いているとき、鉛筆を持つペンが滑り、柱が伸びて屋根を突き抜けた。

失敗だったはずだ。しかし藤森は「いいな」と思った。ついでに何本も、柱を屋根から突き抜けさせた。

「建築家・藤森照信」は、そのとき誕生した。

その『神長官守矢資料館《じんちょうかんもりや》』（1991年）を皮切りに、藤森照信の建築家としてのそのキャリアは、めざましい展開をしていく。藤森の自宅で屋根にタンポポの咲く『タンポポ・ハウス』（1995年）、細川護熙《もりひろ》元首相の陶芸アトリエ『不東庵工房《ふとうあん》』（2001年）、そしてこれまで誰もみたことのない茶室『高過庵《たかすぎあん》』（2004年）。スターがいっぱいの日本建築界に、不意打ちのように、思いがけないスタイルの建築家の登場となった。

茶室『高過庵』は、長野県にある藤森の実家の土地に建てられた。三本のくねくねと曲がる長い柱の上に、宮崎駿のアニメーションに出てきそうな、尖った屋根の小さな茶室がある。その不安定さ、不定形さ、それに真面目なのか不まじめなのか分からない家の表情。江戸の文人が、力をぬいて自在に水墨画を描いた「南画」という絵があったが、藤森照信の建築は、現代の建築における南画のような趣きを呈している。

私は、高過庵の柱をみたとき、フランスでみたル・コルビュジエの建築のことを思い出した。

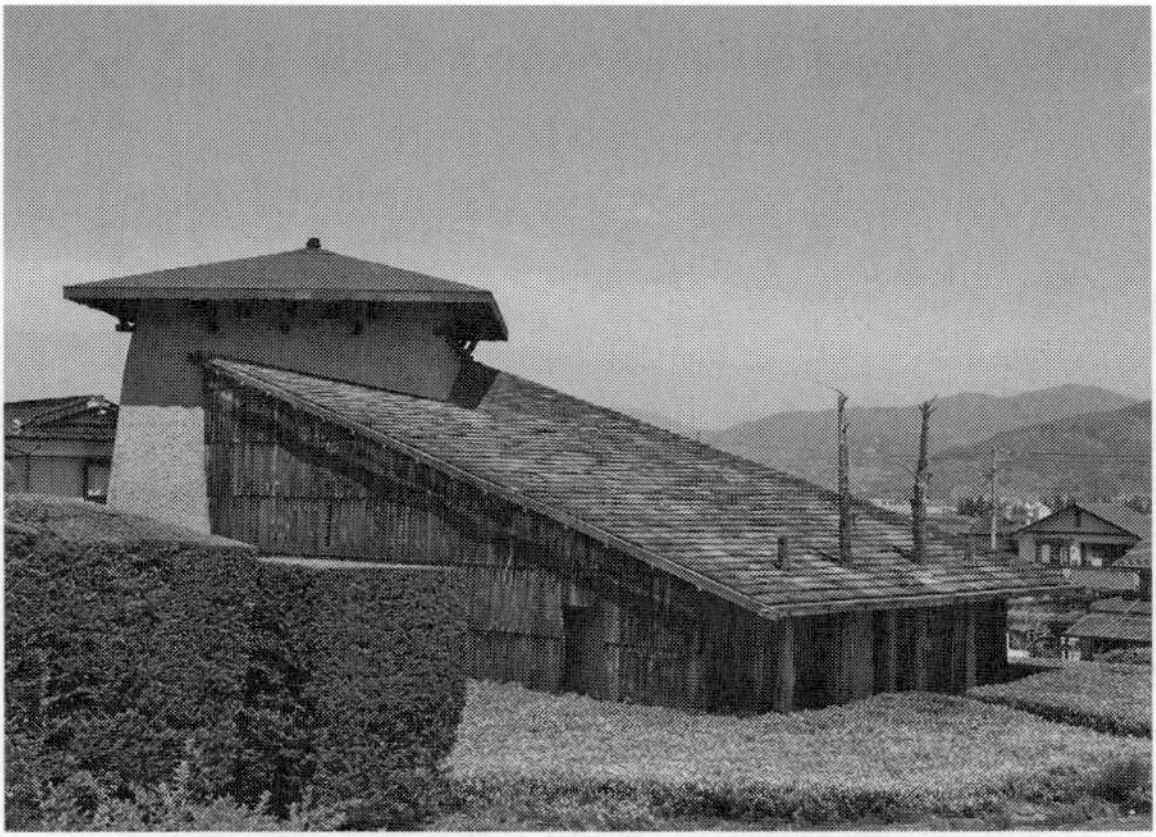

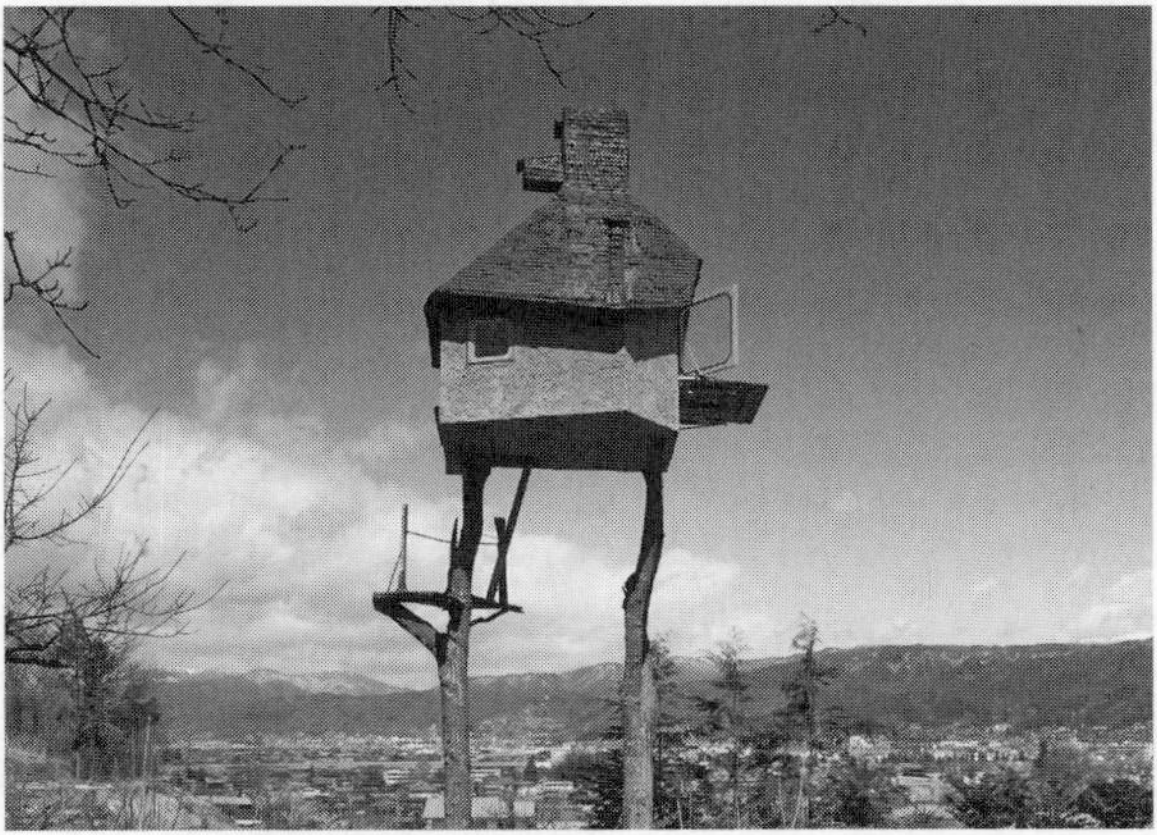

（上） 藤森照信設計『神長官守矢資料館』（茅野市提供）、（下） 茶室『高過庵』（VIEW Pictures/アフロ）

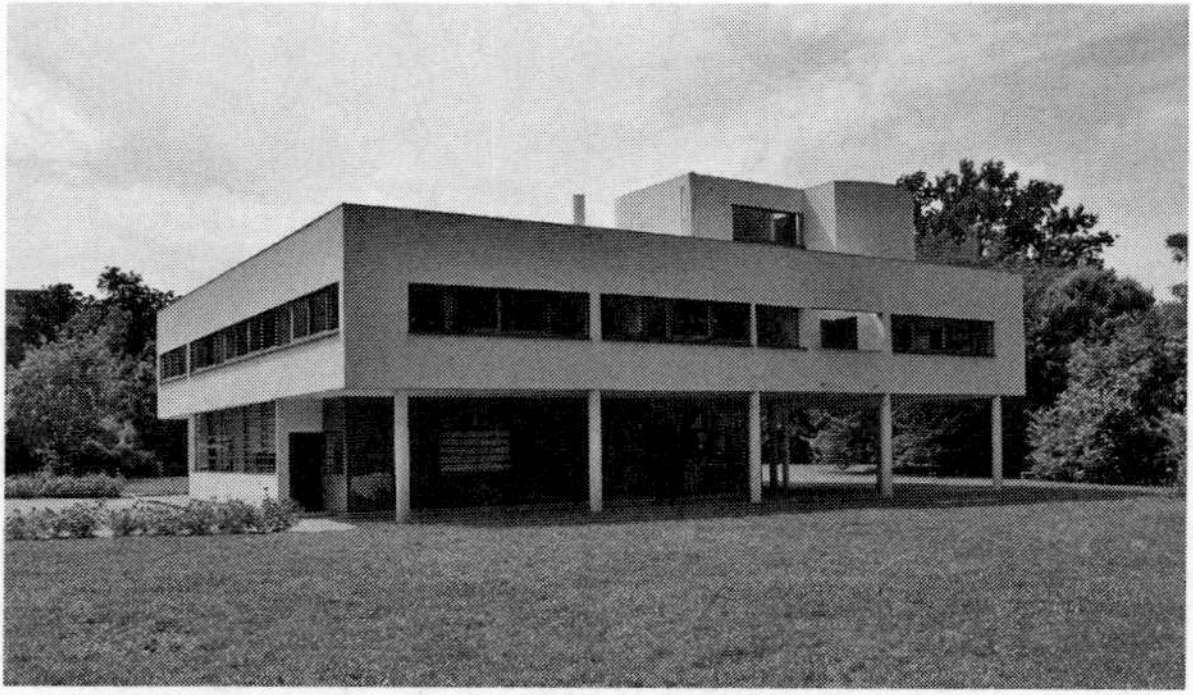

ル・コルビュジエ設計『サヴォワ邸』

パリの郊外に、ル・コルビュジエの『サヴォワ邸』（1931年）がある。サヴォワ夫妻のために建てられた、真っ白い、別荘だ。

一階の外側は、ピロティになっている。むき出しの柱に支えられ、その上に大きな二階が乗っている。まるで蟹の足に支えられた、宙に浮いたような館である。白く塗られた壁がまぶしく、どこかSFめいたデザインは、宇宙船をすら連想させる。

このピロティと「宙に浮いた」感じ、それが藤森照信の高過庵の柱と、同じたぐいの「におい」を放っているように思えてならない。ついでに言えば、地中海の近くに建つル・コルビュジエの『カップ・マルタンの休暇小屋』。その小ささ、狭さにも、高過庵に通じるものを感じる。

ル・コルビュジエの話を続けよう。

サヴォワ邸は、一階のピロティの柱も「柱」で、二階の壁の中にあるのも同じ柱ではある。構造としては、どちらも建物を支えるためにあるが、人体解剖学を学ぶ自分からみると、一階の柱は足に、二階の柱はあたかも「背骨」にみえる。

じっさいに建物に入ってみると、柱は壁の中に埋もれているわけではなく、床から天井にむき出しになっている。しかしそれは「足」ではなく、やはりレントゲンで透かしてみた背骨のようにみえる。家の背骨が、こんなところに剝き出しになっている、と。

マルセイユにある『ユニテ・ダビタシオン』という集合住宅でも、一階はピロティになっていて、その巨大なピロティ（＝支柱）が建物を力強く持ち上げている。それが足だとしたら、建物内の柱はやはり背骨だとあらためて思う。

建築は、その巨体を支えるという物理法則に支配されているから、どこか人体の機能・構造と似たところがある。壁は皮膚で、窓は目で、食堂やトイレがあり、つまり消化器官や泌尿器官がありと、まるで生物の体のようである。

そしてその基本にあるのは、建物を支える柱だ。近代以前の建築では、壁が建物を支える柱の役目も兼ねていた。しかしル・コルビュジエは、鉄筋コンクリートという新しい技術を使って、柱だけで建物を支えるという新しい設計をなしとげた。まさに柱が骨に、そして壁は「皮膚」になり、家は人体に近づいた。

『サヴォワ邸』を初めて見たとき、その大きさに「思ったより、小さい」という印象を持った。そして、軽い。もちろん物理的な重さではない。みかけが軽そうに見えたのだ。この「軽い」という印象が生じる理由は、建物の周囲、下半分がピロティになって、細い柱だけになっている、その視覚的な効果による。ピロティの柱は、パルテノン神殿あるいは法隆寺の回廊の柱のようであるが、ずっと細く、直線的だ。こんな細い柱で、建物を支えられるのか。もちろん、支えられるからサヴォワ邸がある。

この軽量感が「モダニズム」である。余計な重みがない。そして建物の中に入ると、らせん状の階段やスロープが目につく。またタイル張りの浴室は、腰かけるのにちょうどよい、曲面の台がある。

モダニズムというと、無機的、抽象的という特徴があるが、ル・コルビュジエの建築には、有機的なものの影がちらついている。

おそらく、その影の正体とは「人体」だ。私の知人の、ル・コルビュジエを研究する若者がいたが、パリでの調査から帰ってきて、それと同じことを言っていた。たしかに、そうだと思う。階段やスロープは、そこを人が歩いたとき、風景として完成する。浴室の台もそうだ。ル・コルビュジエは椅子の設計もしたが、その曲面は浴室のそれと同じだ。どれもベースには、人体がある。

　そもそも建築は人間が使うものだ。だから人体との関係は無視できない。絵や彫刻なら、どれほど大きくても、また小さくても、その表現効果さえあればサイズは自由だ。しかし建築は人体の大きさという制約を受ける。ドアの取っ手は、手が届く高さになければいけないし、回転式のドアノブは、手首の回転と関わっている。テーブルと椅子も、人体のサイズに合わせる。

　そんなふうに、建築は、人体と深く関わっている。ル・コルビュジエの建築でも、スロープやガラス越しの室内に人体があって、その風景が初めて完成

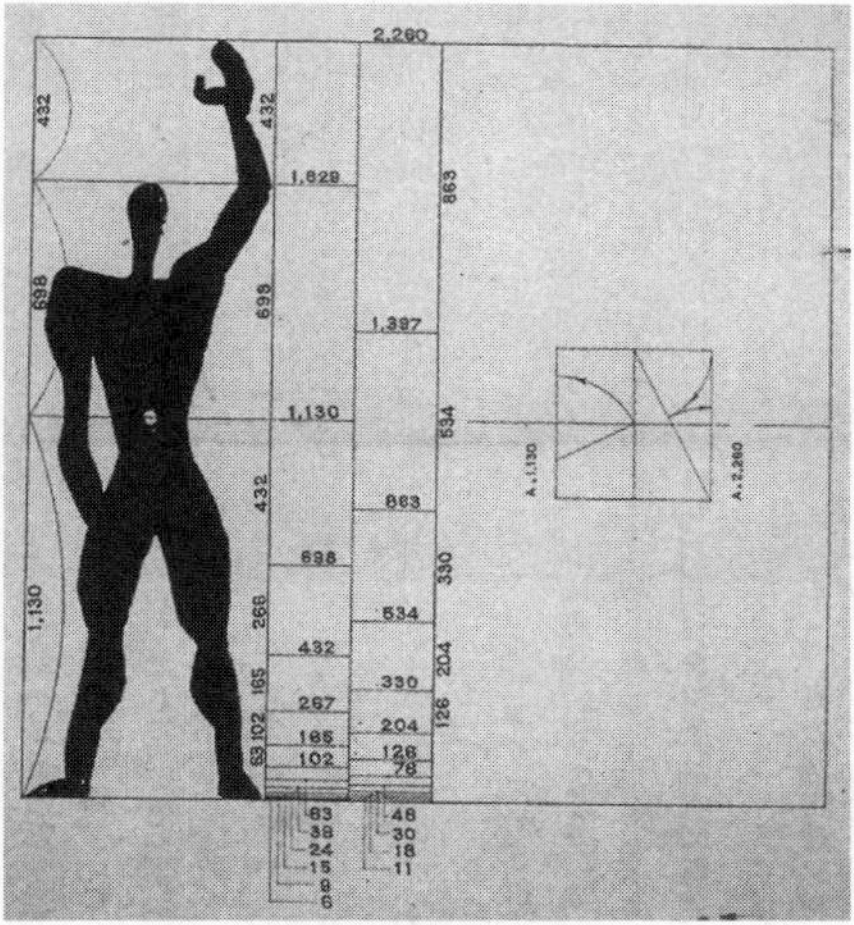

ル・コルビュジエ考案の寸法体系『モデュロール』

するように見えるのは、まさに「だから」なのだ。

さらにル・コルビュジエは、モデュロールという人体を基準にした尺度を考案し、それに合わせて建築を設計した。長さの単位はふつうメートル法だが、1メートルの2倍が2メートルというような尺度では、建築は人体から離れてしまう。そうなると、使い勝手も悪くなる。そこに人がいる光景もアンバランスなものになる。そのためには人体に合った尺度が建築には必要で、それがモデュロールだった。

ただしモデュロールは、単に機能的な尺度ではない。建築を美しいものにするためのものでもある。ル・コルビュジエは、モデュロールを決めるにあたって、黄金比を使っている。1:1.618……という比率（＝黄金比）が本当に美しいかは分からないが、そういう黄金比率を尺度に導入することで、美を見える形にしようとした。そこではモダニズム、数学、さらには人体という有機的なものが一つになった世界がある。それがル・コルビュジエの『サヴォワ邸』だった。

人体の柱

20世紀のパルテノン神殿と呼ばれるル・コルビュジエの代表作『ロンシャン大聖堂』

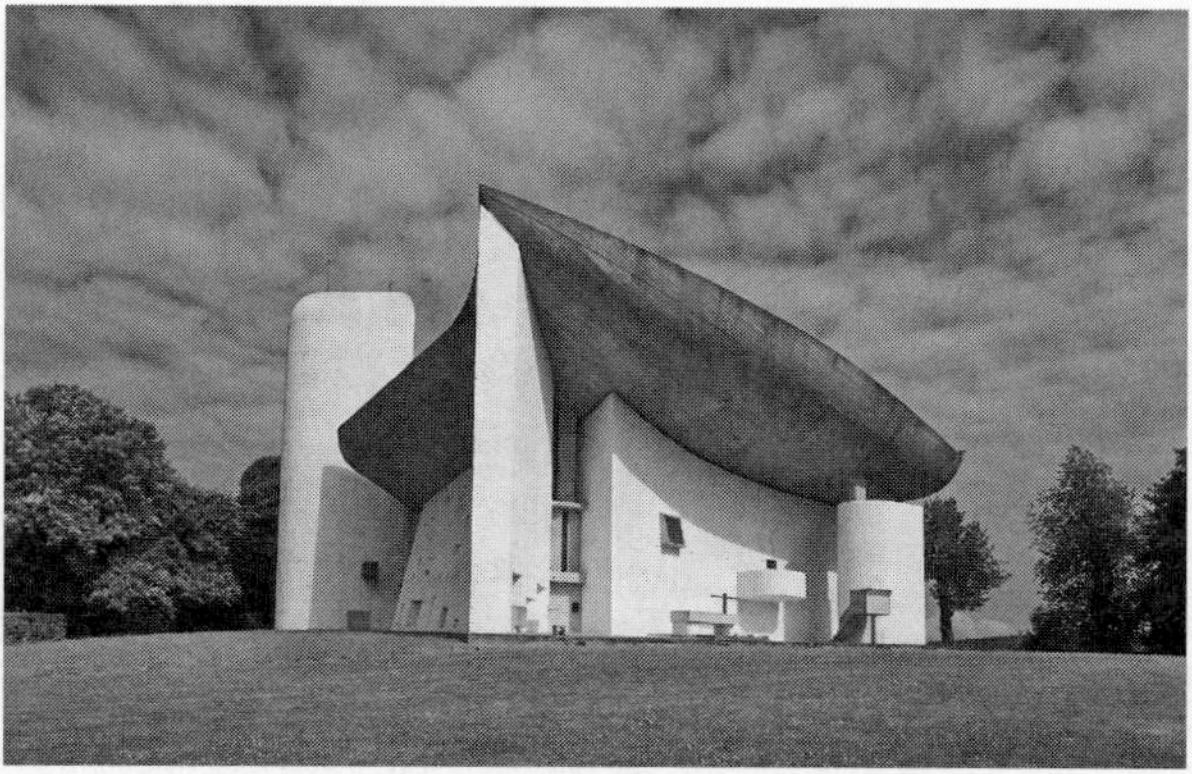

ル・コルビュジエ設計『ロンシャン大聖堂』(Jose Fuste Raga/アフロ)

(1950~55年)は、丘というか山の頂上にあり、村からその姿を眺めることができる。晴れた日は、白い壁が日光を反射して、いっそう真っ白い。坂道を登り、入り口に着く。そこで入場料を払い、さらに少し坂道を登ると『ロンシャン大聖堂』が現れる。

それはまるで巨大な抽象彫刻のようである。天に屹立するかのような、何本かの柱。いやそのうちのいくつかは、柱というよりは塔である。それが大地に対する垂直の力を視覚化している。その垂直線は、空と地面をつなぐ串のようでもある。建築は、天と地を串刺しにしている。ロンシャン大聖堂は、宇宙と大地からエネルギーを得ている。空と大地の接点でスパークしている。

そんなふうにも見える。

建物の中に入って、まず目に付くのが、光の演出だ。壁と天井で外界から遮断された建物内部は、採光をしなければ洞窟のような暗闇となる。ロンシャン大聖堂には、鮮やかな色ガラスをはめこんだ窓がある。壁は、まるでモンドリアンの抽象絵画のようで、大小いろいろなサイズの窓が、壁にあけた穴の奥で輝いている。穴は、厚い壁のせいで奥深い。内側からみると、出窓のようだ。壁が厚いので外に出っ張ってはいないが、内側から見ると、外に出ており、奥まっていて、それはあたかも遠い世界から光がやってくるような、遠近感がいっそう強く感じられる。また真っ白な壁と、高い天井の、その高いところから外の光が舞い降りるような、厳粛な感じのするコーナーもある。

これは20世紀の建築だが、あたかも中世のゴシック建築教会にでも足を踏み入れたかのような、神の世界を垣間みられるような空間の造形になっている。

建築には柱がある。

サヴォワ邸やマルセイユのユニテ・ダビタシオンでは、ピロティの柱がむき出しになって、建物を支えていた。それがあたかも「足」のようで、建物はその上にのっている。その上の建物にも、もちろん柱はある。それは壁に覆われて外からは見えなく

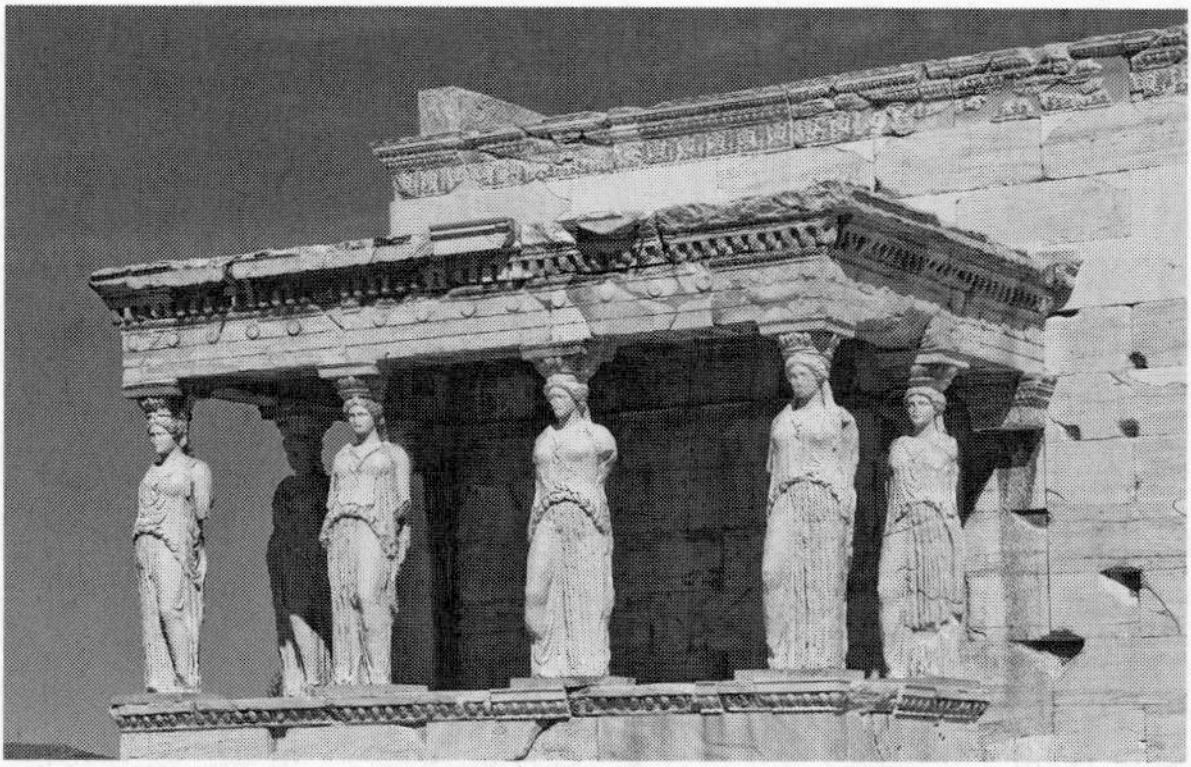

ギリシア建築・エレクテイオンの少女列柱像（カリアティード）（高橋暁子/アフロ）

なっているが、まるで体内にある背骨のように、しっかりと構造を支えている。

ロンシャン大聖堂は、「20世紀のパルテノン」といわれるが、ル・コルビュジエは、若い頃、ギリシアを旅して、パルテノン神殿のスケッチも描いている。古代ギリシアのパルテノン神殿は、20世紀建築の発想源にもなった。

ギリシアのパルテノン神殿といえば、青い空にまっすぐに立つ柱である。建築というより、柱だけの造形物というイメージすらある。柱が、それだけで美になるのだ。

そのギリシアのパルテノン神殿があるアクロポリスの丘に、エレクテイオンという建築がある。この建物の柱は、人の

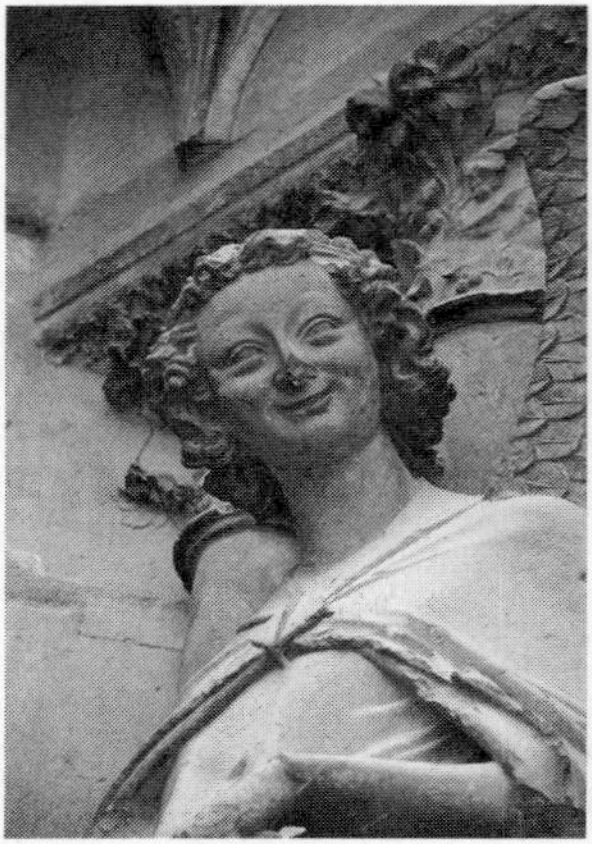

ランス大聖堂の外壁にある彫刻「微笑みの天使」

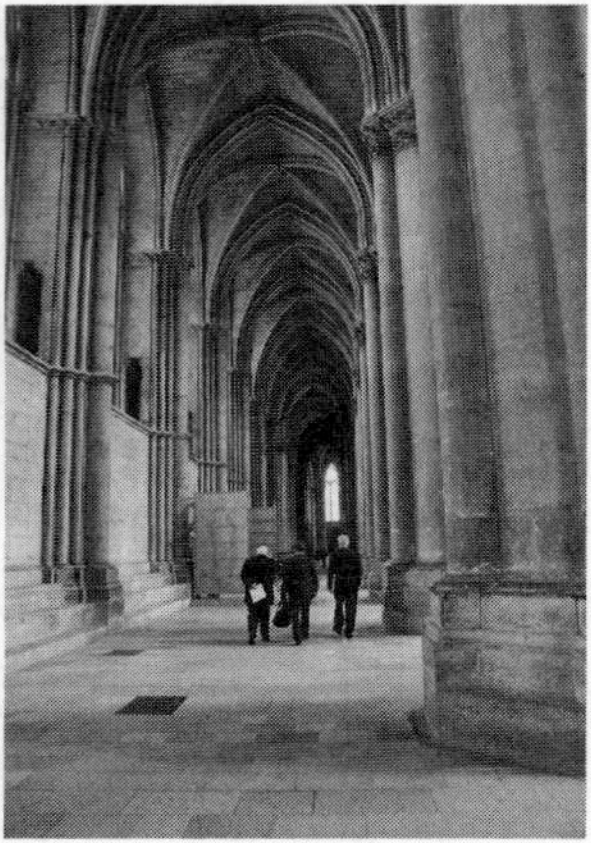

ランス大聖堂の内部

姿をしている。片足を前に出し、頭に何かをのせて運んでいるようにもみえる女性の像だ。少女列柱像（カリアティード）と呼ばれる六体の像は、柱となった人体である。

人の体の中には「脊柱」という柱がある。人体を支える柱だが、カリアティードでは建物を支える人体の柱である。これがすべての柱というものの原型では必ずしもない。しかし人体と柱の、一つの関係を暗示していて興味深い。人体は柱であり、その中心に柱である脊柱がある。

建築の歴史の中で、印象深い柱といえば、ゴシック建築のそれだろう。フランスのシャルトル、アミアン、ランスというパリ周辺の町には、尖塔が天高くそびえるゴシックの大聖堂がある。たとえばランスの大聖堂。この聖堂は、外壁につけられた彫刻の天使が、微笑んだ表情をしている。中世の美術というのは、厳格な雰囲気をたたえ、絵画や彫刻の人物像や天使や神は、どれも無表情をしている。ところがルネサンスに近づくにつれ、その顔に内面の動き、つまり表情が表れるようになる。それがルネサンスの『モナリザ』の微笑などに結実していくわけだが、このランス大聖堂の『微笑みの天使』は、時代にさきがけて中世の終わりと、ルネサンスへの夜明けを告げるものとして象徴的な存在だ。そのランス大聖堂の柱は、高く、どこまでも伸びている。建物の中に入ると、天まで突き抜けるような空間を、柱が貫いている。まるで高い木が茂る森に迷い込んだようである。

そのとき、ふと地上にある、垂直な力を感じる。地球の重力の線が、大地と空をつなぐように柱として屹立している。

その力は、自分の背中にある骨にも、同じように感じる。背筋をしゃきっと伸ばして、この体が垂直に立っている、その重みを支えている。足は、その上に胴体や頭が「乗っている」という感じだが、背骨は、それ自体が、体の内側から、ひとつの軸となって内臓や筋肉や、手や頭をしっかりと支えている。そんなことを実感できる。

ゴシック建築の大聖堂の中にあって、その柱を見ながら、自分の体の感覚と響き合わせてみる。そこに建築の美があり、またそれが「自分の感覚」と無縁でないという思いが湧きあがってくる。柱は、脊椎動物であるヒトの体にも、確かにあるのだ。

建築と体の柱

4、肺

①オペラ

サンクトペテルブルグのマリインスキー劇場で、オペラを見たことがある。厳冬の夜だった。

マリインスキー劇場は、ドストエフスキーが「もっとも美しい」と呼んだネフスキー大通りから、少し南に入ったところにある。

ハイヤーを降り、劇場に入り、コートをクロークに渡す。私の席は正面二階のボックス席だった。装飾された階段をのぼる。まるで19世紀のトルストイの小説の主人公になったような気分だった。隣で、小学生くらいの男の子が、銀色の襟のワイシャツに、蝶ネクタイをしめている。その横のお母さんらしい女性も正装している。

この国に入る前、パリにいて、オペラ座に行ったりした。オペラ座の客席にいるのは観光客らしい人が多く、とくにオペラ・ガルニエの方は、東京のサントリーホールかどこかに似ていて、ある意味では落ち着けたが、異世界に迷い込んだという感じはしなかった。

自分には、ロシアの事情が良く分からないので、マリインスキー劇場にいる客が、たとえば隣の蝶ネクタイの少年が、国内の田舎からきた観光客で、特別に気合が入っているのか、それともこれはロシア人が芸術に触れる日常の姿なのか分からない。でも現代ヨーロッパや日本にはない、芸術への、深く近しい感じが、あのペテルブルグの夜にはあった。

昔、学生の頃に「ホロヴィッツ・イン・モスクワ」というレーザー・ディスクの映像を、大学の図書館で見たことがあった。亡命していたホロヴィッツが、故国に帰り、ピアノのコンサートをする。まだ旧ソ連だった社会のせいか、客の服は貧しそうで、とてもクラシック音楽を聴くような人たちのタイプにはみえない。

ホロヴィッツが演奏している途中で客席の男性の顔がクローズアップになった。彼は涙を流していたのだ。これには驚いた。このクラシック音楽は、涙を流すタイプの曲なのか。たしかに心動かされる。しかし涙を流して聞く曲か。意外だった。しかし男性はさめざめと泣いている。彼が、音楽を、自分の人生とのかかわりで、奥深く理解していることが伝わってきた。西側社会の人間の、気取ってアンコールの拍手をするようなのとは違う何かがそこにはあった。音楽がなぜ人間に必要か、あの貧しそうで、涙を流していた男は、正しく理解していた。

あの時代、ブーニン、キーシンと、ピアノの天才がロシアから立て続けに現れた。どうしてロシアで、そういう子どもが育つのか。たしか吉田秀和だったか、音楽評論家が「それはロシアの聴衆の力ではないか」と書いているのを読んだ記憶がある。ロシアの聴衆は、クラシック音楽をどこの国の人よりも深く愛し、理解しているから、演奏家も「育つ」のだ。

私がマリインスキー劇場で、オペラを聴いたのは21世紀に入って何年か経ってからのことである。劇場で私の周囲にいた地元の聴衆の人たちは、ホロヴィッツの里帰りコンサートを聞いた聴衆とは異質の世代で、異質の人間であったかもしれない。しかし厳冬のサンクトペテルブルグの劇場で出会ったあの人たちにも、なにか特別な、歴史の向こうから現れた人たちのようなオーラを感じた。もちろん、それは日本から来た旅行者の感傷にすぎなかったのかもしれない。でも、あの夜、私はあの人たちと共有したオペラという芸術に、人の心を動かす強いなにかを感じていた。

演目は、プッチーニの『マダム・バタフライ』だった。イタリア語の歌で、ステージの横にロシア語の字幕が出る。聞き取れないし、読めない。イタリア語の音（＝声）が、ロシア語の文字に翻訳されているのだ。なにがなんだか分からない。蝶々夫人の物語の、記憶の片隅にあるあらすじを思い出しながら、蝶々夫人のアリアや、ピンカートンやスズキの歌に耳をあずけていた。

その頃、自分は元気をなくしていた。いったい何に悩んでいたのか、いまとなっては忘れたが、オペラの歌声は、自分の腹にまで深く響いた。人の声がもっている力、肉声の響きのなかにある命の輝きのようなものに触れて、励まされ、勇気と元気がわいてきた。

歌声とは、肉体が発する音である。手の延長であるピアノやバイオリンや、口の延長であるフルートや、そういう楽器とはちがう、生の人間の声である。

すべての表現の元には、この「声」がなくてはいけない。ピアノもフルートも、そして文章でさえも、その裏に「声」がなければ、人には「届かない」。

オペラは、人の声がもっている、原初の力を教えてくれた。

人の声　そこに芸術

②空気を吸う

息を止める。それは誰にでもできることだ。今も、息を止めようとすれば、簡単に止まる。

でも心臓を止めるとか、腎臓の働きを一時ストップするとか、そういう「息以外のこと」は、やろうと思ってもできない。内臓の働きは、自分たちの意思ではコントロールできない。それらは私たちの意識とは別のところで動いている。

でも同じ内臓である肺だけは、息を止めたり、早く吸ってみたり、自由にできる。なぜか。

心臓は、心臓の筋肉で動く。腎臓は、腎臓内のしくみで自律的に働いている。でも肺は、横隔膜という肺の下にある膜や、肋骨の動きで、大きくなったり、小さく押されたりする。その横隔膜や肋骨は、どうやって動くか。そこに付いている筋肉で動くのだ。たとえば肋骨は、胸のなかを斜めに走っている。これを上げたり下げたりすると、胸の容積が変わる。それに引っ張られて、押されて、肺は呼吸をする。

ここでポイントになるのは、肺を動かしているのは「筋肉」であるということだ。正確には、骨格筋という。手や足を動かすのと同じ、筋肉だ。手を上げようと思えば上がる。足を曲げようと思えば曲がる。骨格筋は、意識で自由にコントロールできる。肺も、同じなのだ。

それにしてもどうして、肺は心臓や他の内臓とちがって、そんなふうに出来ているのか。同じように体の中にある臓器なのに、他の内臓と性質がちがうのか。体を解剖してみれば、心臓と肺は太い血管でつながっている。心肺機能などというくらいで、その働きは不即不離で一体化している。肺は、呼吸で吸った酸素を吸収して、血液をとおして体中に送り、二酸化炭素と交換されて、また呼吸で吐き出される。ならば心臓や他の内臓と同じような仕組みで動いて、いいではないか。

だいたい、意識で動きがコントロールできるということは、ある意味で困ったものである。なぜなら「意識に近い」ということは、意識に影響を受けるということだ。悩み事があるとき、緊張しているとき、つまり意識が忙しいと、呼吸にまで影響がでてしまう。そうするとどうなるか。呼吸が浅くなる。とくに「吐く」働きは、うっかりするとおろそかになってしまう。吸う空気が減って、吸収できる酸素も少なくなる。吸って、吸って、吸って、ばかりになる。それを「息詰まる」という。実際の呼吸も、また精神的にも息詰まってしまう。それを戻すには、意識をしっかりもって、深くゆっくりと「吸う」ことをしないといけない。緊張したとき、心が落ち着かないとき、深呼吸をする。とくに、ゆっくりと大きく吸う。そうやって、心は整う。

でも、どうして肺や呼吸の働きは、そんなに不便なのだ。もっと自動的に、うまく働いてほしい。心臓や胃や腎臓や肝臓は、そうやって働いているではないか。どうして肺は「出来が悪い」のか。

これは生物の進化の歴史に原因がある。地球上では、30数億年前に生命が誕生した。海の中での話だ。それから30億年くらいは、生物はずっと海の中にいた。水の中の環境で進化してきた。やがて陸に上がって生活をする生き物がでてくるわけだが、地球の長い歴史の中では、それはほとんど「昨日」の出来事のようなものだ。

肺は、生物が水の中から、陸の上に出て「空気」を呼吸するようになってできた臓器だ。つまり肺というのは、つい最近できたばかりの新米の臓器なのだ。だから不都合がある。すでにある内臓に、「つけたし」として加えられたものだ。まだ「整備」が行き届いていない。完成していない、と言ってもいい。

そして、もう一つの大切な点。肺は「意識と関係している」ということ。これは生物として欠点であるとともに、芸術にとって重要なことでもある。つまり「呼吸は、心に関係している」ということになるからだ。呼吸をコントロールすることは、心をコントロールすることでもある。

息を止める。そのとき、心はどれだけ集中できるか。ゆっくりと息を吐く。そのとき、心はどれだけ落ち着くか。

そもそも「声」というのも、呼吸の働きの一部だ。人は、呼吸を肉声にして、言葉にして、なにかを表現する。話すだけではない。ときには歌う。さらには吹奏楽器に美を託すことだってある。

肺は、心にいちばん近い臓器なのかもしれない。

息を吐く　こころ　落ち着く

③呼吸で描く

スペイン北部の、先史時代の洞窟壁画を見に行った。

アルタミラ洞窟壁画は、現在は保存のために入ることが出来ない。その代わり近くに、洞窟を再現した複製がある。そこは先史遺跡の資料館にもなっていて、石器なども展示されている。洞窟壁画は「洞窟」を再現し、そこへ至るまでの通路も、あたか

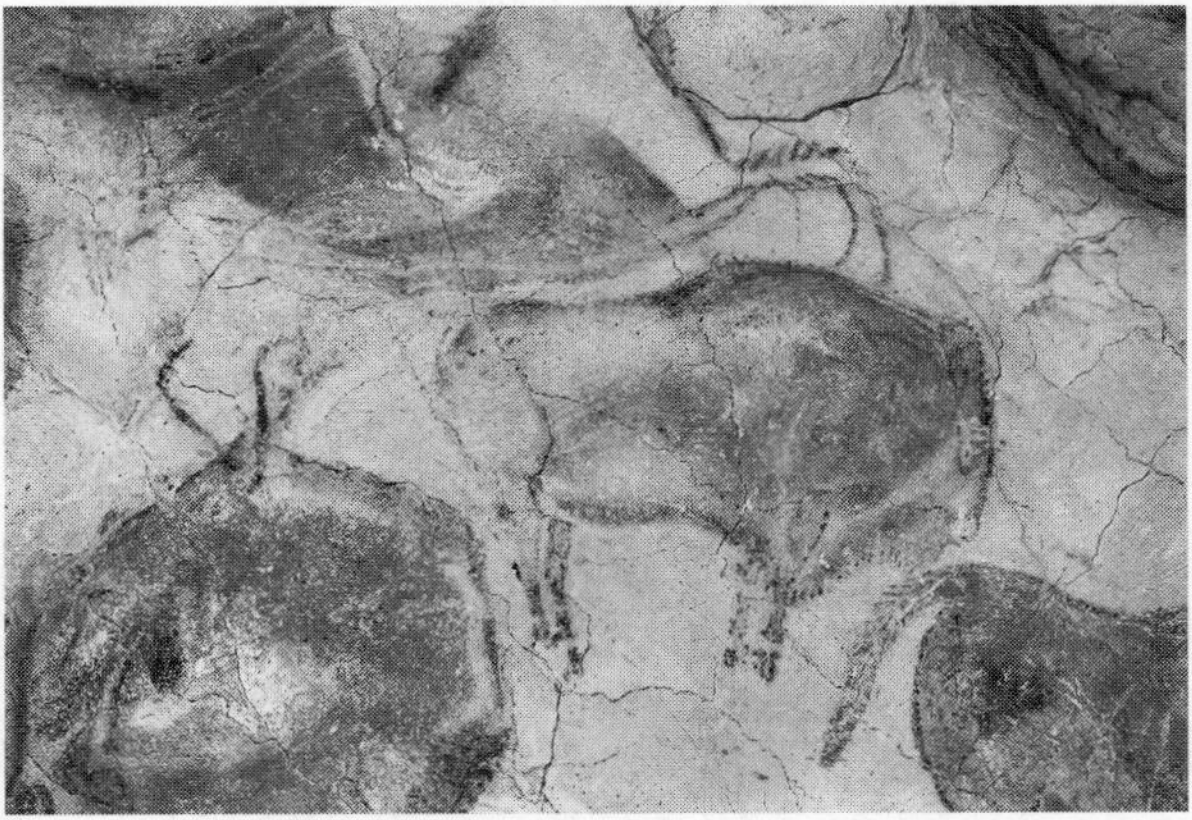

アルタミラ洞窟の天井画「うずくまる野牛」（Bridgeman Images/アフロ）

も自然の遺跡を歩いているかのようだ。天井には、見上げるように牛の壁画がある。

そしてアルタミラの周辺には、先史時代の洞窟が残っている。壁に絵が描かれたものも多い。そこは絵の水準はアルタミラほどではないが、クロマニョン人が描いた本物の絵が見られ、なによりも本物の自然の洞窟の中にある。

洞窟というと、トンネルのようなところかという先入観を持つ。しかしスペイン北部やフランス南部の、先史時代の洞窟壁画が描かれた洞窟にはいると、複雑な空間で広さもまちまちだ。鍾乳石がパイプオルガンのようにぶらさがっている。岩のさまざまな成分で、赤や緑や紫や、いろんな色の岩壁がある。そして広い。ほとんど体育館かと思えるほどの、壮大な洞窟のスペースもある。まさに自然の大聖堂だ。

壁画は、そんな洞窟の壁にある。たしかに絵画としての水準は、アルタミラに劣る。しかし「本物」がもっているリアルな力は侮れない。いや、そもそもたいしたレベルの絵なのだ。先史時代の人々の絵の能力は侮れない。そこには「原始」とか「プリミティブ」などといった牧歌的な絵は少しもない。ともかく上手い。しかもその上手さは、描いた人の持って生まれた絵画の才能が思わずこぼれだした、という類の上手さではない。現代でいえば、美大を受験するために木炭デッサンの修練を重ね、鉛筆デッサンを繰り返し、その果てにやっと描くことのできるような、生きた、手馴れた「線」が洞窟の壁のあちこちに描かれているのだ。炭で描かれた牛やいろんな動物の形は、何百枚もデッサンをした人だけが描けるような描写だ。先史時代のクロマニョン人は、いったいどんなトレーニングを積んだのか。謎は深い。

ところで、それらの動物画であるが、アルタミラと同じように、岩の凹凸を利用して描いたものが多い。ある岩のふくらみを、牛の背中にみたて、肩甲骨のでっぱりが岩のふくらみと重なっていたりする。たしかに生物を描くのに、これは正解のやり方ではないか。どんなに粘土の造形力や、岩を削る技術があっても、なかなか本当に「生きた面」を作るのは難しい。いっぽう岩の凹凸は、自然の摂理がつくりだした、理にかなったふくらみである。だから生物という自然の形態を描写するのに、岩の凹凸を利用すると、いちばんリアルになる。これ以上のものはない。

また岩の面に「ひび割れ」がある。たとえばこのひび割れの線を、牛の背中の輪郭線にしたりしている。途中でひび割れはなくなっているが、その先は描かれた線が補っている。自然の線と、その先にある描かれた線。ヒトが描く線というものは、絵画というものは、こうやって生まれたのか、と思う。絵画の起源は、こうだったのかと思う。

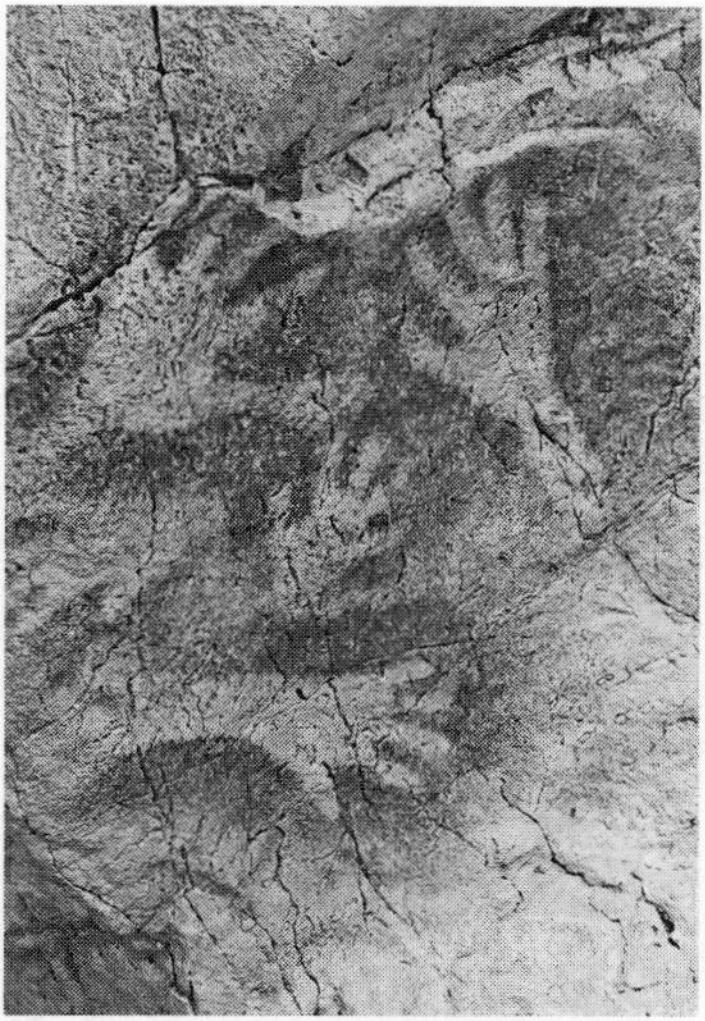
ネガティブ・ハンド（AGE FOTOSTOCK/アフロ）

この先史時代の洞窟壁画のなかに、奇妙な絵がときおりみられる。ヒトの手の形そのままの模様があるのだ。大きさも原寸大。これは描いたものではなく、本物の手を壁において、その痕跡を残したものだ。ネガティブ・ハンドといわれる。写真のネガのように、手の形そのものの部分が塗られているのではなく、その手のかたちの輪郭の外に炭や絵具があるのだ。つまりこれは魚拓のように、手に絵具を塗ってそれをスタンプしたものではない。壁に手を置いて、その周縁に絵具を塗った。

どのように?

このネガティブ・ハンドの描き方として考えられるのが、「口で描いた」というやり方だ。口に筆を加えて描いたというのではない。筆は使わない。墨や絵具を口に含んで、壁に当てた手に向かって、ぷーっと息を吐く。すると炭や絵具は壁につき、手の形だけが残る。このやり方を実験的に再現した考古学者もいる。ぷっ、ぷっ、ぷっ、ぷっと、まるで話しかけるように絵具を吐き続ける。するときれいな手の痕跡がネガとして浮き上がってくる。これは描いた「絵画」ではなくて、最古の写真ともいえる。小学校の頃、印画紙の上に葉っぱなどを置いて、その形を写真にして遊んだ人もいるだろうが、それを手で、洞窟の壁にやったのだ。

ここで重要なのは「口で描いた」ということだ。つまり呼吸で描いているのだ。先史時代の洞窟の壁画が、このように吐く息によって描かれた。それはからだに即していえば「肺で描いた絵画」とさえいえる。

いまでは絵を描くといえば、ほとんど「手で」描かれる。このネガティブ・ハンドに似たエア・ブラシという手法もあるが、これとてスプレーを手に持って画面を塗ってゆく。手なくして絵は描かれない。しかし絵画というものが生まれた、その起源の現場では、手を使わない、呼吸で描く絵もあったのだ。

スペイン北部、またフランス南部の洞窟には、そんなネガティブ・ハンドがたくさん残されている。なかには、小さくかわいい手もある。子どもの手らしい。そんなネガティブ・ハンドが描かれた現場を想像してみるとほほえましい。

洞窟の壁は、入り口も狭く、その先は真っ暗だ。とくに洞窟が横に曲がったりすれば、なおさら光は奥に届かない。当然、人工の光で照らして、絵は描かれた。また人工の光で照らされて、絵は眺められた。その照明だが、大きなスプーンのような燭台が発掘されている。そこでブタの背骨の脂などを燃やしていたらしい。この脂は、炎が白く、煙も少なかったという。

炎は揺れる。それにつれて、照らされた壁も、ちらちら揺れて見えたことだろう。壁面の凹凸は揺れ、また割れ目の線も、浮き上がったり、消えたりした。そういう幻のような世界から絵は生まれた。

芸術は、こういう洞窟の闇の中で生まれた。いや生まれたのは芸術だけではない。宗教の神聖さも、哲学もなにもかもが、こういう洞窟で生まれた。なにしろヒトは、何万年も洞窟を利用してきたのだ。それが西暦2000年代を生きる私たちの、心の古層になって、いちばんのベースを作っている。クロマニョン人が闇の中で見た光が、芸術となった。聖堂も美術館も、映画もパソコンも、すべてはその延長にある。はじまりは、洞窟だった。

そんな洞窟の片隅で、ときにクロマニョン人はネガティブ・ハンドを描いた。ぷっ、ぷっ、ぷっ、ぷっと吐く息の音は、洞窟の中に響いたことだろう。まるで祈りの声のように。

その吐く息に、どんな思いを込めていたのだろう。描くことは、祈りでもあった。

呼吸で描く　絵画あり

5、足

①ヒトの足

足は、立つためにある。

サッカー選手にとっては、足はボールを蹴るためだろうし、陸上選手にとっては走るためにある。なにか用事をかかえた人には、目的地まで歩くために足が必要だ。でも、ただ「立つ」ためにも足はある。歩いたり走ったりなら、目的は分かる。そこに移動するためだ。しかし、立つということにはどんな目的があるのか。レジの前で立ち止まってお金を払うため、電車で席が空いていないため、ていねいに挨拶をするため、……立つことの理由も、いくらでも例をあげられる。しかし「歩く」に比べて「立つ」には、生物としての目的が弱いようにも思える。

ヒトは、なぜ立つのか。その理由を説明するのは難しい。でも明快な理由がない分、「立つ」ことのほうが、「歩く」や「走る」ことよりも人間存在としての深遠さに触れているようにも思える。立つというのは、目先の利益追求を超えた、無償の行為にも思えてくる。

ヒトは立つ。「なぜに」という説明はいらない。説明できないから深いということもあるのだ。

たしかに「二足直立」は深い。なにしろ、ヒトとサルを分ける身体的な特徴は何かといったら、この「立つ」ということが全ての基本となるからだ。

まずヒトはいつから「立ち」始めたのか。これは言い方が逆かもしれない。立つことによって、サルはヒトになった。では、どのようにしてヒトは立ったのか。これにはいくつかの説がある。

まずはブラキエーション説で、これは森のサルが木の枝にぶらさがって、体を垂直の姿勢で移動したことが起源なのだと考える説だ。幼稚園などにある遊具で、子どもたちがぶら下がって移動する。かつてのヒトの祖先であるサルは、そんなことを繰り返していて「垂直の」姿勢がそのまま立つことへとつながったというのだ。

水生のサル、という説もある。ブラキエーション説が森での進化だとしたら、こちらは海や川など水辺での進化だ。つまりサルからヒトへと進化するある時期に、水の中で暮らしていた。そもそもサルはどうして立たないかといえば、地球の重力に抗してバランスをとるのが難しいからだ。しかし水の中は浮力があり、立つ姿勢をするのも楽だ。私は、長野県の地獄谷温泉で、温泉の湯に腰まで浸かり、二足歩行しているサルの姿を目撃したことがある。チンパンジーやオランウータンという高等霊長類でない、ニホンザルでさえも、水があれば立つことができるのだ。だからサルは（＝ヒトの祖先）は、水辺で長く暮らし、そこで立つ姿勢を得た。

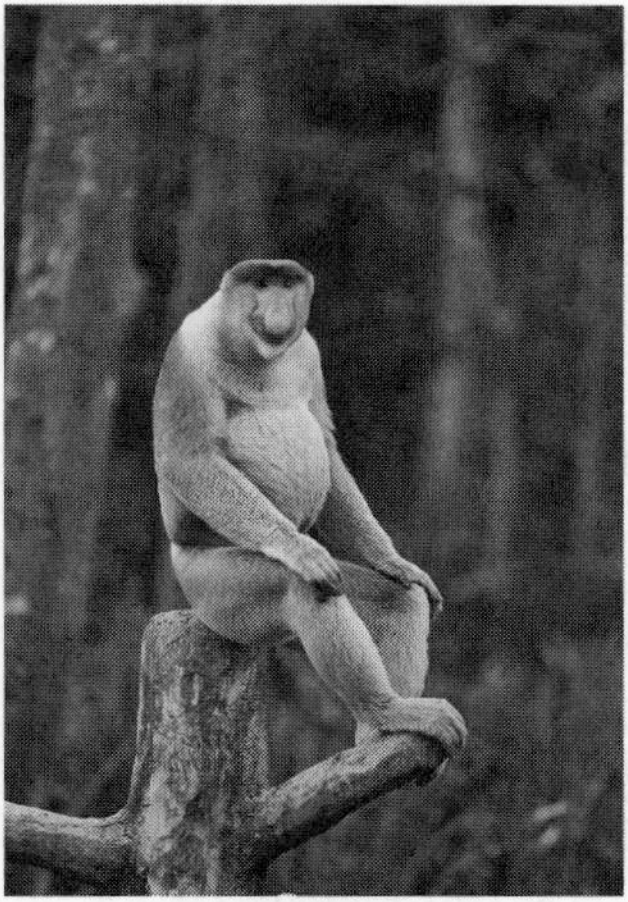
テングザル（浅尾省五/アフロ）

この水生のサル説を唱えたのは、博物学者のライアル・ワトソンで、以前、氏と会ったとき「この説のアイデアを、どのようにして得たのか？」と聞いたら「テングザルだ」と答えてくれた。ボルネオのジャングルにテングザルというサルがいる。名前のとおり鼻が大きい。このサルをみると、つい顔に目がいってしまうが、じっさい自然の中の森で遠くからみると、顔よりも足が気になる。腿のかたちが、人間にそっくりなのだ。私はボルネオでテングザルをみて、その背中にはチャックがあって、そこから人間が出てくるのではないか、とすら思った。それほどにヒトに近い。高等霊長類といえばチンパンジーやオランウータンで、同じボルネオのジャングルにいるオランウータンも、その仕草や背中の伸ばし方がヒトに近い。しかし太腿の感じは、テングザルのほうが印象深い。

このテングザル、昼はジャングルの奥で果物などを食べているが、夜になると川辺の木に移動する。ときに川に飛び込んで、泳いで川を渡る。水深が浅いところでは立って歩く。ときには、水から上がっても二本足で立って歩いている。水中で二足歩行の癖がついて、短時間なら立って歩けるようになったらしい。それを見たライアル・ワトソンは、「ヒトの祖先もこのように水の中で暮らしていたのではないか」と考え、水中のサル説を唱えた。もちろん、ボルネオ島のテングザルが、ヒトの直接の祖先というわけではない。しかし何百万年か前、どこかの水辺で暮らしていたサルが、こんなふうに立ちあがり、やがてヒトへと進化したのかもしれない。「立つ」ことは、ヒトへの進化の第一歩だったのだ。

でもなぜ、二足直立が、ヒトへの進化の始まりなのか。ヒトの体の特徴といえば、なにより脳が大きいこと、それに手が器用なことだ。そこに「立つ」ことが、どう関与しているというのか。

じつは、立つことこそが、ヒトにとってなにより大切なことだった。4本足の動物では、頭は胴体の前にある。頭部は、首が支えている。もし頭部が大きく重くなったら、首の力だけでは支えきれなくなってしまう。しかし体がまっすぐに立っていればどうか。背中から首へと脊柱がある。骨の柱だ。だからその上に大きな頭が乗っていても、バランスさえよければ、かなりの重さを支えられる。つまり立つことで、脳が大きくなった。

それと同時に、立つことで、手は移動のための用途から解放された。そこで器用な作業ができるようにと進化した。大きな脳と、器用な手。それが組み合うことで道具が作られ、道具はさらに進歩・改良され、現代の文明へと至った。そのはじまりは何かといえば、2本の足で立ったことだ。だから二足直立こそ、サルとヒトを分かつ何よりの違いなのだ。

足の解剖学

では足は、立つためにどんな仕組みになっているか。足の骨と筋肉の話をしよう。

手と足は、基本的には同じつくりになっている。しかし一方は立つために、他方は器用な作業をするために進化した。手より足の方が、大きくがっしりしている。体を立たせるには、そうでなければならないのだ。腕は肘のところで回転するが（解剖学では回旋という）、膝ではそのような動きはできない。そういう細かい動きをする代わりに、がっしりと関節がかみあって、重さを支えるための堅固さがなにより求められるからだ。

足の筋肉は、腕よりも太く大きいが、ヒトの下半身でとくに目に付くのが、お尻とふくらはぎの筋肉だ。足は、4本足で立っているときには、胴体に対して直角に曲がっていた。ところがヒトは直立姿勢に立つことで、足は胴体の軸と同じ、垂直になった。四つん這いの姿勢から上半身を、ぐいと後ろに引く。そのままの姿勢で、しっかりと、動かないようにする（＝二足直立）。それを支えるために、お尻に巨大な筋肉がついた。これが「大殿筋」だ。尻が大きいというと、ブタやカバなども想像してしまう。しかしそれらの動物は、巨体の割にお尻は小さい。二足直立をするヒトだけが、お尻の大殿筋を巨大に強力にした。

また太腿の前にも、大きな筋肉がある。「大腿四頭筋」という。これは膝を伸ばす。そしてふくらはぎの筋肉。つまり下肢の筋肉は、尻、腿、下腿と、後、前、後と、前後が交互に大きくなっている。そうやって足をまっすぐに伸ばし、前後のバランスをとって、そのままの姿勢で体を支える。つまり「立つ」。

膝から下を見よう。後面だ。そこにある、ふくらはぎの筋肉は「腓腹筋」という。その奥にはひらめ筋という筋肉もある。この二つの筋肉がアキレス腱となり、かかとの骨につく。これで足首を伸ばす。つまり地面を蹴るような働きをする。「歩く」のだ。

立つ、歩く。それが足の骨と筋肉の役割だ。

そして、その立つという「感覚」について考えてみよう。

立ち上がって、目を閉じてみる。足が立っていることを感じるだろう。片足をもちあげて、一本の足で立ってみよう。足は、さらに強く立っていることを感じる。膝が、足首が、そして上半身が、前に横に、そして後ろに傾くのを感じる。それに抗して、立ち続けようとする。

足は、バランスの軸をさぐり、それと一体化しようとする。地球の重力の軸は、どこにあるのか。足は、地球との対話をする。

この感覚が磨かれて、研ぎ澄まされると、その先に何が生まれるか。それが、ヒトのからだにとって、もっとも基本的で大切な〝何か〟だ。
それが芸術のベースになる。

立つだけで　それだけで　美に

②「立つ」ことの美学

人は、地球の重力に対して立つことで、上と下という方向性の軸を獲得した。人にとって、どちらが上で、どちらが下かということは重要だ。その軸にそって立つからだ。頭は上にいく。足の底は下だ。これは地球の重力が、感性や知性の大切な要素となったことでもある。上と下の方向性を意識することは、地球を意識することにもなる。

美術においても、「立つ」ということは大切だ。とくに人体彫刻においては、立っていなければ「人体」ではない。立っているという佇まい、それがうまく造形されていれば、ヒトらしく見える。彫刻としても美しい。

坐像や胸像はいい。しかし立像では「立って」いなければ、いくら顔が似ていても、体形の特徴がとらえられても、すべては台無しになってしまう。逆に、彫刻は、立っていれば、それだけで彫刻として十分にオーケーとも言える。

かつて彫刻家の佐藤忠良が、仏像の造形について語っていた。彼はロダン彫刻の影響をうけ、西洋の彫刻の真髄に、日本人としてのスタンスを失わずに迫ろうとした彫刻家だ。西洋彫刻の手法で、いかに日本人像をつくるか。それを最初になしとげた一人だった。その西洋彫刻でいちばん大事なものとして「立つ」ことの造形があった。だから彼にとっての彫刻の美学でも「立つ」ことが何よりも重要になる。そんな佐藤忠良が、奈良や京都にある日本の古い仏像をみて、その多くが「立っていない」ことに気がついたというのだ。

たしかに仏像は、台に足をつけて、垂直の姿勢をしている。立っているように見える。しかし西洋の彫刻に学んだ彫刻家の目には、それは「立って」いない。頭の上に支点があって、そこから下に「ぶらさがって」いるようにしか見えないというのだ。

仏像は立っていない。

もちろん、仏像はそれでいい。この世の人間を超越した存在なのだから、地球の重

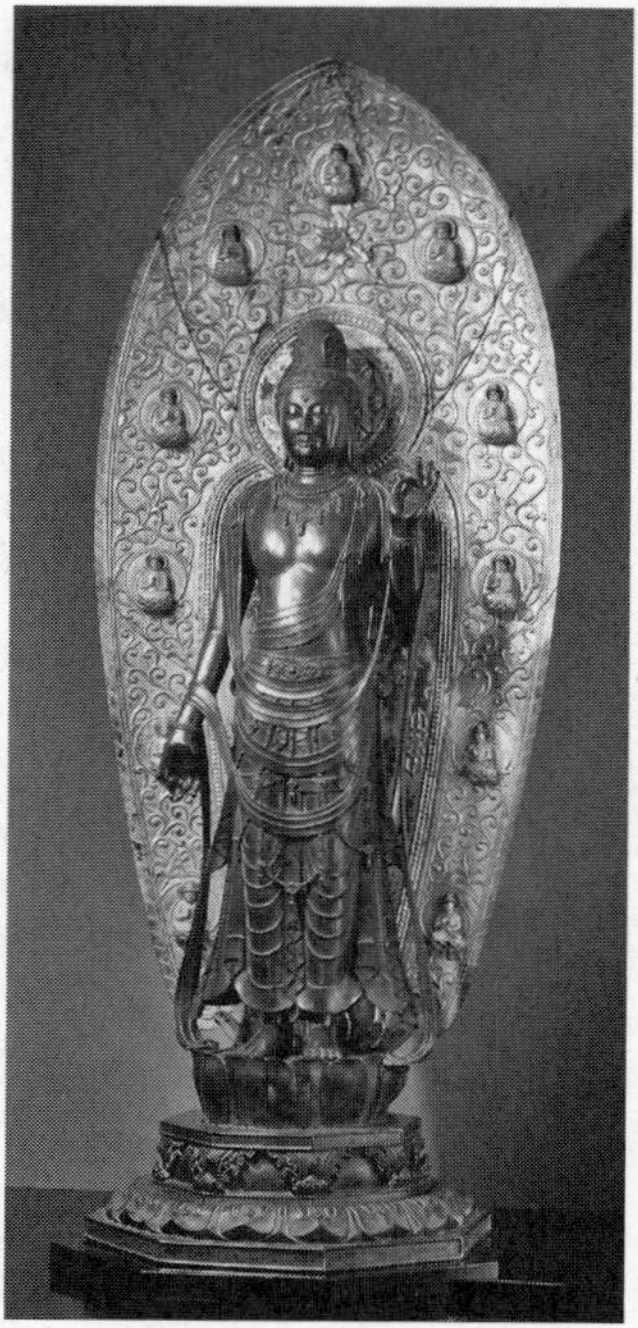
薬師寺「聖観世音菩薩立像」(提供　飛鳥園)

力という現実世界の法則にしばられる必要はない。かえって、その方が正しい。仏像の魅力は、立っていないことにあるといってもいい。

しかし「人間」を造形しようとしたら、やはり立っていないといけない。リアルというのは、そういうところから生まれる。

ヨーロッパの彫刻では、ロダンでもミケランジェロでも、みんな「立って」いる。たとえば、ミケランジェロの若い頃の傑作『ダビデ像』。この、人間の二倍もあるような巨大な彫刻は、台の上にのっていて、下から見上げる。まず目に入るのが足だ。

ふくらはぎの腓腹筋。そしてその上の、大腿の筋肉。さらにお尻の大殿筋。まさに立ち上がる足の、その筋肉の連なりを仰ぎ見る。

またミラノにある、晩年の名作『ロンダニーニのピエタ』では、聖母マリアが死せるキリストを抱えながら、すっくと立っている。その足の造形は力強い。死んだキリストのほうは、もう死んでいるから力なく、だらりとしている。しかし死んだ息子を支え、悲しみにくれる母は、しかしそれでも力強く、倒れない。そのすっくと立つ足は、死んだ息子の脱力した足のさまとのコントラストで、よりいっそう、生きて立つことのすばらしさを教えてくれる。ヒトは、立つだけで、その存在は美しいと。

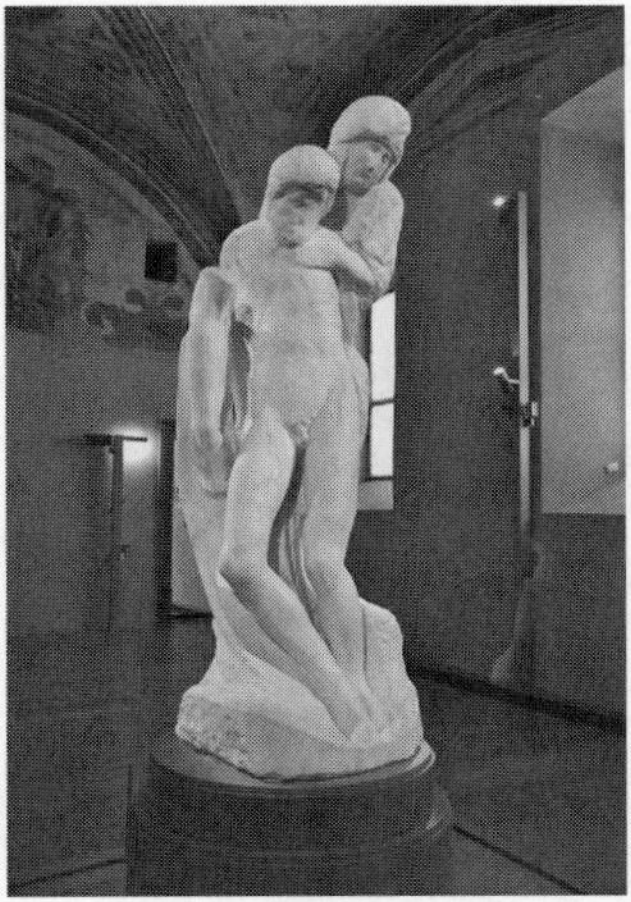

ミケランジェロ『ロンダニーニのピエタ』

彫刻だけではない。ダンスでも演劇でも、足で立つことは、表現の上で重要だ。演出家の鈴木忠志は、「足に始まり、足に終わる、これが私の俳優訓練のすべて」と語る。彼は、そこから独特のトレーニング法をあみ出した。役者が、足の存在の強さを感じるための方法だ。鈴木忠志の言葉を、そのまま引用しよう。あなたも一緒にトレーニングしているつもりで、その稽古場のさまを想像してほしい。

「規則正しいリズムにあわせて、一定の時間足踏みをするのがある。足踏みというよりも少し腰をおとして、床を激しくたたきながら動くのである。音楽が終わると同時に脱力して床に倒れる。そのまま死んだような静寂のなかで横たわる。しばらくの間があって、今度は前とは変わったゆるやかな音楽がなり、その曲の変化にあわせて、思い思いのやり方で立ち上がり、最終的に直立二足位の自然体にもどる」（『足の生態学』ＰＡＲＣＯ出版より）

そうやって「立っている」感覚をかたちにするだけで、見ている人には何かが伝わる。芝居がかった顔や手の演技よりも、もっと深く、相手の心にしみ込んでくる何かが。それは顔の表情や、腕の仕草や、あるいは喜怒哀楽の感情や、そういったものよりも強く深い何かだ。涙を流すなんて、浅い。もっと深く、強いもの。それくらい本物の何かだ。

芸術は、「それ」を形にするだけでいい。

立つ　ことを　芸術にする

③地球の重力

ピッツバーグ郊外に、「アメリカでいちばん有名な家」がある。フランク・ロイド・ライトの『落水荘』だ。滝の上に建っている。

建築は、ふつう土の上に建てられる。岩盤の上に建てられることもある。しかし滝の上に建てられる家というのは滅多にない。しかし『落水荘』は、滝の上にある。もちろん、ボートのように水に浮いているわけではない。渓流脇の岩の上に建てられているのだ。この家は、壁の外に自然の岩壁があり、また家の中にもその延長の岩があり、壁や床になっている。大自然のままの家だ。家の外も中も、その境がなく、自然と一体化したような家なのだ。

ときに家は自然を排す。あらゆる自然をシャットアウトして、まったく人工物だけの空間をつくる。しかしフランク・ロイド・ライトは、決して自然を切り捨てはしなかった。

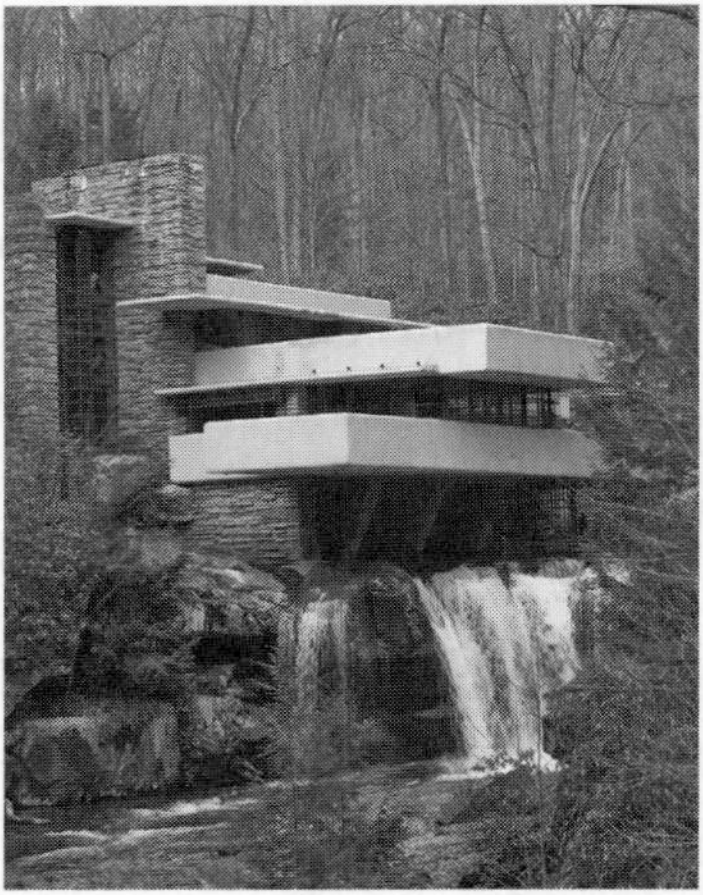

フランク・ロイド・ライト『落水荘』

『落水荘』は、岩盤の迫力、そして名前のとおり、水が落下する滝の美を見せてくれる。この家の横を流れる渓流に沿って、下流に行ってみる。川の流れ越しに『落水荘』がみえるポイントがある。家はまさに滝の真上にある。

私が訪ねたとき、雪解けで水量が増した季節でもあったせいかもしれないが、滝の水は激しく多量だった。その上に家がある。滝の上に家があるなんて、過激な造形である。

ライトは、日本の金閣寺をイメージし、この家も金を塗ろうと計画したようだが、あまりにやり過ぎということで施主の反対にあい、それは実現しなかった。ちなみに、金閣寺も池の上にある。

しかし静かな池面の上にある金閣寺と、ごうごうと流れ落ちる滝の上にある落水荘では全然ちがう。さらに、フランク・ロイド・ライトが後年につくった、砂漠に建つ

『タリアセン・ウエスト』と比べると、水のリアリティがいっそう増して感じられる。アリゾナの砂漠にあるタリアセン・ウエストは、周囲が本格的な砂漠で、水のない世界だ。その乾いた、荒れた土地と、森の中の滝の上にある落水荘の環境はコントラストが大きい。

そこは砂漠ではなく、森の中であり、川の近くであり、滝の上だ。家の下に、水が落下している。水が下に流れている。それをじっと見つめていると、あるとき、水が「止まって」見える瞬間がある。もちろん滝の流れが止まったのではない。でも目には、一瞬だが、それが止まったように錯覚される。すると周囲が動き始める。滝の落下する水を凝視した後に、その上の家を見ると、滝の流れとは逆に、家が上に向かって動いているように見えるのだ。まるでUFOのように、家はジェット噴射をしながら、天に上昇していく。滝は、その噴射の煙である。

建築が上昇し始める。世界が、動きはじめる。

フランク・ロイド・ライトが、滝の上に家を建てることで、なしえたのは、そういうことだったのか、と思う。

水は、地球の重力にしたがって落下する。その水の動き。滝の水の流れは、重力を「見える」ようにしたものである。水はなぜ落下するか。そこに重力があるからだ。

それは二足直立するヒトの足が、ずっと感じていることでもある。滝の上に建った家は、その「力」を視覚化する。さらにその上にある不動の建築が、動き出す。するとそれを見ている自分も、地上から離れて一緒に浮遊していく感覚にとらわれる。体が、上昇している。『落水荘』は、見る者の「足」にも響いてくる造形である。

水滴の落下。それと地球の重力とのかかわり。造形美術の原点は、そんなところにもある。

私たちは誰も皆、一歳の頃に立ち上がった。それから毎日、立ち続けている。足は、ずっと何かを感じてきたはずである。足は、重力に抗して、生きてきたのだ。

あるいはまた、何百万年か昔、ヒトの祖先は2本の足で立ち上がった。それから芸術が生まれた。足の記憶は、きっと芸術に反映されている。

足で立ち上がってなされた、最初の第一歩は、芸術への第一歩でもあった。

落ちるとは　体の記憶

6、手

①手の解剖学

造形作品というのは、すべて「手の作業」によって行われる。美術を見る上で、手の存在を決して忘れてはいけない。

たとえば、手には、なぜ5本の指があるのか？　その理由はわからない。しかし一つの答えはある。手の骨が、そうなっているからだ。腕はどうして肘で曲がるのか。そこに関節があるからだ。骨が、体の形をつくる。

手について理解するには、手の骨と、それに筋肉の解剖学から始めないといけない。まずは、腕の付け根のほうから始めよう。

手や腕のことを、解剖学では「上肢」という。足は下肢、胴体は体幹だ。この上肢だが、どこからが体幹との境となるか。どこが腕の始まりか？　腕の付け根、つまり脇の下のところ、およびその上あたりからだろう。そうお考えになるかもしれない。しかし上肢は、背中から、そして前面では首の付け根のところから始まっている。腕が、首の付け根のところから？　そんなはずない。と批判をしてみても、体はそうなっている。解剖学者が勝手にそう分けているだけだろう。そんな理屈より、「腕がどこからか、そんなこと幼稚園児だってみれば分かるだろう」。しかし見ても分からない。だから皮膚の下がどうなっているか、解剖学に学ぶ必要がある。

たとえば腕を上げてみよう。横に上げる、真上に上げる。横までは上がる。しかしそれ以上は、上にはいかない。

えっ？　真上に腕が上がらない？　そうなのだ。ためしに肩を押さえてほしい。腕を上げても動かないように、力強く、しっかりと。そして腕を上げる。真横より上には上がらないだろう。これは肩の関節がそうなっているのだ。腕の骨を真横より上に上げたら、肩の骨が折れてしまう。でも、もちろん手は上に上がる。ではどうして腕は真上に上がるのか。「肩が上がっている」のだ。

腕は真横までは、肩の関節のところで上がる。しかしそれ以上を上げるには肩を動かさないといけない。骨でいえば肩甲骨と鎖骨だ。背中にあるのが肩甲骨で、前にあるのが鎖骨。この骨が上がって、はじめてその先にある腕も上がる。つまり上肢というのは、鎖骨や肩甲骨、つまり首の付け根あたりから始まっている。だからボールを投げる、スマッシュをする、あるいはバイオリンの弓を動かす、そういう動作をするには、ときに「背中から」動かさないといけない。

では次は、腕について。腕は上腕と前腕に分かれる。肘のところで分かれる。上腕には一本の骨が、前腕には2本の骨がある。この前腕の2本の骨、平行に並んでいるのだが、小指側を「尺骨」、親指側を「橈骨《とうこつ》」という。

この腕をねじってみよう。内側に、そして外側に。上腕も回る。前腕も回る。さらに、肘を曲げて、その先の前腕だけを回しても回る。つまり前腕は前腕で、独立して動く。

でも肩の関節と、肘の関節では、その動きは正確にはちがう。関節のタイプがちがうのだ。肩の関節は、球関節という。ちょうどピンポン玉くらいの球が、腕の骨の先端にある。球だから、ぐるぐると自由に回る。

いっぽう肘の関節は、二つある。尺骨と橈骨という2本の骨があるから、関節も二つある。尺骨と肘の関節は「蝶番《ちょうつがい》関節」という。扉についているような蝶番に仕組みが似ているから、そういう名前になっている。関節の動きも、扉と同じである。動く方向が決まっている。いわゆる「肘が曲がる」。そういう動きが肘の関節の一つだ。

そしてもう一つ、橈骨との関節もある。こちらは「車軸関節」という。骨自体がくるくる回る。腕の場合、手のひらが前を向いたり裏返ったりする、そういう腕の回転運動をうみだす。

そんな、尺骨による肘の曲げ伸ばし運動と、橈骨の回転運動がくみあわさって、手は自由な動きを生み出す。もちろん「自由」といっても、関節の制約の範囲内での話だ。

ちなみに、足の骨も、腕と同じ構造をしている。大腿骨が一本、そして膝の先には2本の骨が平行に走っている。でも腕のようには動かない。肘の関節は、曲げ伸ばし、回転運動の二つがあるが、足の膝は「曲げ伸ばし」だけだ。足を回そうとおもったら、足の付け根、つまり腰のあたりから回すしかない。これは、手は複雑な動きを、いっぽうの足は「体を支える」ために、細かい動きは犠牲にして、強さを優先して関節の動きに制約があるためだ。

ともあれ、ヒトの腕は、肩から肘から手まで、さまざまな動きが組みあって、絶妙な動きをする。筆で描く、ピアノを弾く、バイオリンを弾く。そういう芸術を生み出す、腕の動きの調整は、骨と筋肉と、それをコントロールする脳神経によってなされる。

さらには「指の動き」もある。ヒトの手は、親指と他の指が向かい合っている。だからものを握る・摑むことができる。指の関節をみても、指の付け根は球関節で、その先の指はぐるぐると回る。しかし指の関節は蝶番関節で、曲げ伸ばししかできない。

これらの指は、筋肉によって動く。指を動かす筋肉は、指についているかというと、じつは腕から伸びている。指に筋肉があって、指の筋肉が指を動かしているのではないのだ。ためしに腕をにぎりながら、指の曲げ伸ばしをしてみてほしい。腕の筋肉がもぐもぐと動いているのが分かるだろう。その筋肉が指を動かしているのだ。指には、操り人形の糸のような長い「腱」が付いていて、その腱の元に筋肉がある。筋肉は、腕のなかにあって、そこから指を遠隔操作のように動かしている。

手(=上肢)は、肩から指の先まで、ひとつの連なりで、それが連動してヒトにしかできない動きを生み出す。そんな手があるから絵が描かれ、彫刻がつくられた。手なくして、美術は生まれなかった。造形は、手から始まったといってもいい。

そして先にも書いたが、三木成夫は、「動物器官である手足が、植物器官である心情に奉仕」と表現した。手は、美を生み出す、大切な体の一部なのだ。

②線を描く

京都の大徳寺・聚光院で狩野永徳の障壁画をみた。

以前、上野の国立博物館でも、この寺の展覧会が開かれた。もちろん障壁画たとえば虎の絵がある。

これが虎!?　と思ってしまうほど下手なのだ。猫か架空の動物か？　もちろん障壁画は図鑑ではない。科学的に正確な絵を描く必要はない。しかし、それを描いた画家は、虎なんて一度も見たことがないかと思えるほどに、虎の特徴を「外して」いる。あまりの下手さに、微笑んでしまう。

しかし「絵」としてはどうかというと、これが迫力がある。鬼気迫るといっても良いくらいだ。動物園の虎を観察していても、こんな迫力には出会えない。テレビで見る虎よりも、野生の凄さを感じる。なにがそうしているのかというと、描かれている線だ。虎の輪郭、目、毛並み、それらが生き生きとした線で描かれている。ときに太く、ふいに細くなり、伸びて曲がる。その線の力が、そのまま絵の力になっている。

こういう線は、現代の画家には、なかなか描けないのではないかと思った。いや、現代の画家の絵に、そんな凄まじい線をみたことがない。いまは動物園に虎がいる。写真集やテレビに虎の映像がある。それに飛行機に乗って外国まで、野生の虎を見に行くことだってできる。江戸時代の画家よりも、はるかに虎を正確に描くことはできるはずだ。でも、あんなすごい線は描けない。

江戸時代の画家のほうが「才能があった」というわけではないだろう。才能なんて、いつの時代にも等しく出てくるはずだ。だから違いは、育ち、環境だ。なにしろ江戸時代の画家は、子どものときから筆を持っていた。文章も筆で書く。なにもかも筆だ。毎日、筆だ。でも今はパソコンのキーボードで文章を書く。携帯の画面で文字入力する。ときにはイラストも、マウスを使って描く。小学校では、鉛筆でノートをとる。鉛筆は、筆と違って硬く、線のアクセントは描きにくい。そんな現代人が、筆が生み出す「線の力」で、江戸時代の画家に勝てるわけがない。

江戸時代や桃山時代、それ以前の室町時代などの画家は、自身の腕を賭して「線」を描いた。そこには、人の手を超えた、自然の物理法則が描き出す美がある。それに比べると、鉛筆とパソコンで育った現代人には身体性が消されている。体がない。

しかし昔の画家の身体性は、手は、現代とは無縁の昔の話ではない。なぜなら、現代の私たちも解剖学的には昔と同じ手を持っている。いつの頃からか、この手は「眠って」しまった。忘れ去られてしまった。しかしここに手がある限り、その手の意味と可能性は消えない。

手は、芸術を作ってきた、いちばんの中心である。今も。

線という　手による　記憶

③石を彫る

ニューヨークでいろんな美術館をまわった。それから日本に帰って、ふと思ったことがあった。もし明日、半日だけ再びニューヨークにいられるとしたら、どこに行きたいか。

そうしたら、なつかしい思いとともにイサム・ノグチ・ガーデン・ミュージアムの光景がわきあがってきた。またあそこに行きたい。石の彫刻の前に立ちたい。MoMAやメトロポリタン美術館みたいに名作があるわけでもない。チェルシーのギャラリーみたいに新しい動向に触れられるわけでもない。庭があって、建物があって、そこに石の彫刻が静かにならべられてあるだけだ。ノミで叩いた削り跡や、磨かれたつるつるの曲面や、彫られた空洞や、そんな彫刻の断片が思い浮かぶ。あれを、もう一度みたい。そんな気持ちが湧き上がってくる。

アメリカ人を母に、日本人を父にもつイサム・ノグチの美術館は、ニューヨークと、四国の牟礼《むれ》にある。四国のイサム・ノグチ庭園美術館が、かつて彼がアトリエとして使っていたところで、いまでも亡き彫刻家がふと姿を現しそうな、かつての佇まいをそのまま残している。いっぽうニューヨークの美術館は、イサム・ノグチが半分日本人だったせいか、アメリカという異国で「日本」を感じる聖地みたいな扱いもされている。売店には、京都の写真集など日本関連のグッズも多い。たしかにイサム・ノグチも枯山水に大きな影響を受けたし間違ってはいない。しかし、ここではイサム・ノグチが日本への「窓口」としてしか扱われていないようにもみえる。

でもそんな勘違いを差し引いても、ニューヨークのイサム・ノグチ・ガーデン・ミュージアムには、静かな、私の心をとらえる何かがあった。ニューヨークから帰って、なぜか「石の彫刻をしたい」という気持ちもわきあがってきた。ホームセンターでノミとハンマーを買い、石を叩いてみる。そして気がついた。人類の文明というのは、石

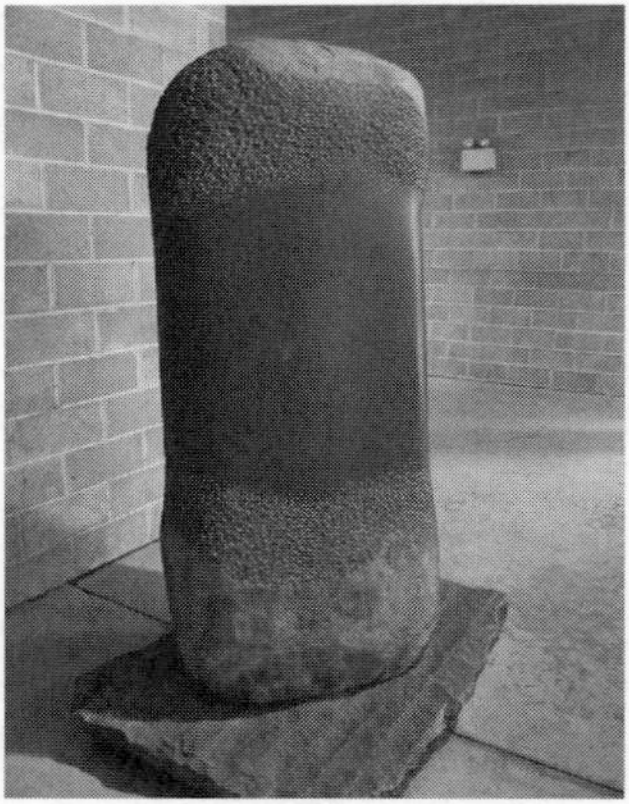

イサム・ノグチ「The Stone Within」
© 2024 The Isamu Noguchi Foundation and Garden Museum/ ARS, New York/ JASPAR, Tokyo G3464

を加工するところから始まったのだ。旧石器時代、新石器時代といえばもっとも古い文明をさす。縄文土器といっても、一万年くらいの歴史しかない。でも石器は、その何万年も前からつくられてきた。この時間の長さは無視できない。人の心の枠組みをつくってきたのは、この何万年にもおよぶ石への加工の時間だったのかもしれないのだ。石を叩くと、割ったり、磨いたりすると、そんな忘れていた手の記憶がよみがえるようにも思えてくる。

ニューヨークのイサム・ノグチ・ガーデン・ミュージアムで感じた「深さ」とは、そういうものだったのかもしれない。イサム・ノグチの魅力は、アメリカでも「日本」が通用する、そんな底の浅いエキゾチックな魅力ではない。

「作品は、なすがままにして、

わざと完璧にしていないのです。

もし、誰かが文句を言ったら、
こう言ってください。
完璧なのは、面白みに欠けると！」

イサム・ノグチは、そんなことを言っている。完璧とはどういうものなのか。きちんと細部まで仕上げることなのだとしたら、イサム・ノグチの彫刻には、彫り残しや、ノミの跡がそのままに残ったものも多い。

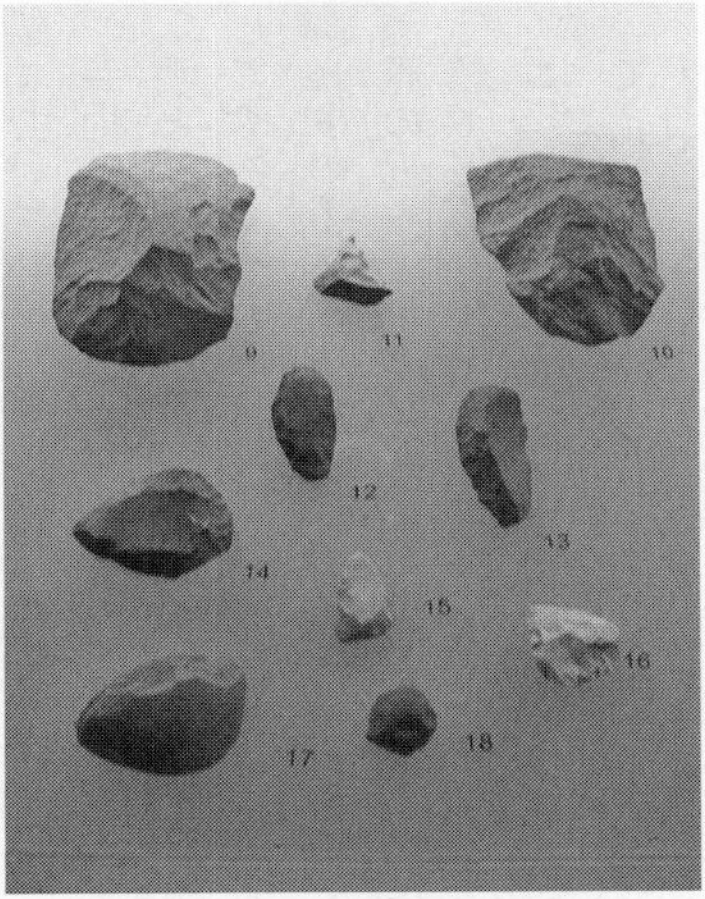

石器（サンタンデール考古学博物館にて）

カンカンとくりかえし叩いた跡。さくさくっと、横から削った跡。軽く叩いた跡。強く叩いた跡。いろんなノミの跡がある。それは打楽器を演奏した音楽の痕跡のようでもある。ノミとハンマーが奏でる、手作業の痕跡である、石の表面をみているだけで、こちらの感性が満たされてくる。手がどのように動き、それが彫刻のマチエールとなったか。ただ彫るだけでいい。ただ描くだけでいい。造形とは、手の働きの産物に他ならない。
芸術は「手」なのだ。

手と、造形の素材との対話。そういう時間が、彫刻をみていると、そこから流れ出してくる。その時間に浸る。幸せだ、と思う。芸術とはそういうものだと教えられる。

ヒトの手は、何十万年にもわたり石を打ち、削り、磨いてきた。フランスのラスコー洞窟の近く、レゼジーの考古博物館でみた石器も、チャーミングで美しかった。白い石、緑の石。そういう色の魅力も、石器にはある。白いスプーンにするか、赤いスプーンにするか。先史時代のデザイナーは、そんなあれこれも考えながら、石を削り、磨いてきたのだろう。フランス人は、先史時代からおしゃれでセンスがいい! そうも思った。

また茶の道具にも「手」を感じる。千利休に愛された長次郎の楽茶碗。そこにも、土にこめられた手の痕跡がある。石の後には土器が、そして現代に至るまでさまざまな素材が使われてきた。石器や茶碗だけではない。イサム・ノグチの彫刻だけではない。手は、さまざまな美術をつくりだしてきた。

石を割る　何十万年

7、脳

目から始まって、内臓、脊柱、肺、足、そして手と書いてきた。

これは、進化の順でもある。ヒトの体は、この順でつくられてきた。この第二部、「からだの中の美術館」の章立てには、「進化の順序」という意味がある。

もちろん手足も肺も脊柱も内臓も、どれもヒトの体にあるものではある。しかし、生命の進化の歴史の中で、いきなり今のヒトの体が現れたわけではない。ここに至るまでには、魚類、両生類、爬虫類そして哺乳類と、新しいタイプの生き物が現れ、新しい体の部分が付け加わってきた。ここでは、その順序で書いてきたわけだ。

くりかえして整理すれば、ヒトの体の特徴といえば、まず脳が大きいことと、手が器用なこと。そして時代はずーっとさかのぼるが、海の生き物が陸上にあがって肺で呼吸するようになったこと、さらには海の中で背骨をもつ生き物が現れたことだ。そして5億年ほど前の海の中で、目が誕生した。そういう進化上のできごとの名残りが、私たちヒトの体を構成している。

そこで最後に、ヒトの脳について書いてみよう。

①脳の中の美術館

私の著書に『脳の中の美術館』という本がある。28歳のときに出した自分の初めての単著だ。

この本には、脳と芸術をめぐるひとつの説が提示されている。ものの見方を「目の視覚」と「脳の視覚」と二つにわけて、すべての芸術作品をその基準で分類しようというものだ。

私は、芸術作品を「脳による実験レポート」と考える。脳は世界をどう認識しているか、どう働いているか、それを具体的に見せてくれる実験レポートが、絵画や彫刻というものだと考えたのだ。

ということは、その実験レポートを分析すれば、脳がどういうものか分かる。脳を解剖したり、脳細胞を薬品で染めたり、ＭＲＩ画像で見たりするのではなく、いわば脳の「外から」脳の秘密に迫ろうというものだ。

そこで出した説が、「目の視覚」と「脳の視覚」である。

ものを見るのは、まず目で見る。だから目の仕組みの制約によって、ものは見える。そういう視覚情報の処理は、目あるいは脳の視覚野（頭の後ろの方にある）で行われる。それを絵にすれば、目の働きを最大限に極めた世界を描いたものになる。

しかし、見るというのは、目あるいは目に近い脳の視覚野だけで情報処理されているわけではない。目から入った光と色の情報は、空間、動き、形などに分析され、さらには耳から入った聴覚情報、記憶その他とミックスされてひとつの認識として成立していく。

最近の研究では、いわゆる「見る」とき、外界からの情報はわずか3パーセントくらいだという。つまり私たちが「見ている」と思っているものは、そのほとんどが、脳で「作られて」いる世界なのだ。そうやって作られた世界とは、どのようなものなのか。それを「脳の視覚」として、「目の視覚」とは別のものと考えた。

『脳の中の美術館』では、こんなふうに整理した。ちなみに、最初の本では「一次視覚」「二次視覚」とし、それを後の文庫化の際に「目の視覚」「脳の視覚」とした。どちらの用語でも構わない。

目の視覚（一次視覚）	⟷	脳の視覚（二次視覚）
空間の断片	⟷	再構成された空間
時間の断片（瞬間）	⟷	リズムある時間
視覚的な効果	⟷	共通感覚的な効果
ありのままの現実	⟷	観念的・象徴的な世界

くりかえすが、「脳の視覚」というのは、あるがままの見たとおりではなく「作られた」視覚ということだ。それは再構成であったり、観念というものであったりする。「脳の視覚」とは、世界の「再構成」だ。脳がつくる芸術は、現実をありのままに写すのではなくて、もうひとつのフィクションを作り上げる。芸術のひとつは、そういう「再構成」の中にある。それが「脳の視覚」でもある。

それに対していえば、「目の視覚」とは、世界を「切り取る」だけのものだ。

でも「脳の視覚」が、再構成であるといっても、それには構成する「要素」がないといけない。何もなければ、何も構成ができない。だから芸術の第一歩としては、構成要素が必要になる。そのために、いったんは世界をバラバラにして、その壊された断片を拾い集めて、その後に再構成をする。このバラバラにした視覚が「目の視覚」で、そこから「脳の視覚」が再構成される（＝作られる）。

美術館には　脳がある

②ピカソとデュシャン

ここでは、そんな「脳の視覚」の一例として、ピカソの絵画とマルセル・デュシャンのアートの話をしたい。

１９０７年、ピカソはパリのアトリエで一枚の大作を仕上げた。縦横ともに２・５メートル近くあるこの絵は、のちに『アビニョンの娘たち』と呼ばれ、20世紀絵画の最高傑作と賞賛されるようになる。しかしこの絵を描き上げたとき、友人の画家や美術関係者の評判はさっぱりで、それどころか「ピカソは頭がおかしくなった」と陰口

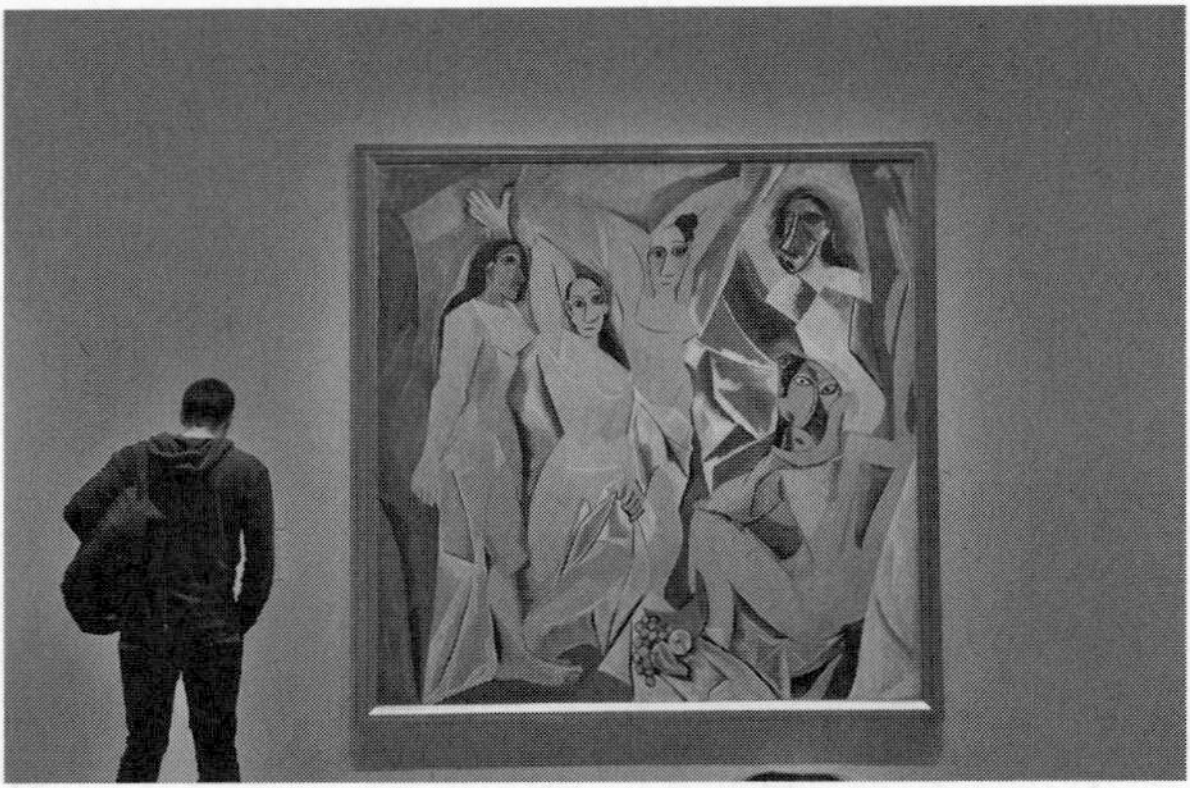

ピカソ『アビニョンの娘たち』© 2024 - Succession Pablo Picasso - BCF (JAPAN)

をたたかれもした。しかも驚くべきは、『アビニョンの娘たち』は、それからもピカソのアトリエに置かれたままで、人目に触れることもほとんどなかったという。この絵が一般に公開されたのは、なんと完成後30年経ってからだった。しかし、この絵は20世紀絵画の代表作となった。批評家のローランド・ペンローズは、ピカソ論の名著『ピカソ　その生涯と作品』(新潮社)で「この絵においてはじめてピカソが完全に自分自身になった」と絶賛してもいる。

ピカソは「青の時代」と呼ばれる20代前半に描いた絵だけでも、美術史にその名を残しただろう、といわれる。もしその時点で夭折していても、パリの憂愁を描いたロートレックのように、スペインから異国のパリにやってきた画家として、その名を歴史に刻んだにちがいない。しかしそれは、あくまで「パリの画家たち」の一人として、である。ピカソが「ピカソ」になるには、『アビニョンの娘たち』が必要だった。このときピカソは「自分自身」になり、「ピカソ以前のピカソ」から「ピカソ」へとステージを上げたのだ。

『アビニョンの娘たち』を描いたピカソは、ニグロ時代ともよばれる時期にいた。アフリカの原始美術に強い影響を受けたのだ。『アビニョンの娘たち』でも、描かれた女性の何人かは、アフリカ彫刻の仮面をかぶったような顔をしている。

1907年、つまりこの年は『アビニョンの娘たち』が描かれた年だ。この傑作は夏に完成したが、その年の7月、ピカソはパリのトロカデロにある人類博物館で、黒人の彫刻と仮面に深い感銘を受けた。それらはルネサンス以来の西洋美術史上の作品とは、まったくちがう論理で作られていた。いや「論理」と呼べるものもない。ただあるのは、形態がはらんでいる力である。単純な形だ。純粋な造形だ。そういう形がはらんでいる力を、西洋の美術は、いつからか失った。

また1906年、『アビニョンの娘たち』が描かれる前年、パリでゴーギャンの大回顧展が開かれた。文明を捨て、太平洋の島タヒチに移り住んだゴーギャンは、そこにある野生の力に魅せられた。

ピカソは、そんなゴーギャンの影響も受けたかもしれない。南の島の野生、そしてアフリカの原始美術。ピカソは、アフリカの彫刻や仮面をいくつか所蔵することにもなる。

『アビニョンの娘たち』は、力あふれた作品である。この絵を見ていると、何かに挑戦することへの強い勇気が伝わってくる。見ていて、励まされる。私は、ニューヨーク近代美術館にある、この絵の前に立って、強い意志にあふれた「……ではない」という声が聞こえてくるような気がしてならなかった。

そこに描かれているのは、娘たちだ。人体だ。しかし、それはふつうに言う人体ではない。『アビニョンの娘たち』は絵画だ。ルネサンス以来、絵画は画面に三次元の空間を探究してきた。セザンヌは、そんな遠近法的空間を破壊はしたが、そこに別の立体感を作り出した。その影響を受けたピカソはキュビスムを展開する。そこには、二次元の平面に三次元の立体感をうみだす、という方法が一貫している。しかし『アビニョンの娘たち』は、三次元空間を探究しながらも、画面から奥行きや丸みが産まれようとする瞬間、それを「……でない」という強い意志で壊す。三次元でない。人体でない。絵でない。でない、でない、でない。画面の隅から隅まで、空間は破壊され続けている。そう、ピカソは世界を壊している。

脳における視覚情報

ここで、ちょっと脳の説明をしよう。目から入った視覚情報は、脳の後ろの方にある「視覚野」に送られ、それから二つの経路に分かれて情報処理されていく。横の方（側頭葉）を通る経路は「Ｗｈａｔの経路」といわれ、視覚についての意味や形についての情報分析をする。いっぽう脳の上の方（頭頂葉）を通る経路は「Ｗｈｅｒｅの経路」といわれる。こちらは空間や動きについての視覚情報の分析を行う。それぞれの経路で、情報はさらに「分化」する。だが大きくいえば、この二つ、つまり視覚情報は「空間」と「意味」に分かれる。

ピカソの絵をみたとき、「空間」の破壊が大きなテーマになっている。つまり「Ｗｈｅｒｅの経路」と強く関わっている。しかし意味や形についてはどうか。たとえば、泣く女を描いた絵がある。そこでは女の顔は、断片に破壊され、複数の視点から見た顔の部分が組み合わされ、再構成されている。でも、それが「顔」であるという意味は破壊されていない。たしかに顔は破壊されている。でもその部分である目や鼻や口の、それぞれの形はきちんと描かれている。20世紀絵画の巨匠ピカソは、「Whereの経路」つまり脳の視覚情報の処理において、「Whereの経路」を存分に破壊し、そこから新しい世界を作り出そうとした。でも「Whatの経路」についていえば、旧来の絵画の見方と、たいした違いはない。ピカソが、結局は抽象画を描くというところまで踏み込まなかったのは、その一例だろう。

では「Whatの経路」、つまり視覚の「意味」を破壊した20世紀のアートというのはあったのだろうか。見えているものの意味を根本から揺さぶり、その「再構成」をしようとした芸術家は？　それがマルセル・デュシャンだ。

デュシャンによる破壊

フィラデルフィア美術館に、デュシャンのほとんどの代表作がある。世界で一つしかない『遺作』は、この美術館に展示して以後、他の美術館などに巡回してはいけない、ということになっている。『大ガラス』もある。また『泉』は、発表後失われてしまったが、後にデュシャン自身が再制作したものが展示されている。フィラデルフィア美術館はデュシャン巡礼の聖地なのだ。

この美術館のデュシャンの部屋に立って、しばらく作品をみる。すると「あること」に気がついた。「ここは廃墟だ」ということだった。

驚くべきことだが、デュシャンの作品は廃墟の断片から構成されている。たとえば古い木の扉がある。割れた窓ガラスがある。自転車のホイールがある。取り壊されたトイレの便器がある。食器乾燥機がある。廃墟の破片のようなものが散らばっているのが、20世紀を代表するデュシャンの作品群だった。そういう廃墟の断片を集めたところに、デュシャンの芸術世界はあった。

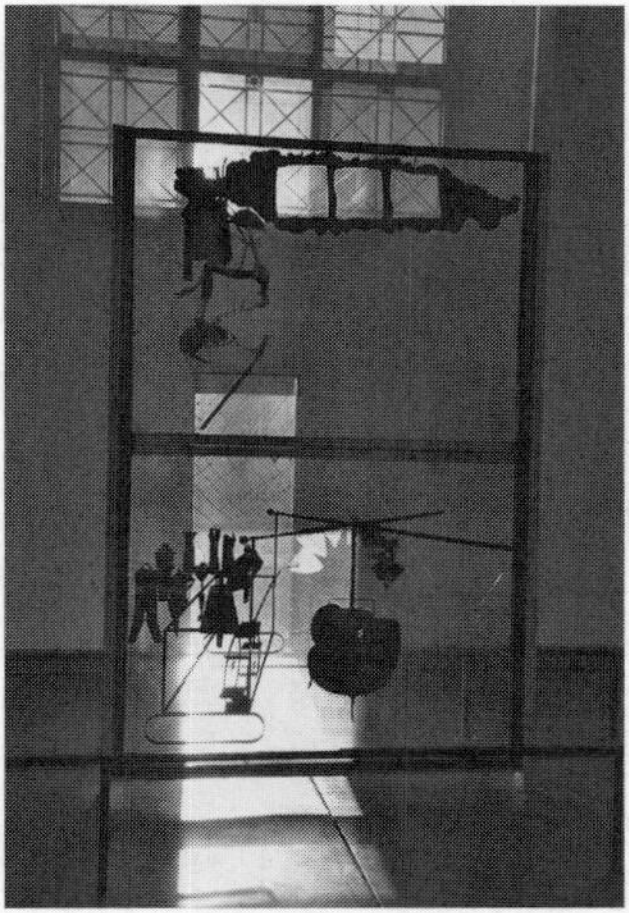

デュシャン『彼女の独身者たちによって裸にされた花嫁、さえも』(『大ガラス』)

フィラデルフィア美術館にある、デュシャンの代表作でまずとりあげるべきは、なんといっても、『遺作』だろう。これは『①落下する水、②あるいは照明用ガスが与えられたとせよ』というタイトルもついている。晩年の

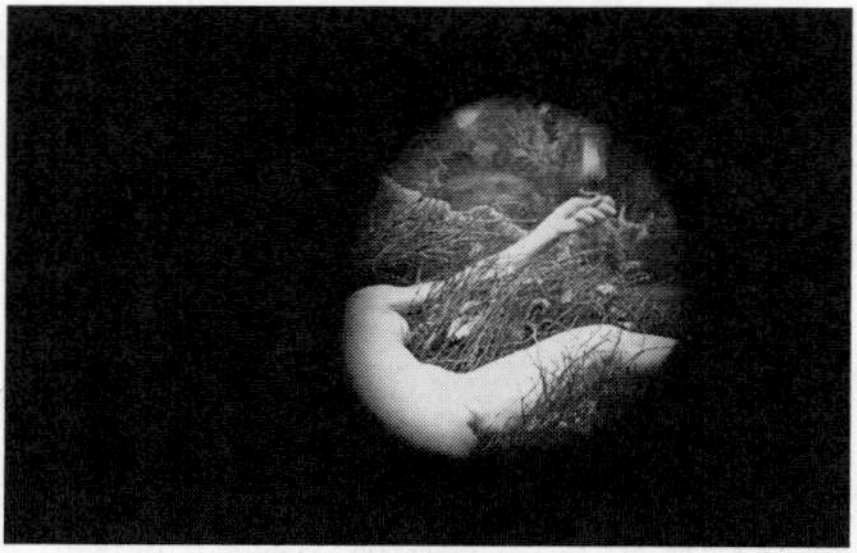

デュシャン『遺作』（『①落下する水、②あるいは照明用ガスが与えられたとせよ』）

デュシャンはチェスにばかり凝っていて作品の制作をしなくなった。デュシャンはなぜアートを捨てたのか？ そんな議論がまことしやかにされていたが、没後、デュシャンは人知れず長い年月をかけて作品を制作していたことが分かった。それがこの『遺作』だ。

どんな作品か。まず見えるのは、美術館の壁にとりつけられた古い木の扉だ。扉はかたく閉じられていて、中には入れない。そのかわり扉に穴が二つ開いている。ちょうど左右の目の幅と同じくらいの二つの穴だ。この穴から中を覗くと、びっくりする光景が広がっている。裸の少女が横たわっているのだ。絵ではない。左右の両目で見ているから、その立体感もわかる。これは少女のオブジェ、あるいは本物の少女。地面には小枝が敷かれ、遠くには山と森がある。滝の水が落下して、その白いしぶきが光っている。滝の水はじっさいに動いている。

少女は死体なのか？　まったく動かない様子から、そうも思わせる。顔は隠れてみえない。足をこちらに向け、股を開いている。陰毛はない。乳房は大きい。高いところから落ちて、動けなくなったのか。死んだのか。いや、生きている。その証拠に左手にランプを持ち、高く掲げている。それにしてもエロティックだ。ただ横たわっているのではない。死んだようでありながら、片手を挙げている。その仕草が生々しい。そんな少女の裸体を覗き穴からみる。晩年のデュシャンは、こんな作品と取り組んでいたのだ。誰にも知られずに。

それともう一つ、デュシャンの代表作である『彼女の独身者たちによって裸にされた花嫁、さえも』。いわゆる『大ガラス』とも呼ばれる、謎めいた作品だ。こちらは壁にとりつけられた窓ではない。美術館の床に立っている。裏側にまわって、ガラスを透かして向こうからこちらをみることもできる。まるでドラえもんのどこでもドアの扉が、草原やビルのロビーにぽつんとあるように、この大ガラスは立っている。『大ガラス』は、必ずしも窓ではない。ガラス板が枠でかこまれて、上下二つに分かれ、そのガラス面に煙や機械のような絵が描かれている。ガラスは絵のためのカンバスだ。しかしデュシャンの他の作品、たとえば『フランス窓の貴婦人』などの作品とあわせて考えると、これも窓の一つと思えなくもない。『フランス窓の貴婦人』は、ほとんど家の建具である。

それに『大ガラス』でなによりも廃墟感を思わせるのは、そのガラスが割れてヒビが入っていることだ。これは移動の際のアクシデントで偶然できたものだが、デュシャンは、このヒビによって作品は完成した、といい、修理もしなかった。まるで土壁を塗った日本の茶室のような、ヒビの入った花瓶のヒビをかえって美と感じる茶人のような美意識の持ち主だ。そんなデュシャンなら、廃墟に美を感じることだってできるだろう。

「廃墟」、あるいはその「リフォーム」「再利用」というキーワードでみると、デュシャンの作品はどれも納得がいく。つまり脳の中で、イメージを生み出し、そこから芸術を創造する。

自転車の車輪を椅子の上にとりつける。車輪はどこにも移動しないし、車輪が邪魔して椅子にも坐れない。車輪も椅子も、それが作られたときの本来の機能を失って別のものになる。その別のものに価値を見いだす。それがデュシャンの作品からのメッセージだ。食器乾燥機でも便器でも同じだ。

これら「レディメイド」という、既製品をそのまま作品にしてしまうコンセプトは、まさに脳がつくる美学そのものだ。

デュシャンに『エナメルを塗られたアポリネール』という作品がある。古いベッドにペンキを塗っている光景が作品になっている。まさに再利用、リフォームの現場である。

また『L.H.O.O.Q.』という作品がある。『モナリザ』に髭をつけて、その顔が男性にもみえることから、ダ・ヴィンチに男色趣味があったと暴いた作品だ。タイトルのアルファベットをフランス語読みすると「エル・アッシュ・オ・オ・キュ」となり、その発音そのものは「彼女はお尻が熱い（＝欲求不満だ）」という意味になる。そんなあれこれを解釈していくと、たしかに難解だ。しかし、これだって『モナリザ』を再利用、リフォームしたと考えれば、デュシャンの作品に一貫している態度がここにもあると解釈できる。

マルセル・デュシャンは、再利用の美学をもった芸術家だ。廃墟をリフォームするように、芸術の歴史という廃墟をリフォームし、また日常の道具を再利用することで、芸術をうみだす。

まさにピカソの芸術と同じである。分析的キュビスムから総合的キュビスムへ、そしてスプーンや廃材などのガラクタを寄せ集めて造形作品にしたピカソと、デュシャンのレディメイドは「そこ」でつながっている。

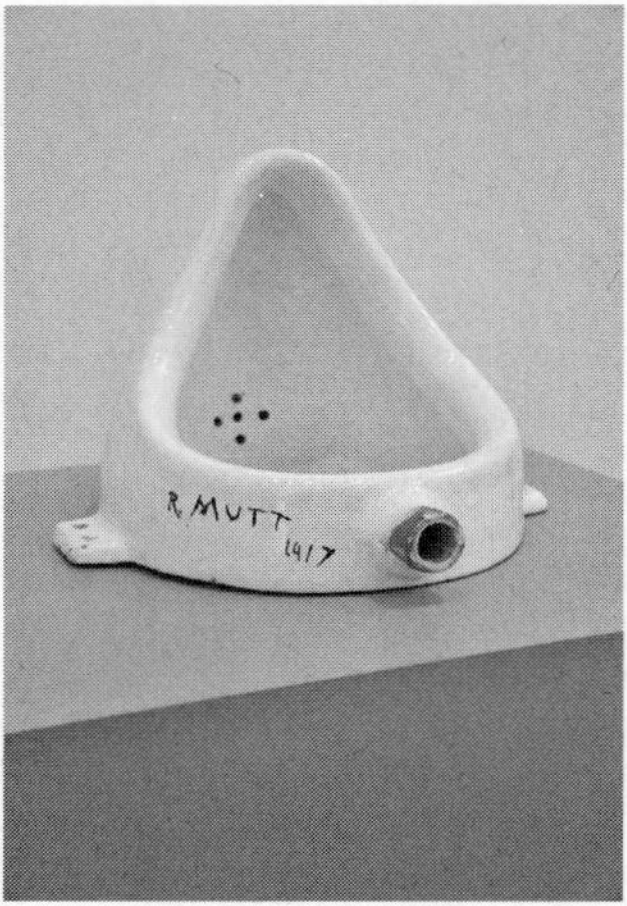

デュシャン『泉』
© Association Marcel Duchamp / ADAGP, Paris & JASPAR, Tokyo, 2024　G3464

ピカソの「キュビスム」は空間の破壊、分解だった。同じく、デュシャンも世界を破壊し、分解する。たとえば『階段を降りる裸婦』では、女性のからだの動きをそのまま絵に描こうとして、人体を重ね合わせ、動きの軌跡をつなぎ、まるでキュビスムと瓜二つのような絵を描いた。ピカソが「空間」だったのに対して、デュシャンは「時間」。しかしその芸術がめざしたところは同じだ。ピカソが破壊した空間をつなぎあわせて再利用したように、デュシャンは動きの断片から機械のような形態をつくりだし、それを組み合わせて作品にした。

そして、そんな多彩なデュシャン芸術の中心にあるのは、やはり『泉』だ。扇の要のように、『泉』は、デュシャン芸術のすべてを照らし出す。

トイレの便器に「R. MUTT」とサインをして展覧会に応募した。それだけの作品だ。これは誰が見ても便器である。しかし便器ではない。なぜなら、そこで「用を足す」ことはできないから。便器は、壊されたり、形が加工されてもいない。壊されたのは、便器というものの用途、つまり「意味」のほうだ。ここに、「Ｗｈａｔの経路」と関わるアートがある。

デュシャンの『泉』には、ピカソの絵画のような、空間の破壊はない。しかし便器という誰でも知っているものが、その意味が壊され、そこから芸術としての再構成がされた。

ピカソとデュシャン。そこに、脳の二つの世界、「Ｗｈａｔの経路」「Ｗｈｅｒｅの経路」の対比が表れている。

脳に迫った　現代アート

③遠近法

遠近法は、脳がうみだしたイリュージョンである。

二次元の画面に、ほんらい奥行きなどは存在しない。でも遠近法を使うと、あたかも、三次元の空間であるかのように感じられる。脳は、遠近法にだまされるのだ。しかしヒトは、そもそも遠近法を認識する能力を生来もっているのか。それとも、成長の、ある時期に獲得するのか。

そんなことを思ったのは、息子が幼稚園の頃の、公園でのあるできごとのせいだった。その日、私は近所の公園に息子と行った。何をしに行ったのか今では覚えていない。広場の片隅にあるベンチに、息子と並んで腰かけていた。広場では、サラリーマンらしい二人が、昼の休憩時間だったのか、キャッチボールをしていた。ボールが投げられ、右にいく。左にいく。私はぼんやりと白球の行方を目で追っていた。そのときだった。息子が、ふと呟いた。

「あの人、大人なのに、どうして小さいの?」

エッと思った。そんなの、遠くにいるからだろう。遠くのものは小さく、近くのものは大きく見える。それが遠近法だ。こいつ、遠近法を知らないのか。いや、そんな知識がないのは構わない。自分がハッと思ったのは、息子は遠近法で世界が見えていないらしいことだ。子どもには、遠近法で世界が見えないのか。これは驚きだった。いったい、子どもには世界がどう見えているのか。

しかし、頭のかたい父親である私は、「遠くにあると、小さく見えるんだよ」とバカな説明をした。これを機会に、息子の目は、大きいものは近くにあり、小さいものは遠くにある、という遠近法的な見方が身についた。しかし、それとひきかえに何かを失った。また一つ、彼には世界が退屈なものになってしまったのかもしれない。

そもそも遠近法とは何か。絵画の歴史でいうと、遠近法はルネサンスの時代に探究された。パオロ・ウッチェロという画家が、ほとんど数学者の幾何の作図のように、画面にあるあれこれを遠近法の規則にそって描いた。だが遠近法の完成者といえば、やはりレオナルド・ダ・ヴィンチ。その代表作は『最後の晩餐』だ。この絵、室内でテーブルにつきキリストと十二人の男たちが食事をしている光景が描かれている。真ん中にいるのがキリストで、彼の額を遠近法の「消失点」にして、壁も人物も何もかもが秩序正しく配されている。

遠近法というのは、名前の通り「ものの遠近」、つまり空間的な奥行きを表現する。『最後の晩餐』でも、まるで立体空間のような奥行きが感じられる。しかし、たんに遠近だけを表現するのが遠近法ではない。たとえば消失点がキリストの額にある。絵を見る者の視線は、遠近法の補助線にみちびかれて、自然とキリストの顔に向かう。これは画面の中のたくさんいる人物のなかで、キリストが「主役」であることを伝え

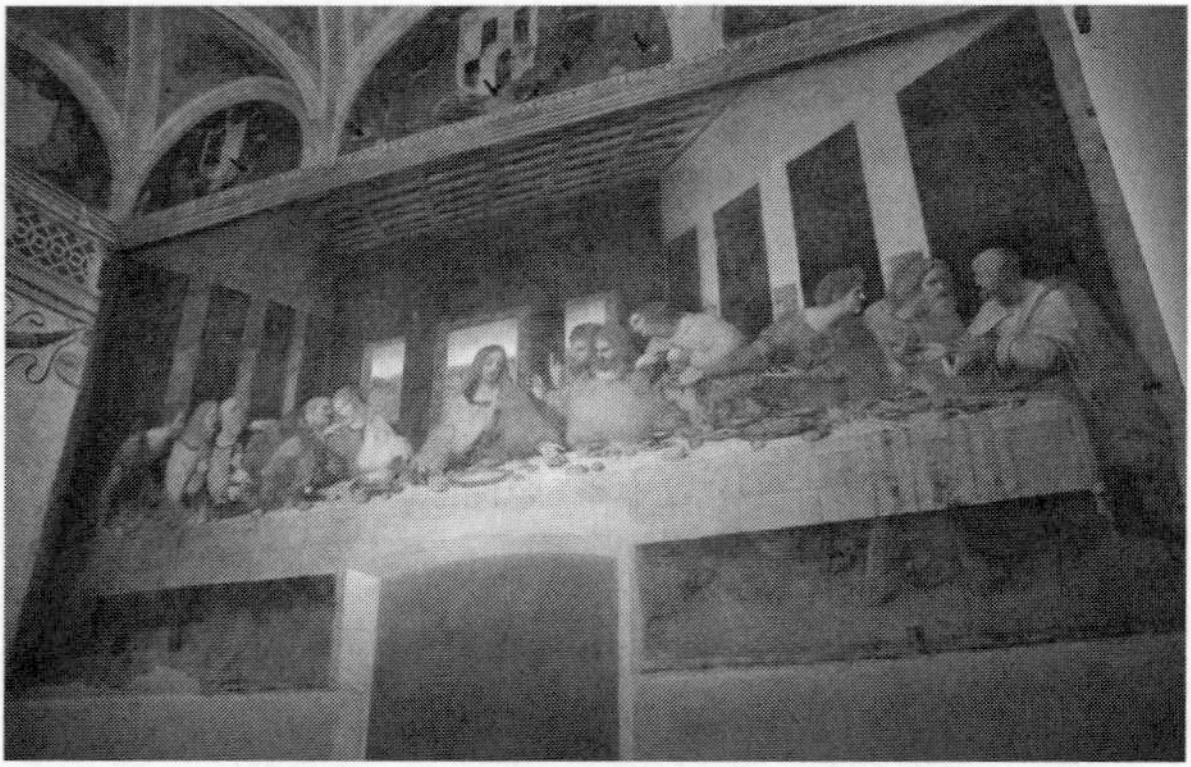

レオナルド・ダ・ヴィンチ『最後の晩餐』

る効果になっている。つまりそこに存在しているものの重要さの度合いも遠近法で描けるのだ。

さらに、遠近法に、「視点」があることも忘れてはいけない。一つの消失点に集約する「一点遠近法」では、その絵に対する「視点」が上にあるか、下にあるか、右にあるか、左にあるかで、遠近法の具合は変わってくる。つまり、ある特定の遠近法で光景を画面に描くことは、それを見ている「誰か」の視点がどこにあるかを示している。しかも、その視点は「一つ」である。視点が一つだから、固定した遠近法で描ける。

さらに一点遠近法と、消失点が二つある二点遠近法のちがいも考えたい。これは視点が一つか、それとも二つなのか、という違いではない。どちらも視点は一つだ。では何がちがうかというと、二点遠近法では、対象を「外から」見ている。たとえばビルの絵が、二点遠近法にそって歪んでいるとする。そのビルは、外から見られている。いっぽう一点遠近法は、たとえば廊下の奥行きを示したりするように、その視点の主は光景の内部にいる。外から見ているか、中から見ているか、それによって、消失点が二つか、一つかになる。

ともあれ、遠近法というのは、単にものの遠近を表わすだけのものではない。画面の「中心」はどこか、どの視点から見たものなのか、そういう世界のありようを示す技法でもある。

私たちは、日常のなかで何気なく遠近法的にものを見ている。しかし、そこには「私の視点」があり、あくまで私から見た世界のありように過ぎない。私の位置が変われば、光景は変わるし、私の見方しだいで対象の軽重も変わる。そもそも「大きいものは近い。小さいものは遠い」という遠近法の原則だって、ときにあやふやになる。あるものが「大きく」見えたとき、それは必ずしも「近く」にあるのではなく、じつは遠くにあるとてつもなく大きなものなのかもしれない。視覚は、そんなふうに「だまされる」ことだってありうる。

それにしても遠近法でだまされるのは、いったい何なのか。それは視覚世界を作り出す、脳だ。遠近法は脳をだまし、脳は遠近法をつくりだす。

千利休「待庵」

さらに遠近法の話を続けよう。

京都の山崎に、「待庵《たいあん》」がある。千利休がつくった茶室だ。広さは、たった二畳。ふつう茶室は四畳半ある。しかし千利休は、空間を切り詰めて、極限の狭さにした。そうしなければ生まれない何かを、この二畳の茶室につくろうとしたのだ。

しかし実際に茶室にはいると、さほど狭くは感じられない。圧迫感もない。落ちつく。たとえばトイレという密室空間が落ちつくという人がいる。それは「狭いから」居心地がいいのだが、待庵で感じるのは「狭いから落ち着く」ではない。狭く感じないのだ。

なぜ待庵は、二畳の茶室なのに狭くないのか。それに気づいたのは、茶室の外から、窓を見ているときだった。この茶室を、母屋である縁側からみる。茶室は、岬のように母屋から突き出している。庭と、茶室の側面が見える。壁には、窓が二つある。並

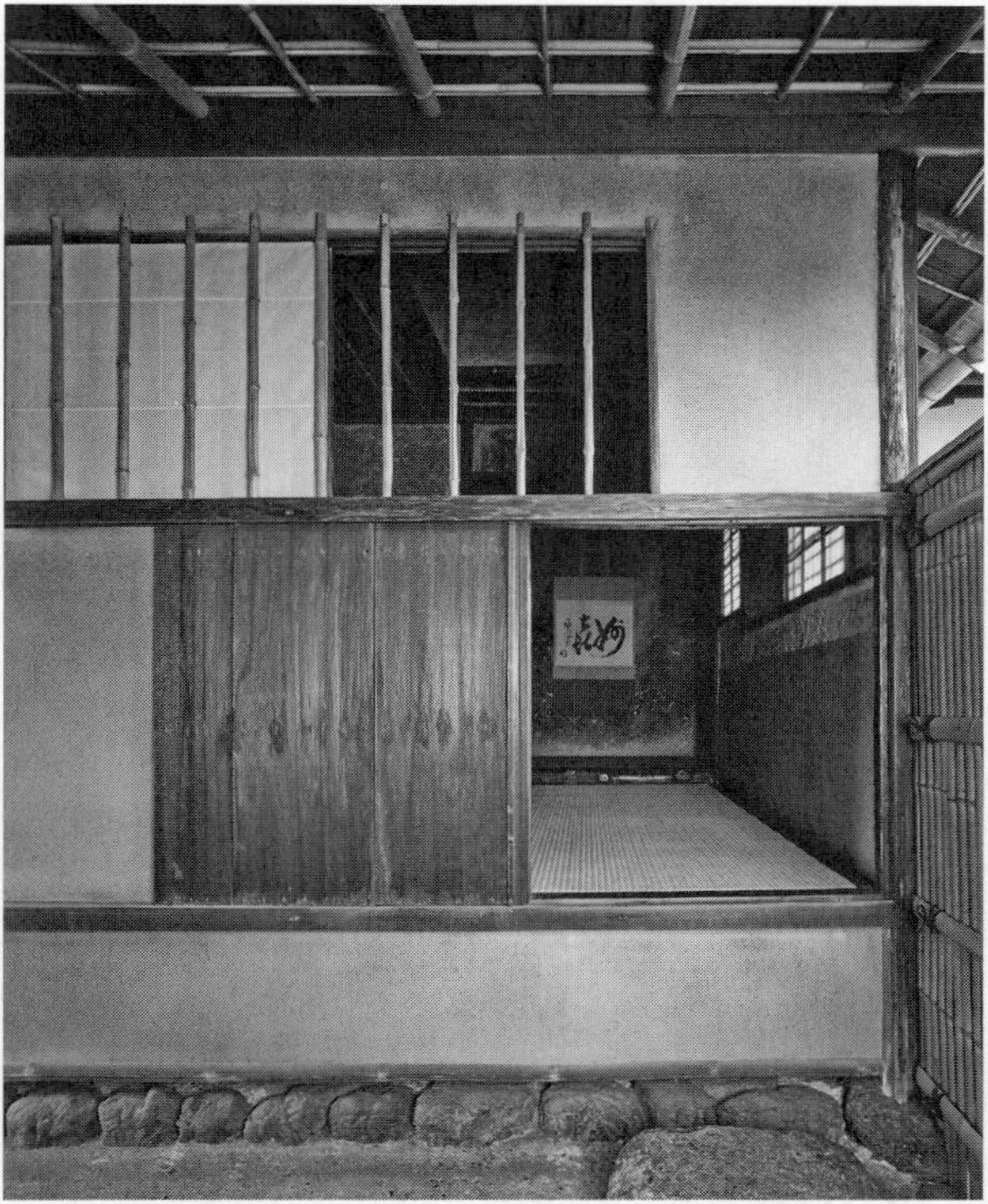
妙喜庵茶室「待庵」。にじり口より内部を見た画像（提供　便利堂）

んだ窓は、同じ大きさをしている。

あれ？

手前と向こうと、ちがう距離にあるのに、どうして窓の大きさが同じなんだ？　不思議に思う。そうなのだ。この窓は、実際の大きさは違っている。縁側に近い窓は小さく、遠くの窓は大きい。しかし「遠くのものは小さく見える」遠近法で、見た目には同じ大きさに見えるのだ。

この茶室の窓には遠近法が使われている。縁側から見たら窓は同じ大きさに見える。しかし逆の方向から見たら、この二つの窓は、近くの窓が大きく、遠くのものが小さい。つまり遠近感が強調される。二つの窓は、現実の距離よりも、離れて見えるということだ。

この茶室は、どこから見るか。もちろん茶室に来た客が最初に見るのは、入り口からの視点である。狭いにじり口をくぐって、茶室の内部を見る。すると近くの窓が大きく、遠くの窓が小さい。もし同じ大きさの窓でも、二つ並んでいれば、遠くの窓は小さく見える。しかし待庵では、遠くの窓は実寸でも小さくなっている。すると茶室の空間に遠近法のマジックがかかる。狭い茶室が、狭く見えないのだ。茶室を広く見せる工夫は他にもある。床の間の壁のへりを、直角にしないで、土を丸みがあるように塗る。そうすることで距離の焦点が合いにくくなる。そんなあれこれの手法により、狭い茶室は、狭く感じられなくなる。

しかし問題は、なぜ茶室を狭くして、それを広く見せようとしたのか、ということだ。土地が足りなかったわけではない。広く見せたいなら、はじめから広い茶室を作ればいい。それなのに、どうして「狭く作って、広く見せる」などという、面倒なことをしたのか。

そこに千利休の美学がある。

茶室というのは、現実を越えた非日常の空間でなければいけない。そこで、遠近法を使った。ふつう遠近法といえば、ルネサンス絵画がそうだが、絵の中にあたかも奥行きの空間があるかのように「リアル」を感じさせるための手法と考えがちだ。しかし、それはちがう。遠近法は、たんに「まるで見たとおり」の世界が現れるようにする手法ではない。絵画というフィクションを現実であるかのように変換する。それだ。

そして、この変換は、逆も可能だ。つまり現実の空間に、遠近法を使ったらどうなるか。

茶室という、現実の建築空間に遠近法を取り入れることは、この「変換」を逆にすることである。だから茶室に遠近法を取り入れることで、フィクションが現実になるのではなく、現実がフィクションになる。茶室という現実空間にいるのに、あたかも非現実の空間にいるようになる。待庵の遠近法は、単に狭い部屋を大きく見せることが目的なのではない。そこを非現実の空間に演出することが目的なのだ。そんな空間で、茶を飲む。いったいどんな世界がみえるか。ここではない「どこか」に自分がいることを感じるだろう。千利休が、茶室に秘めたのは、そういうことだ。

その千利休に、こんな言葉がある。

「花は野にあるように」

今でも、茶の勉強でしばしば使われる名言だ。たとえば、茶室の床の間に花を活けるとき、「花は野にあるように」活けなさい、そんな言い方がされる。下手な作為を排して、自然の野に咲いているふうに、という助言が付け加えられることもある。

しかし、「千利休の意図はまったく反対のものだ」と言った人がいる。昭和の作庭家・重森三玲だ。彼は利休の言葉を、こう解釈した。利休の時代、「花」といえば誰もが「山桜」を指すと考えた。山桜という花は、山の斜面の森などに咲いている。春に山を見ると、緑の木の合間に、ぽつんぽつんと山桜がある。ピンク色の花を咲かせている。つまり山桜は、「野」に咲いてはいない。タンポポやレンゲの花のようには、野原に咲いてはいない。しかし利休は「花は野にあるように」といった。野には咲かない花を、野に咲かせる。これはフィクションを作れ、ということだ。そのとき美が生まれる。そもそも、自然のままに花を活けるなんていう考えを徹底していったら、それでは自然科学になってしまう。生態的に間違わずに花を活ける。そんなことで美は生まれるのか。美は、作るものなのだ。

茶室の遠近法と、「花は野にあるように」という言葉。この二つには通じるものはない、と思われるかもしれない。しかし、ここまで説明したように、どちらも現実を超えたフィクション、非現実にこそ美がある、という考えで一貫している。

では美はどこにあるかといえば、それは脳の中に他ならないだろう。外の現実に芸術の空間があるのではなく、現実を歪めて非現実な世界を作ったときに、芸術が生まれる。

芸術は脳の中にあるのだ。

視点は どこに？ 遠近法

④絵画と星座

ミュンヘンのドイツ博物館に、アルタミラ洞窟の複製がある。

イタリアのフィレンツェから夜行列車に乗って、ミュンヘンに行ったことがある。フィレンツェとミュンヘン、この二つの場所で見たものを比べることから話を始めたい。私は、そこで描かれた「星座」をみたのだ。

まずはフィレンツェのサン・ロレンツォ教会。この教会のいちばん奥、祭壇のさらに左の小部屋の天井に「星座」が描かれている。青く深い夜空に、金色の星が散っている。さらに、熊やなにやの動物たちの輪郭が、星座として描かれている。ルネサンス時代の天井画だ。

この星座のドームを見上げると、気持ちがしんとする。昼間ではあったが、夜の静けさを感じた。なぜここに星座が描かれたのか。その理由は不明だが、じっと眺めていると分かるような気がしてくる。「夜」を演出したかったのではないか。

私たちにとって「夜」は、とても大切な時間だ。夜は、休息のときであり、静寂のときである。騒がしい、忙しい昼間に、この教会に入って「夜」を感じる。昼から、突然に教会の中の夜にワープする。そのギャップが、よりいっそう何かを感じさせてくれる。昼の時間、目の前の現実におされて、見失っていたあれこれが、見えてくる。夜は、目の前の小さなことではなく、もっと遠くにある大きく深いものを見せてくれる時間である。昼に星を見る。その意味と効果ははかりしれないものがある。

星は、夜空だけにあるものではない。星は、昼にだって空にある。光とは無関係に、星はいつも、そこにある。ただ昼は、太陽が明るすぎるために、見えないだけだ。星は、夜だけでなく、24時間ずっと空にある。私たちは、いつもそういう星や宇宙の中にいる。昼に、星座の天井画を見ると、そんなことを思う。

ミュンヘンに行ったのは、そんなフィレンツェ滞在の翌日のことだった。夜行列車に乗り、オーストリアを越えてドイツへと着いた。冬だった。夜行列車は個室で、通路のドアは閉めて、車窓のカーテンを開けたままにした。一人だから、外の景色を眺めながら過ごせる。夜行なので、ずっと闇の中を走っている。どこかの街に近づくと、あたりに外灯や家の光が輝き、やがて駅を通過する。通りすぎる駅名の表示を読みながら、地図を広げ、どこまで来たかと確認する。夢を見ているようでもあった。

朝、目が覚めると、外は雪景色だった。夜明けの、オーストリアのアルプスを走っているらしい。駅名も、イタリア語からドイツ語に変わっている。そしてドイツに入る。

そんなふうにしてミュンヘンに着き、アルタミラ洞窟壁画の複製があるドイツ博物館に行った。アルタミラの複製があるのは、博物館の建物の中だ。いくつかの部屋を通り抜け、階段をのぼり、という、洞窟壁画をみるには雰囲気ゼロの場所にある。

しかしアルタミラ洞窟だ。貴重な展示である。私は、「アルタミラ」と書かれた入り口から、闇の通路へと進んだ。水滴が落ちる音が響く。まるで洞窟の中を歩いているみたい。演出もばっちりだ。自分でも、気持ちを、ここはスペインのアルタミラだ！と盛り上げてみる。暗い通路を二度曲がると、壁画のある部屋に着いた。

しかし意外な光景があった。壁画は、壁ではなく、天井に描かれていたのだ。

アルタミラの洞窟壁画は「壁画」という名称だ。壁に描かれていると考える。しかしアルタミラの壁画が描かれていたのは、横ではなく、天井だった。その絵を見るため、首を曲げ、上を向いて、天井を見上げた。

牛や熊や、いろいろな動物が描かれている。たしかに原始時代の壁画そのものだ。でもいったいなぜ、あの頃の人たちは、こんな暗い洞窟の天井に、動物の絵など描いたのか。

しかし「アルタミラ」に入って天井を見上げ、10秒もしないうちに、私には分かった。なぜ動物が天井に描かれているのか。その答えには、なんのためらいもなかった。

一瞬にして確信がやってきた。

星座なのだ。

これは、クロマニョン人が描いた、夜空の星座なのだ。大熊座とか牡牛座とか、いまの星座とそこに描かれた動物の配置が一致しているかは分からない。しかし暗い洞窟の中で、天を見上げたときにひろがっている動物たちの図像は、星座以外の何ものにもみえなかった。

フィレンツェのサン・ロレンツォ教会で星座の天井画を見上げていたとき、むかし養老孟司先生が仰っていた「星座の話」を思い出していた。

脳という観点から考えたとき、先史時代の人々が星座に熱中していたことには、とても大きな意味がある、と恩師の養老孟司先生は話していた。

ヒトの脳は、数万年前から変わっていない。だから、たとえばあなたが3万年前に生まれていたら、パソコンも使えない、日本語も分からない大人になっただろうし、逆にクロマニョン人が、今の日本社会で生まれ育ったら、現代社会を生きていくのに、その能力になんの遜色もなかっただろう。

しかし、そこで疑問が浮かぶ。数万年前の人と、いまの私たちと、同じ脳を持っていたのに、どうしてこんなにライフスタイルがちがうのか？

もちろん、人類の歴史が積み上げてきた「発明・発見」に依るところも大きい。農業という発明、蒸気機関の発明、電気の発見、ニュートン、アインシュタイン。そしてインターネット。そういう文明の進展の上に、いまのライフスタイルがある。だから数万年前と今と、ちがって当たり前だ。

しかし脳科学から考えれば、「ちがって当たり前」ではない。なにしろ、ヒトの脳は、ここ数万年の間、変わっていないのだ。数万年前のヒトも、いまの私たちも、脳を同じように使っていたはずである。脳も、筋肉や骨と同じで、使わなければ衰える。宇宙飛行士が、わずかの宇宙滞在で筋骨が衰え、地球の重力を負担に感じる。同じく脳だって、使わないところは衰えてなくなるはずである。しかし数万年も、脳は変わっていない。つまり昔のヒトも、今のヒトも、同じように脳を使っていたということだ。

しかしライフスタイルや文明も、明らかにちがっている。たとえば「文字」が現れたのは、ここ数千年のことだ。それ以前の長い間、ヒトは文字のない社会で生きていた。では、脳の中で文字を使う部分は、いったい何に使われてきたのか。現代社会にはない、あるいは現代社会では希薄になった「何か」に、脳のその部分は使われていたはずである。

文字を読む脳の部分は、何に使われたか？　それが「星座」なのではないか。養老先生は、そう考えた。たしかに、先史時代の人々にとって、星座をめぐる神話はとても複雑で膨大だ。先史時代の人は、星座に熱心だった。少なくとも、いまの私たちよりも、はるかに熱心だった。

脳が芸術を生む瞬間

星座というのは、夜空に輝く星を結んだものである。点と点をつないで線にする。その線が形になる。大熊になったり、白鳥になったりする。いわば点や線という抽象模様が、動物などの具象になる。

しかし悲しいかな。私などは夜空を眺めても、なかなか動物の形は見えてこない。せいぜい北斗七星をつないで、それがヒシャクに見えるな、と思うくらいである。ヒシャクは、人工物だ。直線や曲線という抽象形態でできている。しかし動物となると、形は複雑で、星の組み合わせは、動物の星座には、なかなか見えない。

だが先史時代の人々には、それが「見えて」いたはずだ。なぜか。脳を、それに使っていたからだろう。私たちが文字を覚える代わりに、彼らは星座を覚えていた。そう考えると、脳が数万年変わっていないことの説明がつく。先史時代の人々は、星座を見ることに、そこから神話の物語すら「読む」ことに熱心だった。脳を、そのことに使っていたのだ。そして、文字が発明され、脳の「その部分」が、文字を読むことに使われるようになった。もちろん、現代文明の今より、夜は暗かった、ということもあるだろう。電気のない世界で、夜はほんとうに真っ暗闇の夜だった。だから、小さく暗い星も見えた。いま星座を構成している風に見える星の数よりも、もっとたくさんの星が見えたから、それが具象に見えやすかった。視力だって、現代文明に毒された私たちよりもはるかに鋭かったに違いない。しかし星が星座に見えるのは、やはり光や視力以上に、それを「読む」能力の方だ。文字がない分、脳は星座に文字に代わるものを見ていた。

かつては、話し言葉と星座だったのだ。ところが文字が発明されて、人間が言語に使う脳の部分は、話し言葉と、書き（読み）言葉になった。つまり、「書き言葉＝視覚言語」の準備として、脳は星座を読み続けていた。だが脳のその部分が、文字を読むことに費やされるようになって、逆に星座を読む力、あるいは情熱は衰えていった。それが養老先生の、脳科学からみた「星座論」である。

私はアルタミラ洞窟の複製の前で、天井に描かれた動物を見ながら、直感的に「星座だ！」と思った。原始の人々が、電気もテレビもなかった長く暗い夜に眺めてきた星空のことを思った。アルタミラ洞窟壁画は、昼でも見ることのできる星座なのではないか。そこが洞窟という暗い空間であることも、夜を暗示する。私がフィレンツェのサン・ロレンツォ教会にある星座を描いた天井画を見たとき、そこに「夜の時間」を感じたように、アルタミラ洞窟は、24時間営業の夜、だったのではないか。

それから何年かの後、私はスペイン北部を旅して、アルタミラやその周辺にある先史時代の洞窟壁画を訪ねた。アルタミラ洞窟は、保存のために入ることはできないが、近くに精巧な複製があり（ミュンヘンの博物館よりも広く、洞窟の全体像が体感できた）、そこでまた、夜空を見上げるように、洞窟の天井に描かれた壁画を見上げた。そしてミュンヘンの博物館でと同じように考えた。これは星座なのだ、と。

そして、これが「美術の起源」だとしたら。

人類は、洞窟の壁に「星座」を描いた。それは動物の形をしていたが、アルタミラの洞窟に描かれたのは、夜空の星である。宇宙である。

星は、夜空の闇にある。それは、ただの点々である。しかしクロマニョン人の脳は、そこにイメージを見いだした。物語を読んだ。ヒトの脳が星座を生んだ。

脳が、芸術を生んだのだ。

夜空の星が　絵の　起源

そして、ここで本書の冒頭に書いた三木成夫の言葉「人間は星だ」の意味をあらためて考えてみる。星は夜空に輝いているが、もちろん昼の空にもある。ただ太陽の光が明るすぎて見えないだけだ。そして星は空だけでなく「ここ」にもある。三木成夫は、それを「人間は星だ」と言った。

人体、5億年の記憶の中には「星」もあるのだ。

光文社未来ライブラリーは、
海外・国内で評価の高いノンフィクション・学術書籍を
厳選して文庫化する新しい文庫シリーズです。
最良の未来を創り出すために必要な「知」を集めました。

本書は『人体　5億年の記憶』(海鳴社、2017年3月刊)と
『体の中の美術館』(筑摩書房、2008年6月刊)を合本し、
再編集、加筆・修正を施し文庫化したものです。

光文社未来ライブラリー

人体《じんたい》、5億年《おくねん》の記憶《きおく》

からだの中《なか》の美術館《びじゅつかん》

著者 布施英利《ふせひでと》

2024年4月20日　初版第1刷発行

カバー表1デザイン　益子悠紀
本文・装幀フォーマット　bookwall
発行者　三宅貴久
印　刷　堀内印刷
製　本　ナショナル製本
発行所　株式会社光文社
〒112-8011東京都文京区音羽1-16-6
連絡先　mirai_library@gr.kobunsha.com（編集部）
03(5395)8116（書籍販売部）
03(5395)8125（制作部）
www.kobunsha.com
落丁本・乱丁本は制作部へご連絡くだされば、お取り替えいたします。

ISBN978-4-334-10287-6　Printed in Japan